pt Evidenz-Update

Band 2

Anna Palisi , Doreen Richter,
Tanja Boßmann

PT EVIDENZ-UPDATE BAND 2

Anna Palisi, Doreen Richter,
Tanja Boßmann

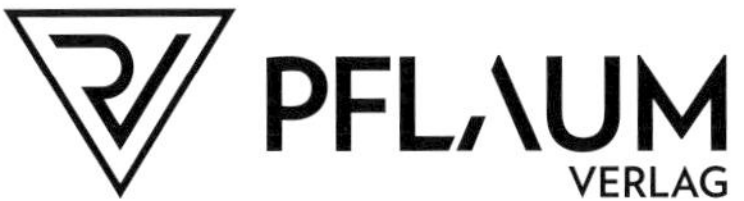

Autoren

Anna Palisi
anna.palisi@pflaum.de

Doreen Richter
doreen.richter@pflaum.de

Dr. Tanja Boßmann
tanja.bossmann@pflaum.de

Hinweis

Die medizinische Entwicklung schreitet permanent fort. Neue Erkenntnisse, was Medikation und Behandlung angeht, sind die Folge. Autor und Verlag haben alle Texte mit großer Sorgfalt erarbeitet, um alle Angaben dem Wissensstand zum Zeitpunkt der Veröffentlichung anzupassen. Dennoch ist der Leser aufgefordert, Dosierungen und Kontraindikationen aller verwendeten Präparate und medizinischen Behandlungungsverfahren anhand etwaiger Beipackzettel und Bedienungsanleitungen eigenverantwortlich zu prüfen, um eventuelle Abweichungen festzustellen.

ISBN

978-3-7905-1079-9

Urheber- und Nutzungsrechte

Druck

Sommer media GmbH & Co. KG, Feuchtwangen

Bibliografische Information

Die Deutsche Nationalbibliothek verzeichnet diese Publikation in der Deutschen Nationalbibliografie; detaillierte bibliografische Daten sind im Internet über http://dnb.d-nb.de abrufbar.

INHALT

Vorwort der Autorinnen 10

Chirurgie/Orthopädie
Ab Seite 13

1

1.1	Erkrankungen Halswirbelsäule und Kiefergelenk	14
1.2	Erkrankungen Brustwirbelsäule und Lendenwirbelsäule	32
1.3	Erkrankungen obere Extremität	52
1.4	Erkrankungen untere Extremität	66
1.5	Sonstige Krankheitsbilder	124

Neurologie
Ab Seite 147

2

2.1	Schlaganfall	148
2.2	Morbus Parkinson	156
2.3	Multiple Sklerose	164

2.4 Rückenmarksverletzungen 174
2.5 Sonstige Krankheitsbilder 176

Innere Medizin
Ab Seite 181
3

3.1 Lungenerkrankungen 182
3.2 Herz-Kreislauferkrankungen 194
3.3 Gefäßerkrankungen 204
3.4 Stoffwechselerkrankungen 214

Onkologie
Ab Seite 223
4

4.1 Brustkrebs 224
4.2 Darm- und Prostatakrebs 228
4.3 Sonstige Krankheitsbilder 230

Psychiatrie
Ab Seite 245

5

5.1 Demenz 246

5.2 Depression und Angststörungen 252

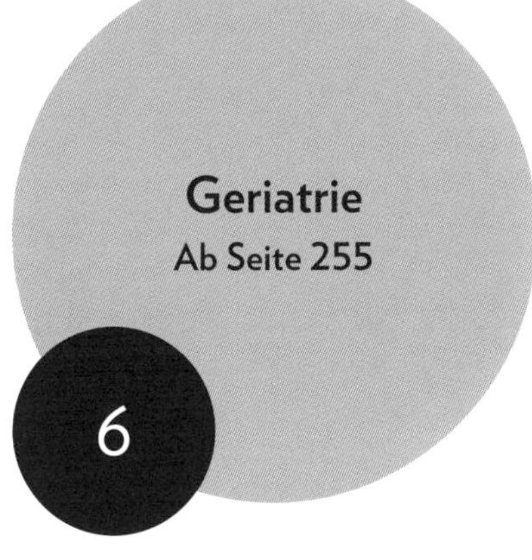

Geriatrie
Ab Seite 255

6

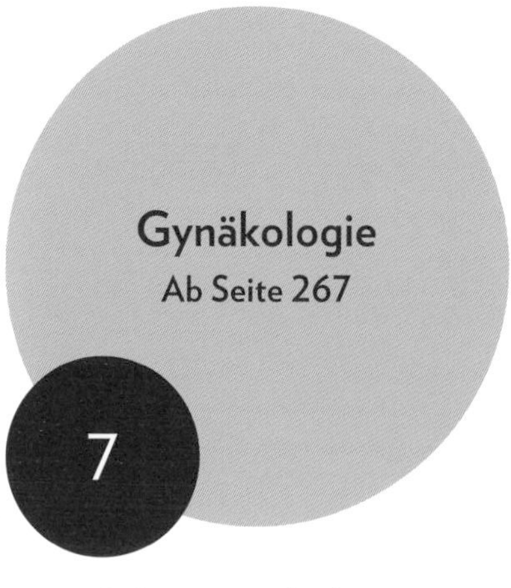

7.1 Schwangerschaft 268
7.2 Inkontinenz 270

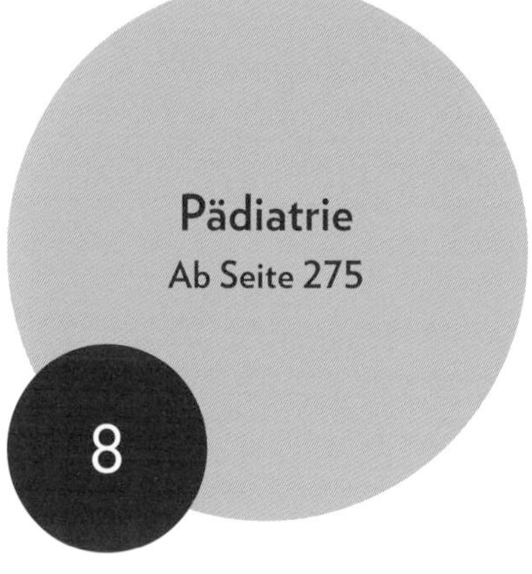

8.1 Internistische Erkrankungen 276
8.2 Neurologische und psychiatrische Erkrankungen 280
8.3 Sonstige Krankheitsbilder 286

9 Sonstige Themen

Ab Seite 293

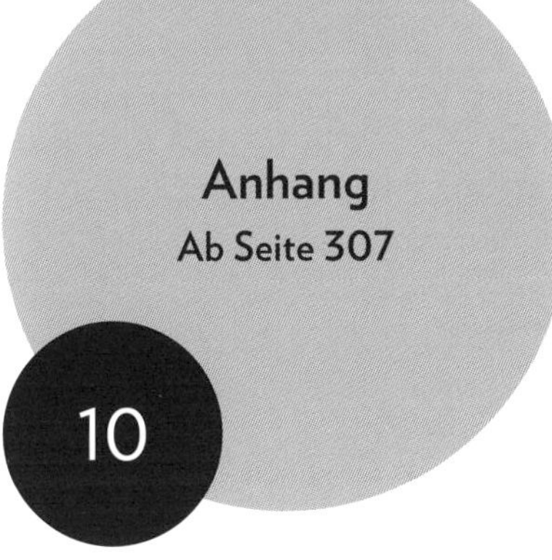

10.1 Die Autorinnen 308

VORWORT ZU BAND 2

Liebe Leserinnen und Leser,

unser pt Evidenz-Update Jahrbuch geht in die zweite Runde. In diesem Buch bekommen Sie einen Überblick zu den von der pt-Redaktion als besonders interessant bewerteten Publikationen – von Januar bis Dezember 2018. Das sind in der Regel jeweils rund 20 Treffer jeden Monat. Wir weisen darauf hin, dass in den einzelnen Kapiteln nicht der derzeit verfügbare Forschungsstand abgebildet ist, sondern die von uns getroffene Auswahl.

Mittlerweile gibt es viele Studienzusammenfassungen im Internet. Wir werden oft gefragt, was denn das Besondere an unserem Evidenz-Update ist. Ganz einfach: wir sind objektiv, gehen systematisch vor und arbeiten transparent. Das ist für uns selbstverständlich. Unsere Suchstrategie ist jeden Monat gleich und nachvollziehbar. Wir wählen nicht nach Vorliebe oder eigener Meinung aus, sondern orientieren uns unter anderem an der physiotherapeutischen Relevanz, dem aktuellen Wissensstand und der methodischen Qualität. Wir setzen den Fokus auf systematische Reviews, Metaanalysen, randomisierte kontrollierte Studien und prospektive Kohortenstudien. Pilot- und Anwendbarkeitsstudien, Fallberichte oder -serien, Laborexperimente oder Studien mit gesunden Probanden kommen in der Regel nicht in die Auswahl. Außerdem achten wir darauf, dass sich die Autoren der Originalstudien an gängige Publikationsstandards halten und die Teilnehmeranzahl ausreichend groß ist. Bei Effektivitätsstudien ist es auch sehr wichtig, dass die Interventionen in der Gruppe adäquat sind und dem gültigen wissenschaftlichen Standard entsprechen.

Ein ganz wichtiger Punkt, der uns als Therapeutinnen sehr am Herzen liegt, ist die Auswahl von patientenzentrierten Messinstrumenten und Assessments auf Aktivitäts- und Partizipationsebene. Denn was nützt eine Verbesserung der Beweglichkeit um drei Grad, wenn der Patient sich hinterher trotzdem nicht mit seinen Freunden treffen kann? Die Messung der Lebensqualität ist dabei zum Beispiel ein wichtiges Ergebniskriterium, auf das wir bei der Auswahl achten.

Wie Band 1 ist auch die vorliegende Ausgabe wieder nach Fachbereichen und Krankheitsbildern sortiert. So können Sie sich schnell auf dem Laufenden halten und die neuesten Erkenntnisse mit Ihren Patienten, Kollegen oder den zuweisenden Ärzten besprechen.

Herzliche Grüße

Ihr Evidenz-Update Team
Anna Palisi, Doreen Richter und Tanja Boßmann

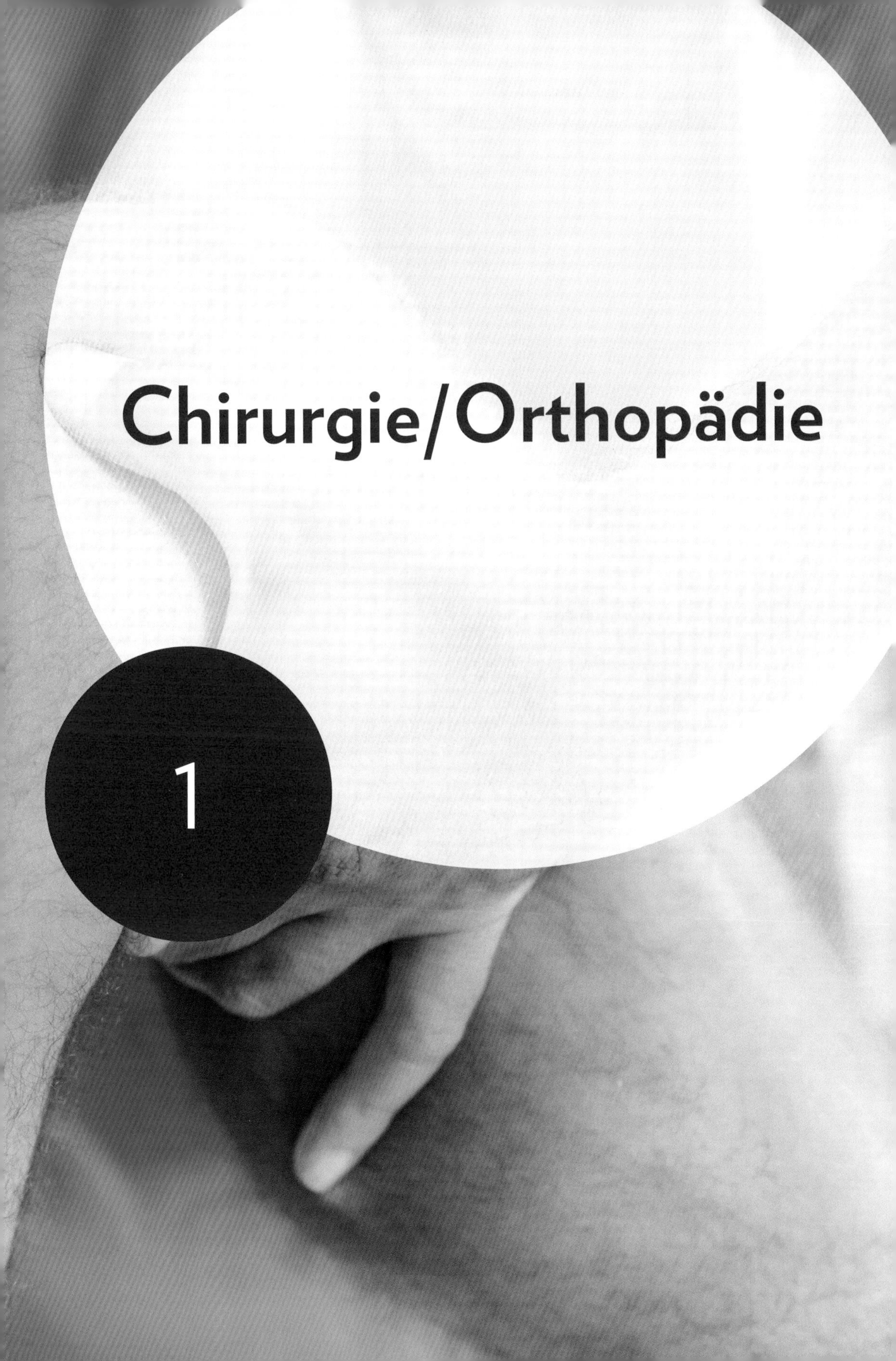

1 Chirurgie/Orthopädie

1.1 ERKRANKUNGEN HALSWIRBELSÄULE UND KIEFERGELENK

ARBEITSFÄHIGKEIT BEI CHRONISCHEN BESCHWERDEN NACH SCHLEUDERTRAUMA: WELCHE FAKTOREN SPIELEN IM THERAPIEVERLAUF EINE ROLLE?

Diese Frage untersuchten Forscher aus Australien im Rahmen einer Sekundäranalyse mit den Daten einer multizentrischen, randomisierten, kontrollierten Studie, die in Schweden durchgeführt wurde. Daran beteiligt waren 165 Personen mit chronischen Beschwerden nach einem Schleudertrauma Grad zwei bis drei. Die Patienten wurden per Zufall einer von drei Gruppen zugeteilt. Die Effekte wurden mit dem Work Ability Index gemessen.

Patienten mit chronischen Beschwerden nach Schleudertrauma (n = 165)

Gruppe 1: spezifische HWS-Übungen (n = 60)

- Anleitung durch Physiotherapeuten, 2x pro Woche über 3 Monate
- Übungen sollen zu Hause durchgeführt werden
- Information und Beratung zum Krankheitsbild
- keine Schmerzzunahme während der Übungen
- Anleitung von Haltungskontrolle zur Aktivierung der tiefen Halsmuskulatur
- zu Beginn mit geringer Intensität, im Verlauf Progression
- Handout

Gruppe 2: spezifische HWS-Übungen + Verhaltenstherapie (n = 57)

- Programm wie Gruppe 1
- Graded Activity
- Information und Beratung zu Neurophysiologie der Schmerzen
- Schmerzmanagement und Handling von Rückfällen
- Entspannungsübungen
- Motivation zur Zielsetzung und Progression der Übungen

Gruppe 3: Aktivität (n = 48)

- Gespräch und körperliche Untersuchung in der ersten Woche
- individueller Aktivitätsplan
- keine spezifischen Übungen
- optional: Monitoring via Telefon oder Follow-up-Termin

Grafik: Tanja Boßmann

Fazit

Die spezifischen Übungen in Kombination mit einem verhaltenstherapeutischen Ansatz erwiesen sich in dieser Studie als am effektivsten. Jedoch spielten im Therapieverlauf auch viele andere Faktoren eine Rolle für die Arbeitsfähigkeit, zum Beispiel körperliche Anforderungen im Job, Einschränkungen, Depression und die finanzielle Situation.

Quelle: Lo HK, et al. 2018. Factors associated with work ability following exercise interventions for people with chronic whiplash-associated disorders: secondary analysis of a randomized controlled trial. J. Rehabil. Med. Aug 8. [Epub ahead of print] Volltext frei

Link zum Abstract: www.ncbi.nlm.nih.gov/pubmed/30132011

CHRONISCHE WAD: WELCHES ÜBUNGS-PROGRAMM KANN DIE LEBENSQUALITÄT DER PATIENTEN STEIGERN?

Die Schwedin Maria Landén Ludvigsson ist für ihre Forschungen zu Beschwerden nach einem Schleudertrauma (Whiplash-Associated Disorders – WAD) bekannt. In ihrer aktuellen Studie analysierte sie mit Kollegen die Effektivität von zwei verschiedenen Übungsprogrammen hinsichtlich Verbesserungen der Lebensqualität von 216 Patienten mit chronischen WAD Grad zwei und drei. Die Studie ist eine Sekundäranalyse einer bereits publizierten randomisierten kontrollierten Studie. Im Zeitraum von zwölf Wochen führten die Patienten unter physiotherapeutischer Supervision nackenspezifische Übungen mit oder ohne verhaltenstherapeutischen Ansatz durch. Die Kontrollgruppe erhielt lediglich eine Empfehlung zur Verbesserung der körperlichen Aktivität. Die Patienten wurden vor und nach der Intervention sowie nach zwölf Monaten hinsichtlich ihrer Lebensqualität (EQ-5D 3L / EQ-VAS, SF-36v2) sowie verschiedenen nackenspezifischen und psychosozialen Messparametern untersucht, zum Beispiel Neck Disability Index (NDI), Hospital Anxiety and Depression Scale (HADS), Pain Catastrophizing Scale (PCS) und Tampa Scale of Kinesiophobia (TSK). Zusätzlich analysierte die Forschergruppe nach Ende der Interventionen, welche konkreten Faktoren die gesundheitsbezogene Lebensqualität positiv beeinflusst hatten.

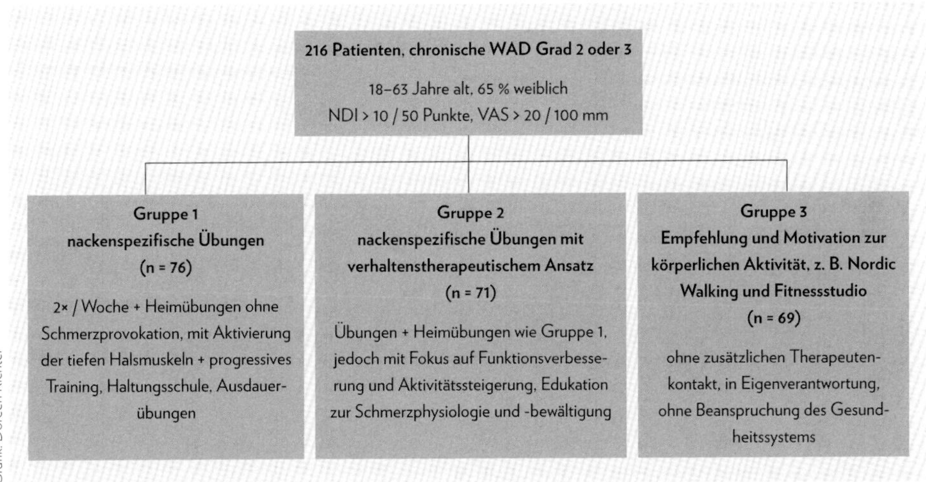

Grafik: Doreen Richter

Beide spezifischen Übungsgruppen waren der allgemeinen Aktivitätsgruppe in vielen Bereichen der Lebensqualität (EQ-VAS, SF-36) signifikant überlegen. Vor allem die Gruppe mit der Verhaltenstherapie verbesserte sich deutlicher im Untersuchungszeitraum (EQ-5D / EQ-VAS). Zudem konnten die beiden Übungsgruppen die Gedanken zur Katastrophisierung erheblich reduzieren (PCS). Zu den anfangs auffälligen Faktoren, die sich innerhalb von sechs Monaten positiv mit der Lebensqualität verändert hatten, zählten insbesondere Depression und Arbeitsfähigkeit (gemessen mit dem Work Ability Index (WAI)).

Fazit

Die Autoren schlussfolgern, dass nackenspezifische Übungen mit ergänzender Verhaltenstherapie am effektivsten zur Verbesserung der Lebensqualität bei Patienten mit chronischen WAD Grad zwei oder drei sind. Die Therapie sollte demnach multidimensional sein, da viele verschiedene Faktoren die Lebensqualität als komplexen Zustand beeinflussen.

Quelle: Landén Ludvigsson M, et al. 2018. The effect of three exercise approaches on health-related quality of life, and factors associated with its improvement in chronic whiplash-associated disorders: analysis of a randomized controlled trial. Qual. Life Res. Sep 17. [Epub ahead of print]

Link zum Abstract: www.ncbi.nlm.nih.gov/pubmed/30225786

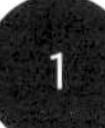

ERGONOMIE AM ARBEITSPLATZ: IST EINE KOMBINATION MIT SPEZIFISCHEN ÜBUNGEN EFFEKTIV?

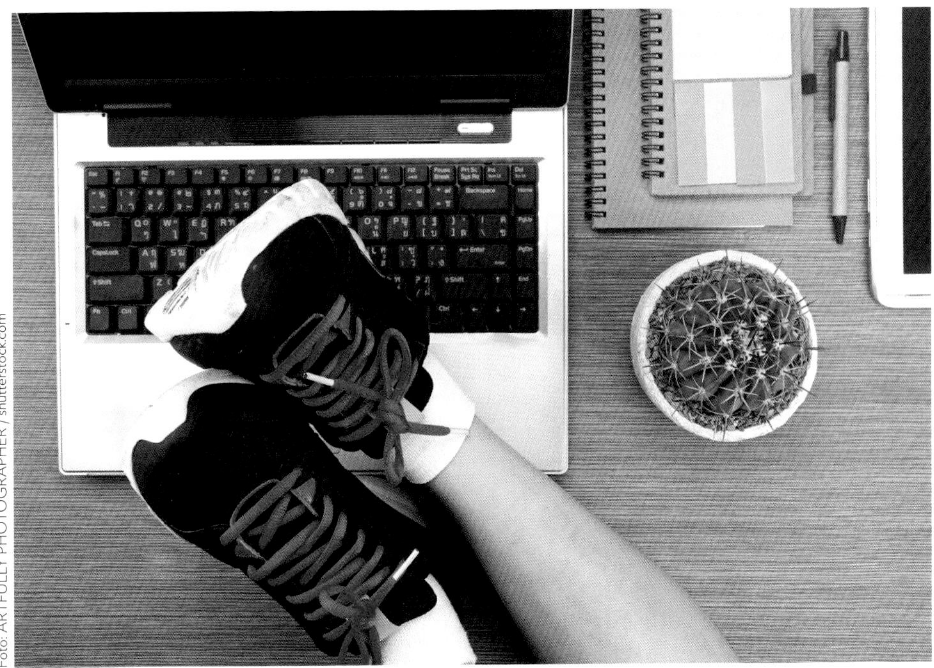

Foto: ARTFULLY PHOTOGRAPHER / shutterstock.com

In dieser Studie nehmen die Forscher die Perspektive der Arbeitgeber ein und beschäftigen sich mit den sofortigen und langfristigen Effekten ergonomischer Maßnahmen, entweder in Kombination mit spezifischen Übungen am Arbeitsplatz (Übungsgruppe) oder mit Informationen über die Auswirkungen von Gesundheitsförderung auf die Produktivität (Informationsgruppe).

Untersucht wurden insgesamt 763 Büroangestellte aus 14 verschiedenen Betrieben – und zwar sowohl mit als auch ohne Nackenbeschwerden. Um für die Teilnahme geeignet zu sein, mussten folgende Einschlusskriterien erfüllt sein:

- Büroangestellte mit einem Mindestalter von 18 Jahren
- Wochenarbeitszeit von mindestens 30 Stunden
- keine Vorerkrankungen oder Kontraindikationen für Übungen

Die Teilnehmer wurden zudem noch anhand verschiedener Faktoren geclustert (unter anderem Gebäude, Stockwerk und Abteilung), bis eine optimale Clustergröße von fünf bis acht Teilnehmern erreicht war.

Die Interventionsphase dauerte zwölf Wochen. Die gesundheitsbezogene Produktivität dokumentierten die Forscher mit dem Health and Work Performance Questionnaire zu Beginn, nach zwölf Wochen und nach einem Jahr.

Der Arbeitsplatz aller Angestellten wurde anhand einer Checkliste unter ergonomischen Gesichtspunkten begutachtet. Darauf basierend erhielten die Bürokräfte eine individuell angepasste Intervention.

Die Übungsgruppe (n = 381) bekam über einen Zeitraum von zwölf Wochen zusätzlich ein individuelles und progressiv gestaltetes spezifisches Übungsprogramm für die Halswirbelsäule mit elastischen Trainingsbändern und Gewichten. Die Angestellten trainierten dabei in Gruppen, dreimal pro Woche für je 20 Minuten. Die ersten beiden Einheiten wurden durch einen Physiotherapeuten angeleitet, der die Übungen erklärte und demonstrierte. Danach war der Therapeut noch einmal jede Woche anwesend. Die Einhaltung des Trainings wurde in einem Tagebuch dokumentiert.

Die Informationsgruppe (n = 382) nahm wöchentlich an einstündigen Seminaren teil, ohne spezifische Anleitung zu Übungen.

Fazit

Insgesamt waren Produktivitätsverlust und Präsentismus (Arbeiten trotz Erkrankung) nach einem Jahr in der Übungsgruppe geringer ausgeprägt als in der Gruppe, die lediglich ergänzende Informationen erhalten hatte. Bei Büroangestellten mit Nackenbeschwerden führten die zusätzlichen Übungen kurzfristig zwar zu einem Anstieg der Abwesenheitszeiten wegen Krankheit, nach einem Jahr hatten die Teilnehmer der Übungsgruppe jedoch weniger Krankheitstage als die der Informationsgruppe.

Quelle: Pereira M, et al. 2018. The impact of workplace ergonomics and neck-specific exercise versus ergonomics and health promotion interventions on office worker productivity: a cluster-randomized trial. Scand. J. Work Environ. Health. Aug 22. [Epub ahead of print] Volltext frei

Link zum Abstract: www.ncbi.nlm.nih.gov/pubmed/30132008

1

SIND ÜBUNGSPROGRAMME EFFEKTIV ZUR PRÄVENTION VON REZIDIVIERENDEN NACKENSCHMERZEN?

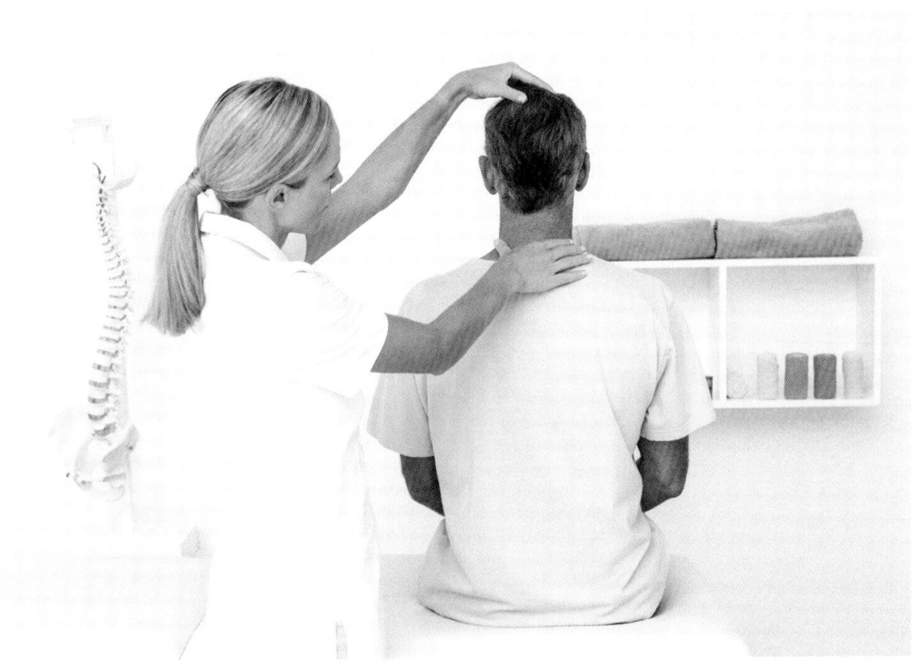

Foto: wavebreakmedia / shutterstock.com

Eine systematische Übersichtsarbeit zu dieser Fragestellung kommt aus Australien. Eingeschlossen wurden randomisierte kontrollierte Studien mit Personen, die zu Beginn der Studie keine Nackenschmerzen mehr aufwiesen. Dabei konzentrierten sich die Forscher auf das erneute Auftreten von Nackenschmerzen – das heißt, es kamen randomisierte kontrollierte Studien mit aktuell schmerzfreien Teilnehmern infrage, aber auch solche, deren Teilnehmer eventuell teilweise noch geringe Nackenschmerzen aufwiesen, dadurch jedoch nicht in ihrer Arbeitsfähigkeit beeinträchtigt waren. Geeignet für die Analyse war jede Art von Intervention – auch multimodale Ansätze – zur Prävention von Rezidiven. Die Vergleichsgruppen mussten entweder keine Intervention, eine minimale Intervention oder ein Placebo erhalten haben. Die Qualität der Studien bewerteten die Forscher mit der PEDro-Skala.

Fünf Studien mit insgesamt 3.852 Teilnehmern erfüllten alle Kriterien und waren für die Auswertung geeignet. Die Studien untersuchten Teilnehmer im Berufsleben mit einem Durchschnittsalter von 40 Jahren; 42 Prozent waren Frauen. In vier Studien ging es um Berufstätige im Büro, eine Studie untersuchte Pflegepersonal. Die Interventionen lassen sich in zwei Hauptkategorien einteilen: ergonomische Programme und Übungsprogramme. Erstere beinhalteten unter anderem ergonomische Anpassungen des Arbeitsplatzes, Haltungsanalyse und -korrektur sowie Veränderungen des Aufgabengebietes am Arbeitsplatz. Das Übungsprogramm in einer Studie bestand aus Dehnungen der Nackenmuskulatur sowie einem Ausdauertraining. Das Programm wurde dabei über die Dauer von einem Jahr zweimal am Tag während der Arbeit und zweimal wöchentlich zu Hause durchgeführt. In der zweiten Studie mit Übungen enthielt das Programm Achtsamkeitsübungen sowie Ausdauertraining, Kräftigung, Stabilisation und Dehnung. Hinzu kamen Information und Beratung sowie ein Stressmanagement-Training und eine Begutachtung des Arbeitsplatzes. Der Übungsanteil des Programms lief über einen Zeitraum von neun Monaten dreimal pro Woche je eine Stunde. Beratung und Stressmanagement wurden über vier Monate in einstündigen wöchentlichen Sitzungen angeboten.

Der PEDro-Score der Studien lag im Mittel bei 6,2 Punkten. Drei randomisierte kontrollierte Studien zu ergonomischen Maßnahmen (3.352 Teilnehmer) erbrachten Evidenz von niedriger Qualität dafür, dass ergonomische Interventionen das Risiko für rezidivierende Nackenschmerzen nicht verringern. Die statistisch zusammengerechneten Ergebnisse der zwei randomisierten kontrollierten Studien mit Übungsprogrammen (500 Teilnehmer) erbrachten Evidenz von moderater Qualität dafür, dass Übungen das Risiko einer erneuten Episode von Nackenschmerzen reduzieren können.

Fazit

Die Autoren schlussfolgern, dass die ausgewerteten Studien die Effektivität von Übungsprogrammen zur Prävention rezidivierender Nackenschmerzen stützen, jedoch noch weitere Forschung mit höherer methodischer Qualität nötig ist.

Quelle: De Campos TF, et al. 2018. Exercise programs may be effective in preventing a new episode of neck pain: a systematic review and meta-analysis. J. Physiother. 64, 3:159 – 65 Volltext frei

Link zum Abstract: www.ncbi.nlm.nih.gov/pubmed/29908853

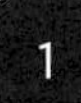

UNSPEZIFISCHE NACKEN- ODER KREUZSCHMERZEN: SIND ÜBUNGEN KOSTENEFFEKTIV?

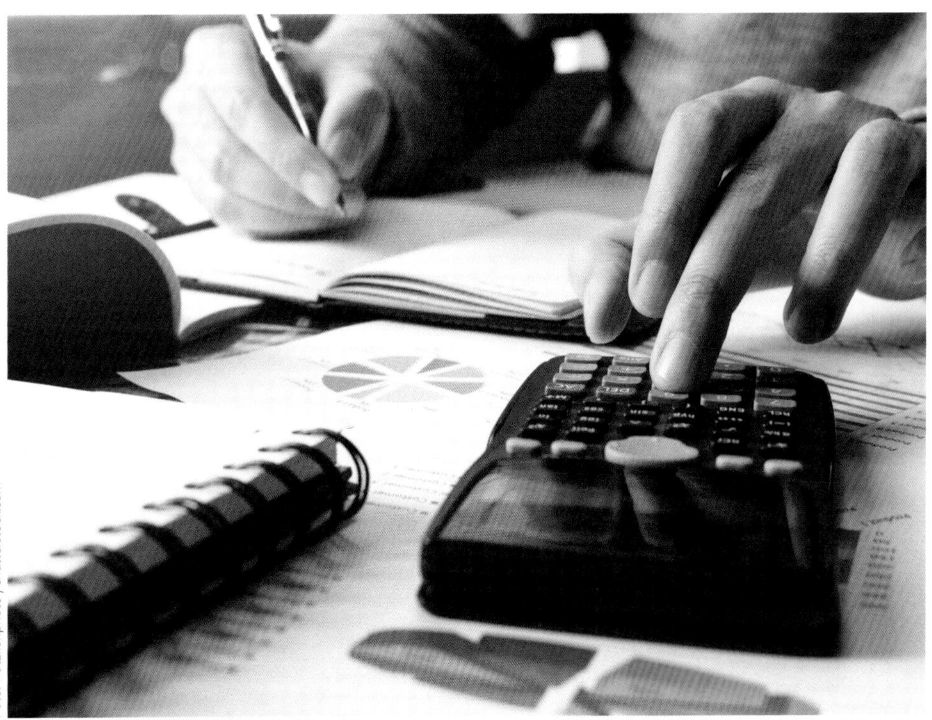

Foto: wutzkohphoto / shutterstock.com

Teilweise – im Vergleich zur herkömmlichen Versorgung ist die Übungstherapie bei unspezifischen subakuten und chronischen Schmerzen von Nacken oder unterem Rücken kosteneffektiv. Ein internationales Team von Wissenschaftlern aus Brasilien, den Niederlanden und Australien analysierte in einem Review mit Meta-Analyse den Effekt von Übungen bei unspezifischen Nacken- und Kreuzschmerzen im Kontext der entstandenen Kosten. Dazu recherchierten sie in acht Medizin- und Wirtschaftsdatenbanken bis 12. April 2017. Zur Übungstherapie zählten Kräftigungs-, Ausdauer-, Dehn-, Stabilisations-, Koordinations- und funktionelle Übungen in der Einzel- oder Gruppentherapie, unter Aufsicht oder als Heimübungen. Die Forscher schlossen 22 randomisierte kontrollierte Studien ein. Davon untersuchten fünf Studien Patienten mit Nackenschmerzen, 16 befassten sich mit Kreuzschmerzen und eine mit gemischter Symptomatik. Es zeigte sich, dass beim unspezifischen Kreuzschmerz (subakut und chronisch) durch die Übungstherapie im Vergleich zur herkömmlichen Versorgung insgesamt weniger Kosten entstanden und die Patienten mehr Lebensjahre in Gesundheit (QALY) verbrachten. Im Vergleich zu anderen Interventionen (zum Beispiel Manuelle Therapie, Heimübungen, Yoga oder kognitive Verhaltenstherapie) war die Übungstherapie sowohl beim Nacken- als auch beim Kreuzschmerz (subakut und chronisch) allerdings nicht kosteneffektiver.

Fazit

Die Kosteneffektivität der Übungsbehandlung bei akuten Nackenschmerzen zeigte sich im Vergleich zur herkömmlichen Versorgung und beim akuten Kreuzschmerz verglichenen mit anderen Maßnahmen als unsicher.

Quelle: Miyamoto GC, et al. 2018. Cost-effectiveness of exercise therapy in the treatment of non-specific neck pain and low back pain: a systematic review with meta-analysis. Br. J. Sports Med. Apr 20. [Epub ahead of print]

Link zum Abstract: www.ncbi.nlm.nih.gov/pubmed/29678893

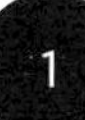

IST EINE SPEZIFISCHE PHYSIOTHERAPIE BESSER ALS DIE ÜBLICHE POSTOPERATIVE VERSORGUNG VON PATIENTEN MIT RADIKULÄRER SYMPTOMATIK DER HWS?

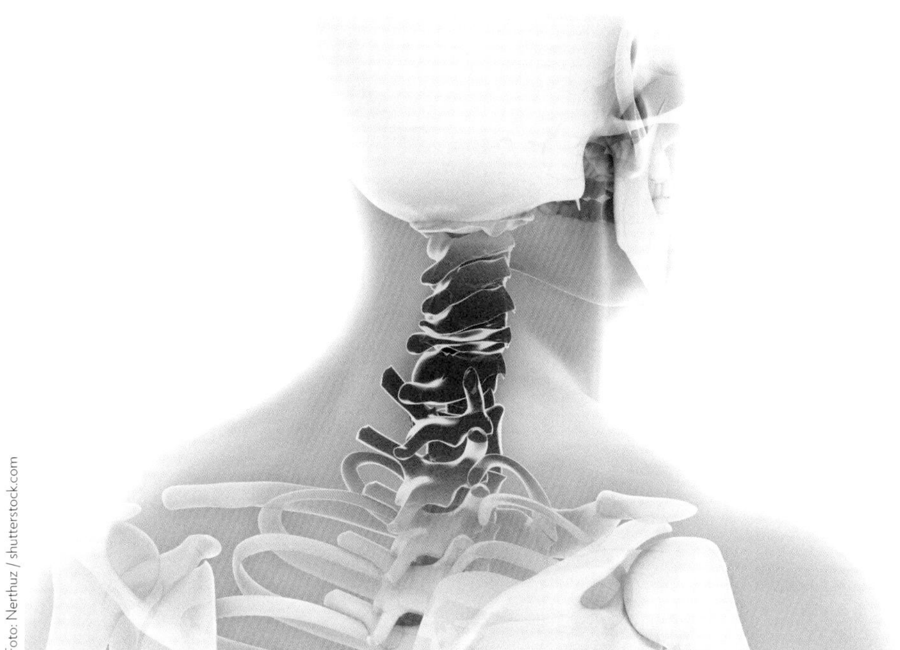

Foto: Nerthuz / shutterstock.com

Schwedische Forscher veranlasste diese Fragestellung zu einer klinischen randomisierten Studie. Im Unterschied zur üblichen postoperativen Standardbehandlung (Kontrollgruppe, n = 101) beinhaltete die neue Therapiestrategie (Interventionsgruppe, n = 100) einen verhaltenstherapeutischen Ansatz und nackenspezifische Übungen zur Aktivierung der tiefen Nackenmuskulatur sowie progressive isometrische und resistive Übungen zur Verbesserung der neuromuskulären Kontrolle und Ausdauerfähigkeit für Nacken und Rumpf. Die Patienten hatten zervikale Bandscheibenprobleme mit radikulären Ausstrahlungen. Sie wurden bereits präoperativ randomisiert und untersucht:

- Nackeneinschränkungen (Neck Disability Index – NDI)
- Schmerzstärke der Nacken- und Armschmerzen (visuelle analoge Schmerzskala – VAS)
- Frequenz der Nacken- und Armschmerzen (Fünf-Punkt-Skala: 1 = niemals, 5 = immer)

- Erwartungserfüllung der Patienten (Haben sich Ihre Erwartungen an die Rehabilitation erfüllt? Antwortmöglichkeiten: ja, teilweise oder nein)
- Befähigung des Patienten, mit der Erkrankung umzugehen (Patient Enablement Instrument – PEI)

Beide Gruppen hatten nach sechs Monaten postoperativ signifikant weniger Nackeneinschränkungen und Schmerzen. Die Teilnehmer der Interventionsgruppe waren mit ihrer Therapie allerdings zufriedener und sahen ihre Erwartungen deutlicher erfüllt. Diejenigen, die mehr als die Hälfte der vorgesehenen Therapieeinheiten erhalten hatten, berichteten von selteneren Nackenschmerzen, besserem Umgang mit der Erkrankung und höherer Therapiezufriedenheit. Es fiel auf, dass 61 Prozent der Patienten mit Standardtherapie zusätzlich postoperative Physiotherapiebehandlungen wahrnahmen.

Fazit

Die Autoren schlussfolgern, dass die spezifische Physiotherapie mit zusätzlichen verhaltenstherapeutischen Inhalten geringfügig erfolgreicher war; jedoch sollten weitere Untersuchungen zur optimalen postoperativen Therapie erfolgen, um Therapiestandards zu definieren.

Quelle: Wibault J, et al. 2017. Structured postoperative physiotherapy in patients with cervical radiculopathy: 6-month outcomes of a randomized clinical trial. J. Neurosurg. Spine. Nov 3. [Epub ahead of print]

Link zum Abstract: www.ncbi.nlm.nih.gov/pubmed/29087809

Chronische WAD: Welche Maßnahmen helfen gegen Armschmerzen und neurologische Symptome?

Da viele Patienten mit Whiplash-Associated Disorders (WAD) nicht symptomfrei werden, führten schwedische Forscher eine multizentrische Studie durch. Sie teilten 171 Patienten mit chronischen WAD, ausstrahlenden Armschmerzen und weiteren neurologischen Defiziten (eingeschränkte Sensibilität, Kraft oder veränderte Reflexe) für zwölf Wochen einer von drei Gruppen zu: 1) spezifische Übungen für die Halswirbelsäule, 2) die Übungen von Gruppe eins plus zusätzlich Verhaltenstherapie oder 3) allgemeine körperliche Aktivität. Die klinischen Zielgrößen waren Schmerzfrequenz, Armschmerzen und Parästhesien sowie die Ergebnisse in neurologischen und neurodynamischen Tests nach drei Monaten. Die Gruppe mit den spezifischen Übungen für den Nacken schnitt am besten ab: Die Teilnehmer hatten seltener Schmerzen und eine geringere Schmerzintensität bezogen auf den Arm. Der Anteil der Probanden, die mindestens 50 Prozent Schmerzlinderung angaben, war in dieser Gruppe am höchsten; auch die Armkraft war hier am größten. In der Gruppe mit zusätzlicher Verhaltenstherapie hatten sich die Reflexe verbessert, die Gruppe mit allgemeiner körperlicher Aktivität verbesserte sich nicht. Die Autoren schlussfolgern, dass für Patienten mit chronischen WAD die Verhaltenstherapie keinen zusätzlichen klinischen Nutzen hat.

Quelle: Landén Ludvigsson M, et al. 2018. Neck-specific exercise may reduce radiating pain and signs of neurological deficits in chronic whiplash – analyses of a randomized clinical trial. Sci Rep. 8, 1:12409 Volltext frei

Link zum Abstract: www.ncbi.nlm.nih.gov/pubmed/30120313

Chronische unspezifische Nackenschmerzen: Welche Rolle spielt ein multimodaler Therapieansatz?

Wissenschaftler aus Madrid untersuchten in ihrer randomisierten Studie 47 Patienten mit chronischen unspezifischen Nackenschmerzen. Die Kontrollgruppe erhielt ausschließlich Manuelle Therapie (MT), die zweite Gruppe erhielt MT und Patientenedukation und die dritte Gruppe erhielt MT, Patientenedukation und Übungen. Die klinischen Zielgrößen nach einem und vier Monaten nach Interventionsbeginn waren unter anderem Schmerzen auf einer Visuellen Analogskala (VAS), Schmerzkatastrophisierung und die Mechanosensitivität des N. medianus. Nach vier Monaten gab es signifikante Unterschiede in der Schmerzintensität zugunsten der Gruppe mit MT, Edukation und Übungen. Die Kontrollgruppe und die Probanden mit MT und Edukation unterschieden sich hingegen nicht. Nach vier Monaten hatte die Gruppe mit MT, Edukation und Übungen in den meisten sekundären Outcomes signifikant bessere Ergebnisse als die Kontrollgruppe.

Quelle: López-de-Uralde-Villanueva I, et al. 2018. Pain management using a multimodal physiotherapy program including a biobehavioral approach for chronic nonspecific neck pain: a randomized controlled trial. Physiother. Theory Pract. Jun 11. [Epub ahead of print]

Link zum Abstract: www.ncbi.nlm.nih.gov/pubmed/29889599

WAD: Werden Patienten an der Schwelle zur Chronifizierung adäquat versorgt?

Genesen Patienten mit Schleudertrauma (Whiplash-Associated Disorders – WAD) nicht zeitnah, sollten sie gemäß den geltenden Leitlinien zügig einem Spezialisten vorgestellt werden. Australische Wissenschaftler überprüften in einer qualitativen Studie nun, ob diese Empfehlung in der Praxis umgesetzt wird und falls nicht, wieso.

Sie führten sechs Fokusgruppeninterviews mit 16 Praktikern der Primärversorgung und zwölf spezialisierten Physiotherapeuten durch. Insgesamt zehn Themenfelder kristallisierten sich heraus. Obwohl es klare Vorstellungen gab, wann ein betroffener Patient einem Spezialisten vorgestellt werden sollte, überwiesen die Praktiker der Primärversorgung ihre Patienten eher zur Wiedervorstellung an andere Ärzte und seltener an Physiotherapeuten. Obwohl die Überweisung an einen spezialisierten Therapeuten als Alternative anerkannt wurde, gab es Unstimmigkeit darüber, was diesen auszeichnen sollte und wann der Patient überwiesen werden sollte. Die zuweisenden Praktiker wünschten sich im Falle einer Überweisung an einen Physiotherapeuten eine enge Zusammenarbeit. Die Überweisung von WAD-Patienten, deren Beschwerden unter medizinischer Behandlung nicht besser werden, an einen spezialisierten Physiotherapeuten ist also theoretisch ohne Weiteres möglich, aber es bestehen Barrieren. Diese gilt es abzubauen, um eine effektive Patientenversorgung zu implementieren.

Quelle: Bandong AN, et al. 2018. Referral to specialist physiotherapists in the management of whiplash associated disorders: perspectives of healthcare practitioners. Musculoskelet. Sci. Pract. 34:14 – 26

Link zum Abstract: www.ncbi.nlm.nih.gov/pubmed/29220703

Unspezifische Nackenschmerzen: Sind zusätzliche Übungen für die Skapulakontrolle sinnvoll?

In dieser türkischen Studie wurden 30 Patienten mit unspezifischen Nackenschmerzen entweder für sechs Wochen der Experimentalgruppe (n = 15) mit Stabilisationsübungen für Nacken und Skapula zugeteilt oder der Kontrollgruppe, die ausschließlich Nackenübungen durchführte. Klinische Outcomes nach sechs Wochen waren die Schmerzintensität, gemessen mit der Visuellen Analogskala (VAS), und die subjektiv wahrgenommene Funktion im Neck Disability Index (NDI). Zusätzlich wurden kinematische Messungen an der Skapula in verschiedenen Flexionsgraden des Humerus durchgeführt. Nach sechs Wochen hatten sich beide Gruppen deutlich in VAS und NDI verbessert (beide Effektgrößen $r > 0{,}6$). Die skapuläre Kinematik ergab keine relevanten Unterschiede zwischen den Gruppen.

Quelle: Yildiz TI, et al. 2018. Neck and scapula-focused exercise training on patients with nonspecific neck pain: a randomized controlled trial. J. Sport Rehabil. Jul 25. [Epub ahead of print]

Link zum Abstract: www.ncbi.nlm.nih.gov/pubmed/28605288

Steigert der zusätzliche Einsatz von Elektrotherapie die Effektivität von Stabilisationsübungen für den Nacken bei Patienten mit chronischen HWS-Beschwerden?

Dies wurde im Rahmen einer prospektiven, randomisierten, kontrollierten Studie untersucht. Insgesamt 81 Patienten mit chronischen Nackenschmerzen erhielten 15 Einheiten Stabilisationsübungen. Eine Gruppe bekam keine zusätzliche Maßnahme, die zweite Gruppe zusätzlich auch noch transkutane elektrische Nervenstimulation (TENS) und die dritte Gruppe zusätzlich Interferenzstrom. Gemessen wurden Schmerz (Visuelle Analogskala), Beweglichkeit, Lebensqualität (SF-36), Stimmungslage (Beck Depression Inventory), Einschränkungen (Neck Disability Index) und der Bedarf an Schmerzmitteln. Die Assessments und Tests wurden vor Beginn der Therapiephase sowie sechs und zwölf Wochen danach durchgeführt. Außerdem bekamen alle Studienteilnehmer drei Wochen lang von einem Physiotherapeuten angeleitetes Gruppentraining sowie zusätzlich drei Wochen Heimübungen. In allen drei Gruppen kam es gleichermaßen zu Verbesserungen in allen Parametern und auch nach sechs sowie zwölf Monaten gab es keinerlei signifikante Unterschiede.

Quelle: Yesil H, et al. 2018. Does the use of electrotherapies increase the effectiveness of neck stabilization exercises for improving pain, disability, mood, and quality of life in chronic neck pain? A randomized, controlled, single blind study. Spine. Apr 12. [Epub ahead of print]

Link zum Abstract: www.ncbi.nlm.nih.gov/pubmed/29652778

Was ist besser bei chronischem unspezifischen Nackenschmerz: allgemeine Übungen oder Übungen mit dem Gymnastikband?

Norwegische Forscher aus Trondheim randomisierten 59 Patienten mit chronischen unspezifischen Nackenschmerzen (durchschnittlich 46 Jahre alt, durchschnittlich 35,4 im Neck Disability Index (NDI), stärkster Schmerz in den vergangenen zwei Wochen 6,3/10) in zwei Gruppen: Die eine führte allgemeine Übungen durch, die andere absolvierte ein progressives Training mit einem elastischen Gymnastikband. Alle Teilnehmer nahmen an einer dreiwöchigen multidisziplinären Reha-Maßnahme teil, die Übungstherapie und Edukation beinhaltete. Die Teilnehmer sollten die Übungen für weitere neun Wochen zu Hause fortsetzen. Primäre klinische Zielgröße war die Funktion im NDI. Nach drei Wochen standen 34 Personen zur Nachuntersuchung zur Verfügung, nach zwölf Wochen waren es noch 31. Die hohe Rate der Studienabbrecher ist eine Limitation der Studie. Abgesehen von einer kraftvolleren Schulterabduktion nach zwölf Wochen bei der Gymnastikband-Gruppe gab es keine signifikanten Unterschiede zwischen den Gruppen.

Quelle: Iversen VM, et al. 2018. Resistance training vs general physical exercise in multidisciplinary rehabilitation of chronic neck pain: a randomized controlled trial. J. Rehabil. Med. 50, 8:743 – 50 Volltext frei

Link zum Abstract: www.ncbi.nlm.nih.gov/pubmed/30132009

Welche Intervention hilft bei arbeitsplatzbedingten Schmerzen im Schulter-Nacken-Bereich?

Forscher aus Hongkong verglichen, wie zwei physiotherapeutische Interventionen die motorische Kontrolle beeinflussen. Dazu randomisierten sie 101 Patienten im Alter zwischen 20 und 54 Jahren mit arbeitsplatzbedingten Schulter-Nacken-Beschwerden in zwei Gruppen. Während die Kontrollgruppe (n = 50) Behandlungen zur Schmerzlinderung und allgemeine Übungen erhielt, waren die Übungen zur Verbesserung der motorischen Kontrolle in der Experimentalgruppe („Ergomotor", n = 51) individuell abgestimmt; zusätzlich wurden diesen Probanden ergonomische Anpassungen am Arbeitsplatz empfohlen. Beide Interventionen dauerten zwölf Wochen. Nach Studienende zeigte die Experimentalgruppe signifikant weniger Aktivität des M. trapezius pars descendens und des zervikalen M. erector spinae bei Kopfbewegungen und während des Hebens eines Gewichtes. Auch zeigten diese Teilnehmer eine höhere Bewegungsgeschwindigkeit und Beschleunigungsfähigkeit. Die Schmerzlinderung nach Studienende und bei der Nachuntersuchung ein Jahr später war vergleichbar in beiden Gruppen. Die Integration von ergonomischen Hinweisen für den Arbeitsplatz und spezifischen Übungen zur Verbesserung der motorischen Kontrolle im Schulter-Nacken-Bereich wird empfohlen.

Quelle: Tsang SMH, et al. 2018. Effects of combining ergonomic interventions and motor control exercises on muscle activity and kinematics in people with work-related neck-shoulder pain. Eur. J. Appl. Physiol. Jan 15. [Epub ahead of print]

Link zum Abstract: www.ncbi.nlm.nih.gov/pubmed/29335773

Wie effektiv ist Physiotherapie bei Nackenbeschwerden?

Diese Frage untersuchten US-amerikanische Wissenschaftler und schlossen dazu 1.554 Patienten mit Nackenbeschwerden in ihre Studie ein. Die Probanden wurden vor und nach Ende der Physiotherapie mit folgenden Assessments untersucht: Neck Disability Index (NDI), Numerische Schmerzskala in Ruhe und bei Aktivität. Der minimale klinisch relevante Effekt wurde genutzt, um zu messen, ob sich die Patienten verbessert hatten. Die Ergebnisse zeigten, dass etwa die Hälfte der Teilnehmer von der Physiotherapie profitiert hatten: Rund 51 Prozent erreichten klinisch relevante Verbesserungen im Ruheschmerz und rund 52 Prozent eine Schmerzlinderung bei Aktivitäten. Über 40 Prozent der Teilnehmer erzielten klinisch relevante Ergebnisse im NDI. Andere Faktoren beeinflussten ebenfalls die Wirksamkeit der physiotherapeutischen Intervention: Berufstätige mit Entgeltfortzahlung hatten eine schlechtere Prognose für den Therapieerfolg. Auch zeigte sich der Versicherungsstatus als entscheidender Faktor für das Erreichen der MCID hinsichtlich der Schmerzlinderung bei Aktivitäten.

Quelle: Divi SN, et al. 2018. Real-world effectiveness of physical therapy for common neck pain diagnoses: a multivariate analysis of 1554 patients. Clin. Spine Surg. Jul 13. [Epub ahead of print]

Link zum Abstract: www.ncbi.nlm.nih.gov/pubmed/30015651

1

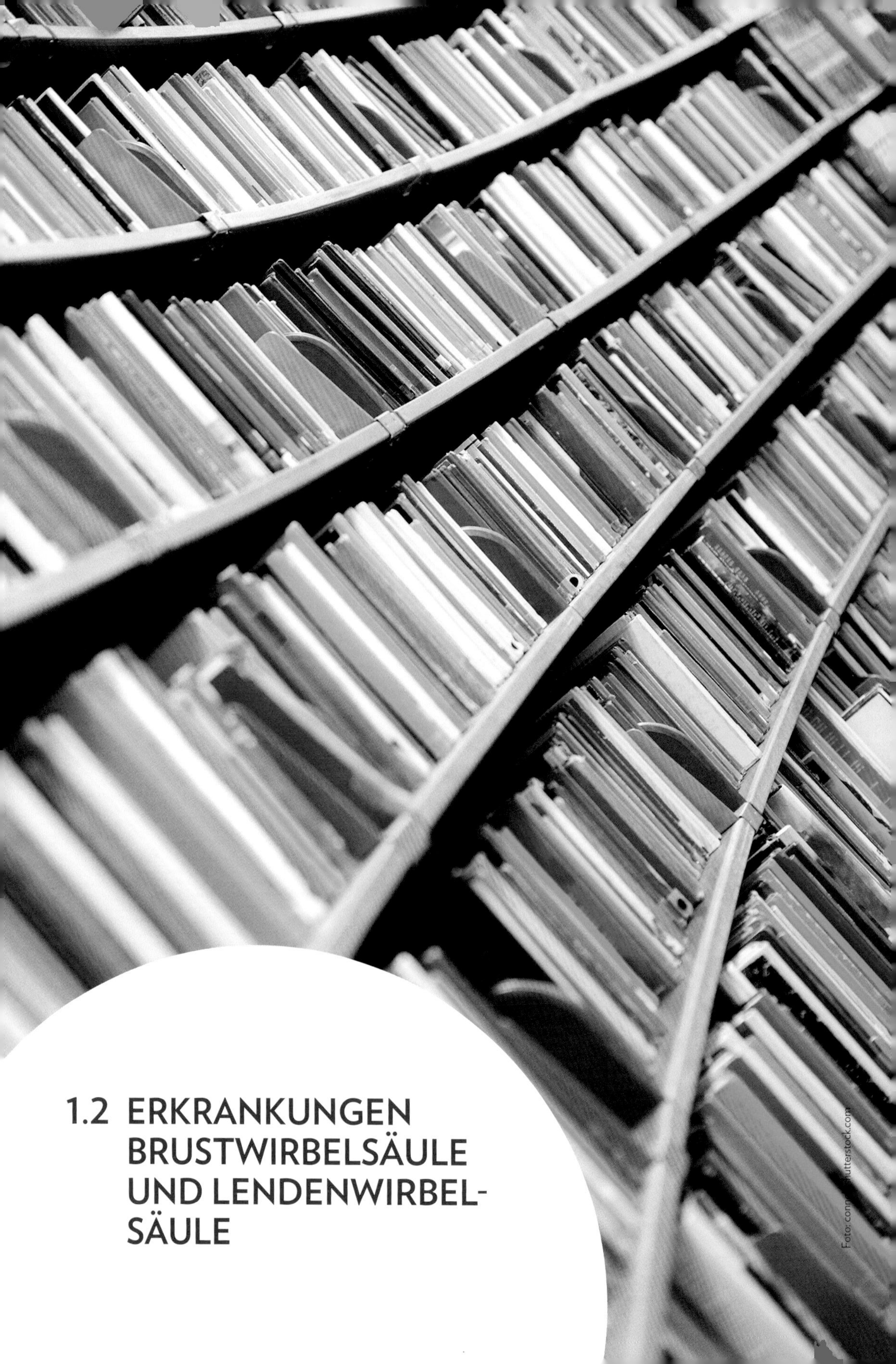

1.2 ERKRANKUNGEN BRUSTWIRBELSÄULE UND LENDENWIRBELSÄULE

1

AXIALE SPONDYLOARTHRITIS: SIND AUSDAUERÜBUNGEN WIRKSAMER ALS PHYSIOTHERAPIE ZUR VERBESSERUNG DER FUNKTION UND DES KRANKHEITSVERLAUFS?

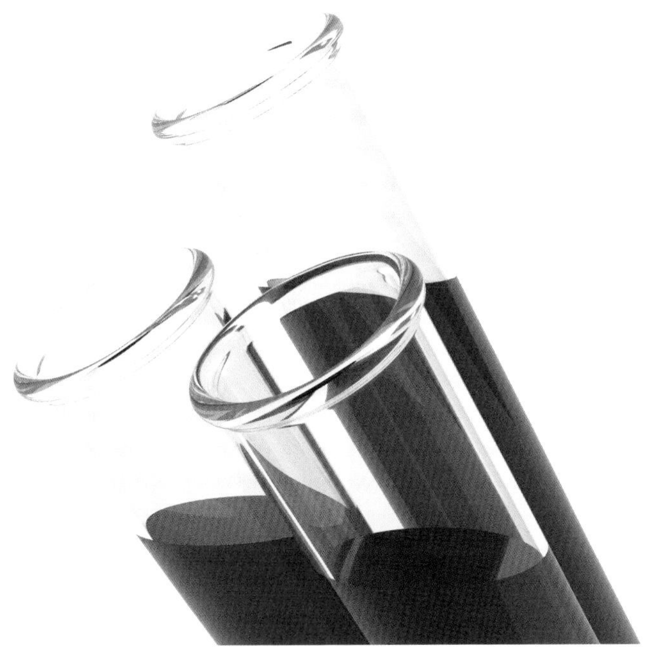

Foto: Marynchenko Oleksandr / shutterstock.com

Dieser Frage gingen Forscher aus Frankreich in einem systematischen Review mit Meta-Analyse nach. Zwei unabhängige Gutachter führten eine Literaturrecherche in PubMed und EMBASE bis 31. Dezember 2015 durch und analysierten die gefundenen Studien. Eingeschlossen wurden kontrollierte Studien, die ein Ausdauertraining mit Physiotherapie bei Patienten mit axialer Spondyloarthritis verglichen hatten. Die aeroben Übungen sollten bei 50 bis 90 Prozent der maximalen Herzfrequenz oder 50 bis 80 Prozent VO2 peak (maximale Sauerstoffaufnahme am Ende der Belastung) erfolgt sein. Die Diagnosestellung musste den New-York-Kriterien und / oder dem Assessment der Axial Spondyloarthritis International Working Group entsprechen. Krankheitsverlauf und Funktion wurden untersucht: C-reaktives Protein (CRP), Bath Ankylosing Spondylitis Disease Activity Index (BASDAI), Erythrozytensedimentationsrate (ESR) und Bath Ankylosing Spondylitis Functional Index (BASFI).

Sechs Studien wurden in die Analyse eingeschlossen. Die Studienqualität war gut bis sehr gut (Jadad-Scale drei bis fünf). Das drei- bis zwölfwöchige Ausdauertraining (je nach Studie Walken, Laufen, Schwimmen) hatte bei den Patienten (n = 148) zu Verbesserungen im BASDAI geführt; diese waren jedoch nicht signifikant im Vergleich zur Physiotherapiegruppe ohne aerobes Training (n = 152). Dagegen waren keine Unterschiede hinsichtlich BASFI, CRP oder ESR feststellbar. Somit zeigte das Ausdauertraining, das von den Teilnehmern toleriert wurde und keine unerwünschten Nebenwirkungen hatte, keinen größeren Effekt im Vergleich zur herkömmlichen Physiotherapie.

Fazit

Die Autoren schlussfolgern, dass ein leitlinienkonformes Ausdauertraining entsprechend der Empfehlungen des American College of Sports Medicine nicht wirksamer den Krankheitsverlauf und die Funktion bei Patienten mit Axialer Spondyloarthritis verbessern kann als herkömmliche Physiotherapie.

Diese Studie wurde im Sommer 2018 publiziert, nachdem sie bereits im Vorjahr eingereicht worden war. Dies verdeutlicht, dass sowohl die Erstellung eines Reviews mit Meta-Analyse als auch der Publikationsprozess eine gewisse Zeit benötigen können. Gerade in renommierten Zeitschriften (Impact Factor der Zeitschrift: 2.423) ist dies keine Seltenheit. Der aufmerksame Leser sollte sich dabei bewusst sein, dass der Inhalt den Stand der Literatur zum 31. Dezember 2015 widerspiegelt und seitdem publizierte Studien vielleicht zu weiteren Ergebnissen gelangt sind. Nichtsdestotrotz sind die erzielten Ergebnisse von hohem klinischen Interesse und sollten deshalb auch zur Kenntnis genommen werden.

Erythrozytensedimentationsrate (ESR)

Die ESR ist synonym zur Blutsenkungsgeschwindigkeit (BSG). Sie ist Teil der unspezifischen Blutuntersuchung bei Verdacht auf eine entzündliche Erkrankung (rheumatische Erkrankungen, Sepsis, chronisch entzündliche Darmerkrankungen) beziehungsweise des Labortests zu deren Verlaufsuntersuchung. Dabei wird im Reagenzglas beobachtet, wie schnell die Erythrozyten absinken. Der altersabhängige Wert wird anschließend mit den Normwerten in einer Tabelle abgeglichen. Eine erhöhte Senkungsgeschwindigkeit deutet auf eine Entzündungsreaktion hin.

Quelle: Verhoeven F, et al. 2018. Aerobic exercise for axial spondyloarthritis – its effects on disease activity and function as compared to standard physiotherapy: a systematic review and meta-analysis. Int. J. Rheum. Dis. Sep 5. [Epub ahead of print]

Link zum Abstract: www.ncbi.nlm.nih.gov/pubmed/30187695

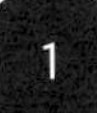

CHRONISCHE RÜCKENSCHMERZEN: PROFITIEREN BETROFFENE VON EINER ZUSÄTZLICH ZUR ÜBUNGSTHERAPIE DURCHGEFÜHRTEN SCHMERZEDUKATION?

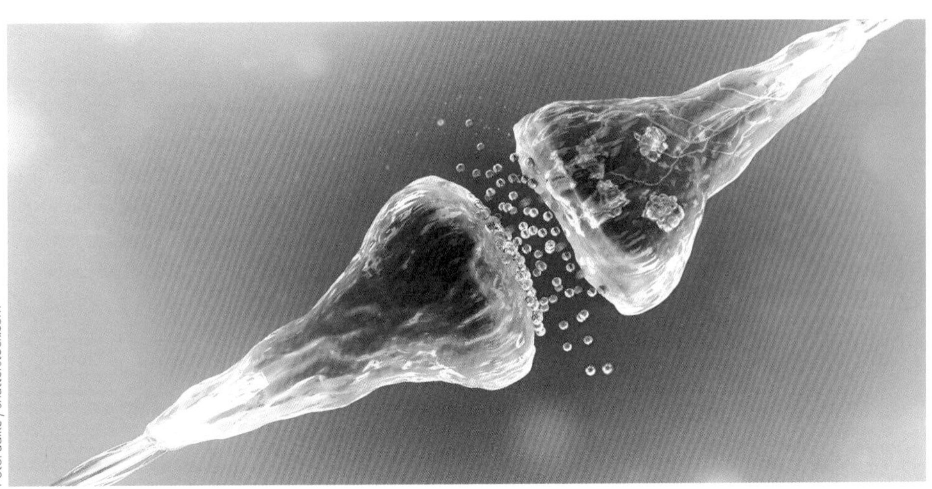

Foto: adike / shutterstock.com

Kreuzschmerzen sind die häufigste muskuloskelettale Erkrankung und stellen auch deswegen einen großen Kostenfaktor dar, weil Betroffene in ihrer Arbeitsfähigkeit eingeschränkt werden. Studien zeigen, dass insbesondere chronische Patienten neben therapeutischen Übungen auch von einem besseren Verständnis der Entstehung und Beeinflussung von Schmerzen profitieren. Daher randomisierte ein belgisch-spanisches Forscherteam 56 Patienten mit chronischen unspezifischen lumbalen Rückenschmerzen seit mindestens sechs Monaten entweder in eine Interventionsgruppe oder eine Kontrollgruppe (n = 28). Während Letztere die gängige Therapie aus Übungen zur Verbesserung der motorischen Kontrolle, Stretching und aerobem Training erhielt, bekamen die Probanden der Interventionsgruppe (n = 28) dieselbe Therapie und zusätzlich zwei Gruppensitzungen Edukation über Schmerz-Neurophysiologie von 30 bis 50 Minuten Dauer (vier bis sechs Teilnehmer pro Gruppe). Eingeschlossen wurden spanische Muttersprachler zwischen 20 und 75 Jahren. Zu den Ausschlusskriterien gehörten Radikulopathie, Tumorschmerzen, Osteoporose, entzündliche Arthritis, Frakturen und die zeitgleiche Therapie der Rückenschmerzen mithilfe einer anderen Maßnahme. Alle Patienten waren hochgradig zentral sensibilisiert, gemessen mit dem Central Sensitization Inventory (CSI). Beim ersten Termin erlernten alle Probanden die Übungen und wurden von einem Physiotherapeuten bedarfsgerecht korrigiert. Die Edukationsgruppe erhielt zusätzlich ihren ersten Edukationstermin, die Inhalte orientierten sich unter anderem an dem Buch „Explain Pain" von David Butler und Lorimer Moseley. Alle Teilnehmer sollten täglich zu Hause die Übungen durchführen, ihre Compliance dokumentierten sie selbst. Beim zweiten Termin einen Monat später wurde die Übungsausführung nochmals kontrolliert und der zweite Edukationstermin durchgeführt (je nach Gruppenzugehörigkeit). Direkt nach der Intervention sowie nach einem und drei weiteren Monaten erfolgten die Nachuntersuchungen. Die Wissenschaftler erhoben die klinischen Zielgrößen Schmerzintensität, Druckschmerzhaftigkeit, Beweglichkeit, Grad der Behinderung, Katastrophisierung, Bewegungsangst und wahrgenommene Effektivität der Maßnahme mit folgenden Assessments: Numerische Schmerzskala, Fisher-Algometer, Finger-Boden-Abstand, Roland Morris Disability Questionnaire (RMDQ), Pain Catastrophizing Scale (PCS), Tampa Scale for Kinesiophobia (TSK) und Patient Global Impression of Change (PGIC).

Alle Probanden hatten direkt nach Studienende weniger Schmerzen. Im Vergleich zu den Kontrollpersonen wies die Interventionsgruppe nach weiteren drei Monaten deutlich weniger Schmerzen auf, die klinisch relevant waren (hohe Effektstärke d = 1,37). Auch in den sekundären Parametern (Finger-Boden-Abstand, RMDQ, TSK, PCS, Druckschmerzschwelle) war die Edukationsgruppe überlegen (moderate Effektstärke d = 0,75 bis 3,24).

Fazit

Die Autoren kommen daher zu dem Schluss, dass die Kombination aus therapeutischen Übungen und Edukation zur Schmerzphysiologie Patienten mit chronischen Kreuzschmerzen besser hilft als eine alleinige Übungstherapie. Eine Limitation dieser Studie ist das Fehlen einer Kontrollgruppe ohne jegliche Therapie.

Central Sensitization Inventory (CSI)

Der Fragebogen screent anhand von 25 Fragen, ob Symptome einer zentralen Sensibilisierung vorliegen, und schließt andere Ursachen aus. Er wird derzeit von einem deutschen Forscherteam übersetzt, die Validierung soll noch 2018 beginnen.

Quelle: Laekeman M, et al. 2017. Zentrale Sensibilisierung erkennen. Der Central Sensitization Inventory wird ins Deutsche übersetzt und validiert. Z. f. Physiotherapeuten 5:71 – 3

Quelle: Gema BP, et al. 2017. Pain neurophysiology education and therapeutic exercise for patients with chronic low back pain: a single-blind randomized controlled trial. Arch. Phys. Med. Rehabil. Nov 11. [Epub ahead of print]

Link zum Abstract: www.ncbi.nlm.nih.gov/pubmed/29138049

LUMBALER RÜCKENSCHMERZ: WIE BEURTEILEN DEUTSCHE PHYSIOTHERAPEUTEN EINEN STRATIFIZIERTEN BEHANDLUNGSANSATZ (START BACK)?

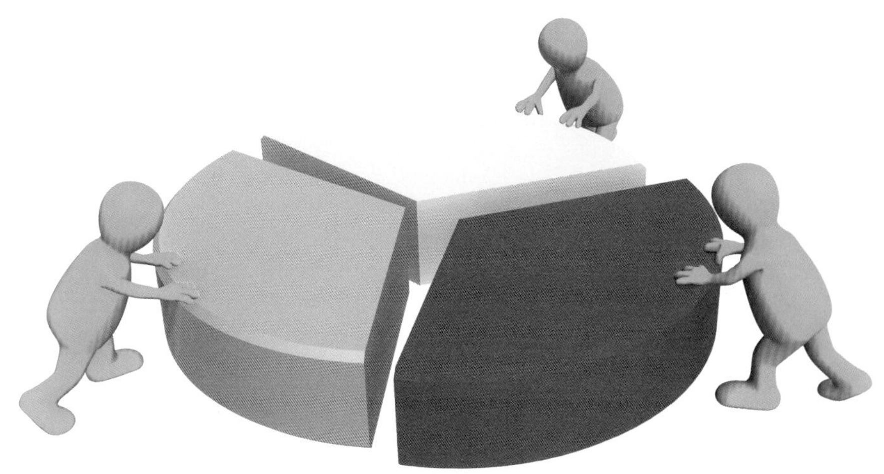

Foto: Lukiyanova Natalia frenta / shutterstock.com

STarT Back (STarT – **S**ubgroups for **Tar**geted **T**reatment) wurde an der Keele University in Großbritannien entwickelt und erwies sich als klinisch wirksam und kosteneffektiv. Im Vordergrund steht die Subgruppenbildung in drei Risikogruppen (Stratifizierung), je nach Wahrscheinlichkeit, wie lange die Beschwerden des Patienten anhalten werden beziehungsweise wie hoch das jeweilige Chronifizierungsrisiko ist. Dies führt als Konsequenz zu verschiedenen Therapiestrategien und -maßnahmen bei Rückenschmerz-Patienten und soll eine optimale Therapie ohne Unter- oder Überversorgung ermöglichen. In Großbritannien wird das Verfahren schon mit Erfolg angewendet, in Deutschland ist es noch nicht weit verbreitet. Daher wurde das Modell in einer deutsch-britischen Studie 19 erfahrenen Physiotherapeuten an drei Terminen in Heidelberg vorgestellt. In der anschließenden Fokusgruppendiskussion auf Grundlage semistrukturierter Interviews äußerten sie ihre Meinungen über die mögliche Implementierung. Wichtige Themen waren die abweichende Vorgehensweise der Therapeuten im Vergleich zur bisherigen Therapie, das inadäquate Vergütungssystem und mangelnde edukative Kompetenzen der Therapeuten bei Patienten mit hohem Chronifizierungsrisiko. Die Therapeuten (41,2 ± 8,6 Jahre alt, 15 Frauen, 32 Prozent mit akademischem Abschluss, 68 Prozent Manualtherapeuten) standen dem Screeningmodell grundsätzlich positiv gegenüber. Allerdings sei die Implementierung der STarT-Back-Methode in die deutsche Physiotherapie unter den aktuellen Rahmenbedingungen schwierig.

Fazit

Den Studienteilnehmern zufolge könnte STarT Back auch eine wichtige Rolle im Professionalisierungsprozess der deutschen Physiotherapie spielen und die interdisziplinäre Zusammenarbeit verbessern.

STarT-Back-Stratifizierung

Patienten mit geringem Risiko werden einmalig funktionell untersucht, informiert und beraten: Aufklärung über die gute Prognose, Reduzierung von Besorgnissen und Ängsten, Motivation zu körperlicher Aktivität und Wiederaufnahme der Arbeitstätigkeit. Weitere Physiotherapie oder Medikation ist in der Regel nicht notwendig. In der mittleren Risikogruppe steht zusätzlich der individuelle Behandlungsplan mit verschiedenen Maßnahmen (Edukation, Manuelle Therapie, Übungen, gegebenenfalls Medikation) für Schmerzreduktion, Funktionsverbesserung und Selbstmanagement im Mittelpunkt. Ausschließlich passive Maßnahmen, wie Bettruhe, Massage, Traktion und Elektrotherapie, sollten vermieden werden. Patienten, die ein hohes Chronifizierungsrisiko aufweisen, bedürfen einer speziellen bio-psycho-sozialen Untersuchung, die zusätzliche, eine Chronifizierung begünstigende Faktoren erfasst, zum Beispiel ungünstige Erwartungen und Gedanken oder Ängste. Die Therapie beinhaltet bei diesen Patienten zusätzlich zu den Maßnahmen der mittleren Risikogruppe auch verhaltenstherapeutische Ansätze.

Quelle: www.keele.ac.uk/sbst/startbacktool/usingandscoring

Quelle: Karstens S, et al. 2018. Physiotherapists' views of implementing a stratified treatment approach for patients with low back pain in Germany: a qualitative study. BMC Health Serv. Res. 18, 1:214 Volltext frei

Link zum Abstract: www.ncbi.nlm.nih.gov/pubmed/29592802

1

VERBESSERT PRÄOPERATIVE PHYSIOTHERAPIE DEN GESUNDHEITSZUSTAND VON PATIENTEN MIT DEGENERATIVEN LUMBALEN WIRBELSÄULENBESCHWERDEN?

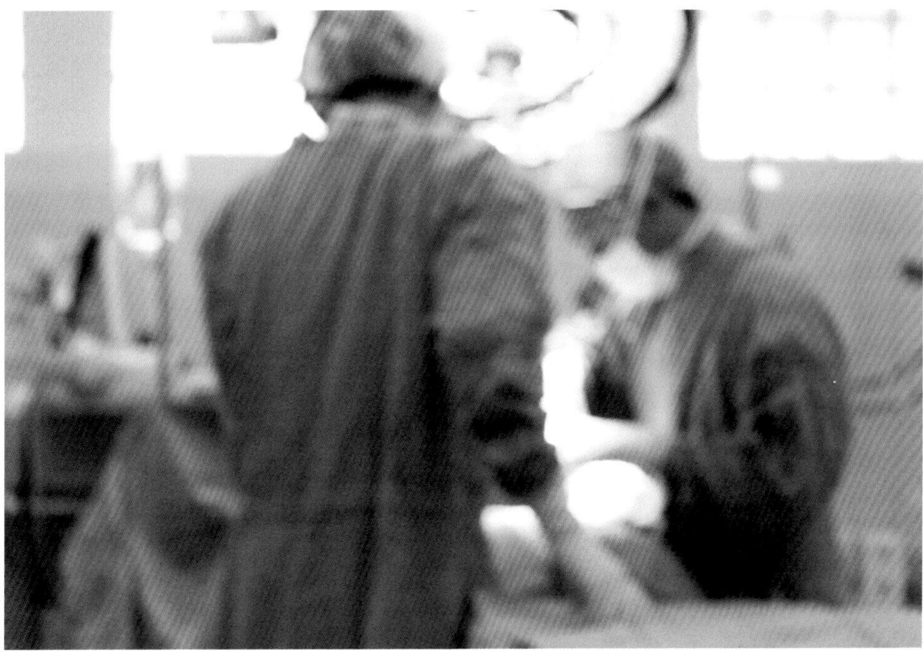

Foto: Piyada Jaiaree

Zur Beantwortung der Fragestellung führten Wissenschaftler in Schweden eine randomisierte kontrollierte Studie mit 197 Patienten (25 bis 80 Jahre alt) durch, die unter Bandscheibenvorfällen, Spinalkanalstenose, Spondylolisthesis oder degenerativen Bandscheibenveränderungen litten. Alle Patienten bekamen standardisierte Informationen über die Operation und postoperative Rehabilitation sowie Hinweise zur körperlichen Aktivität. Nur die Interventionsgruppe erhielt präoperative Physiotherapie an 18 Terminen in neun Wochen. Diese umfasste je nach Befund spezifische Übungen und Mobilisationen, Übungen zur Verbesserung der motorischen Kontrolle oder Traktion, ein individuelles angeleitetes Übungsprogramm und Verhaltenstherapie. Zur Ergebnismessung wurden vor und nach der Operation sowie nach drei und zwölf Monaten unter anderem folgende Messinstrumente eingesetzt:

- Rückenbeschwerden: Oswestry Disability Index (ODI)
- Schmerzintensität: Visuelle Analogskala (VAS)
- Lebensqualität: Gesundheitsfragebogen (SF-36, EQ-5D)

- Angst, Depression: Hospital Anxiety and Depression Scale (HADS)
- Selbstwirksamkeit: Self-Efficacy Scale (SES)
- Angst-Vermeidungsverhalten: Fear-Avoidance Beliefs Questionnaire (FABQ-PA)

Die Gruppe mit der präoperativen Therapie hatte geringere Beschwerden und Einschränkungen (ODI), weniger Schmerzen (VAS), Angst-Vermeidungsverhalten (FABQ) und Depressionen (HADS), eine bessere Lebensqualität (EQ-5D) und höhere Selbstwirksamkeit (SES). Die Verbesserungen waren zwar gering, aber hinsichtlich der Rücken- und Beinschmerzen klinisch bedeutend. Das Aktivitätsniveau war nach der präoperativen Physiotherapie bereits vergleichbar mit dem postoperativen Niveau der Kontrollgruppe. Postoperativ war dies auch der einzige Punkt, in dem sich die beiden Gruppen unterschieden – die Interventionsgruppe war körperlich aktiver.

Fazit

Die Autoren schlussfolgern, dass die Langzeiteffekte präoperativer Physiotherapie noch weiter untersucht werden sollten.

Quelle: Lindbäck Y, et al. 2017. Prepare: pre-surgery physiotherapy for patients with degenerative lumbar spine disorder: a randomized controlled trial. Spine J. Dec 15. [Epub ahead of print]

Link zum Abstract: www.ncbi.nlm.nih.gov/pubmed/29253630

1

WAS BEWIRKT DIE LUMBALE SEGMENTALE STABILISATION?

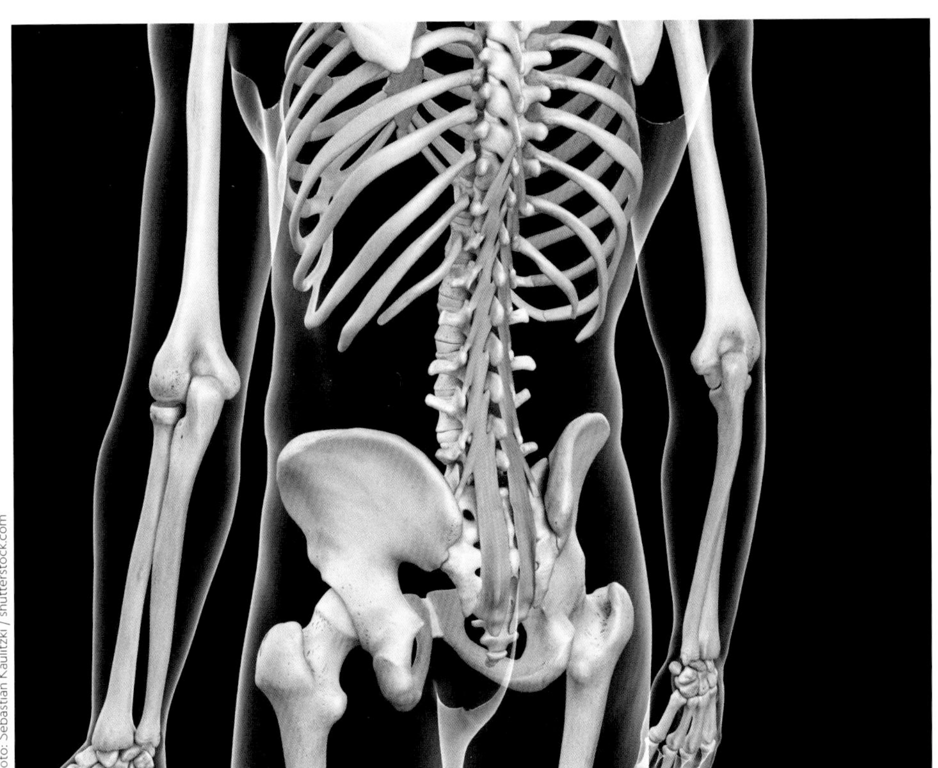

Foto: Sebastian Kaulitzki / shutterstock.com

Die segmentale lumbale Stabilisation zur Aktivierung des M. multifidus in der Therapie von Beschwerden der Lendenwirbelsäule (LWS) ist bekannt. Eine kanadisch-amerikanische Forschergruppe untersuchte nun bei Patienten mit LWS-Schmerzen mittels Ultraschalldiagnostik, welchen Effekt diese Intervention tatsächlich auf die Dicke und Aktivierung des Muskels hat. Zudem bestimmten sie die Reliabilität bei Kontrollpersonen innerhalb des achtwöchigen Untersuchungszeitraums.

Die 34 Patienten (18 – 65 Jahre alt) mit subakutem oder chronischem (94 Prozent) unterem Rückenschmerz mit oder ohne radikuläre Symptomatik sowie 28 gesunde Kontrollpersonen wurden zu Beginn und nach zwei Monaten mit dem diagnostischen Ultraschall auf Höhe L5 / S1, L4/5, L3/4 in Ruhe und in Bewegung untersucht. Weitere Messinstrumente waren die Numerische Schmerzskala (NRS) und der Oswestry Disability Index (ODI). Zu den Ausschlusskriterien gehörten beispielsweise Operationen an LWS oder Becken, Frakturen, Tumore, Infektionen, Skoliose, systemische oder degenerative Erkrankungen oder bereits erfolgte Übungstherapie. Nur die Patientengruppe führte in den acht Wochen lumbale segmentale Stabilisationsübungen durch. Die Ergebnisse wurden ausgewertet und mit denen der Kontrollgruppe verglichen. Die Patienten berichteten nach der Intervention über weniger Einschränkungen und Schmerzen, im Ultraschall unterschieden sie sich jedoch nicht systematisch von den Kontrollprobanden. Im Bereich L4/5 und L3/4 war die Reliabilität der Messungen in einer statischen Körperposition exzellent, die Ultraschallmessung während Körperbewegungen war hingegen nicht verlässlich.

Fazit

Den Autoren zufolge sollte die positive klinische Wirkungsweise der segmentalen lumbalen Stabilisation weiter erforscht werden.

Quelle: Larivière C, et al. 2017. The effects of an 8-week stabilization exercise program on lumbar multifidus muscle thickness and activation as measured with ultrasound imaging in patients with low back pain: an exploratory study. PM R. Oct 30. [Epub ahead of print]

Link zum Abstract: www.ncbi.nlm.nih.gov/pubmed/29097271

KÖNNEN LUMBALE KRÄFTIGUNGSÜBUNGEN POSTOPERATIVE WIRBELKÖRPERFRAKTUREN VON OSTEOPOROSE-PATIENTEN VERHINDERN?

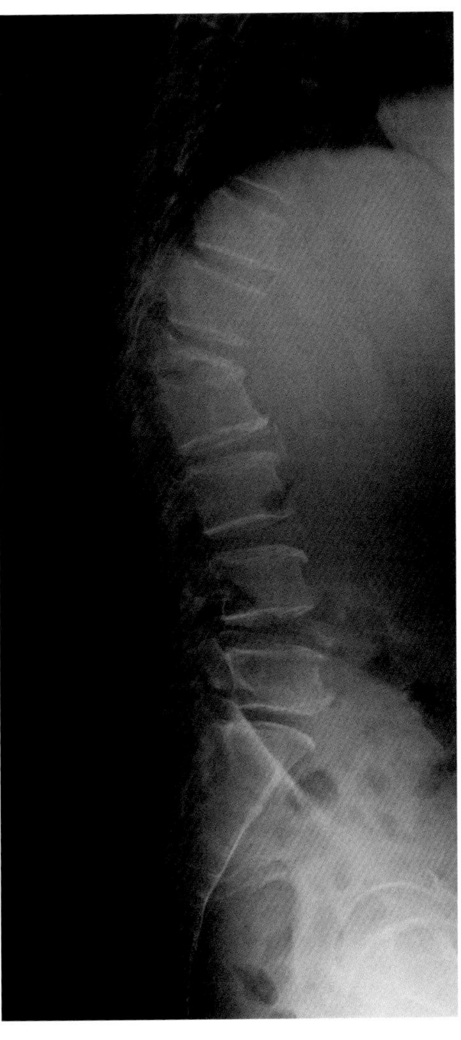

Foto: Suttha Burawonk / shutterstock.com

Dazu untersuchten chinesische Wissenschaftler 152 Patienten mit osteoporotischer Wirbelkörperfraktur. Diese wurden operativ mittels einer perkutanen Vertebroplastik (PVP) und Osteoporosetherapie versorgt. Es erfolgte die zufällige Teilung in eine Interventions- und eine Kontrollgruppe (jeweils n = 76). Die zusätzliche Therapie für die Patienten der Interventionsgruppe umfasste drei Kräftigungsübungen der lumbalen Rückenmuskulatur, welche die Patienten selbstständig nach erfolgter Anleitung durchführen sollten:

- Bridging mit Fünf-Punkt-Kontakt (Kopf, beide Ellenbogen, beide Füße in Rückenlage), dreimal zehn Wiederholungen, dreimal täglich in den ersten drei Wochen; im Anschluss Briding mit Drei-Punkt-Kontakt (wechselnd beide Hände, beide Füße aus Rückenlage), dreimal 15 Wiederholungen, einmal täglich als Steigerung der Fünf-Punkt-Kontakt-Übung
- Bridging aus Rückenlage (Kontaktflächen: Kopf, beide Arme, beide Beine)
- Kräftigung in Bauchlage (Kopf und beide Unterschenkel abgehoben, Arme auf dem Rücken)

Die vergleichbaren Gruppen wurden direkt nach der Operation sowie nach einem, sechs und zwölf Monaten mit folgenden Assessments untersucht: Oswestry Disability Index (ODI), Schmerzskala (VAS), Wirbelkörperhöhe, Knochendichte sowie erneute Wirbelkörperfrakturen und Komplikationen. Einen Monat nach der PVP hatten alle

Patienten signifikant weniger Schmerzen und bessere Funktionen, die sich jedoch nach einem halben und ganzen Jahr wieder verschlechterten. Nach zwölf Monaten waren die Schmerzen der Kontrollgruppe sogar stärker als einen Monat postoperativ. Die Interventionsgruppe zeigte postoperativ bessere körperliche Funktionen und geringere Schmerzen als die Kontrollgruppe. Drei Monate später war die Wirbelkörperhöhe nur in der Kontrollgruppe signifikant vermindert. Zudem gab es in dieser Gruppe fast doppelt so viele neu aufgetretene Wirbelkörperfrakturen wie in der übenden Gruppe (Inzidenz Kontrollgruppe 17,1 Prozent versus 9,2 Prozent Interventionsgruppe). Die Übungen hatten keine unerwünschten Nebeneffekte.

Fazit

Den Autoren zufolge können durch postoperative Kräftigungsübungen nach einer perkutanen Vertebroplastik bei Osteoporose-Patienten sowohl Schmerz und Funktion als auch das erneute Frakturrisiko positiv beeinflusst werden.

Perkutane Vertebroplastik

Die Vertebroplastik (auch Vertebroplastie) wird bei benignen und malignen Erkrankungen der Wirbelsäule eingesetzt. Es handelt sich um ein minimalinvasives radiologisches Verfahren zur Behandlung von Knochenschmerzen aufgrund von Wirbelkörperfrakturen. Dabei erfolgt eine Stabilisierung des betroffenen Knochens mit Knochenzement (Polymethylmethacrylat – PMMA), der computertomografisch gesteuert beziehungsweise unter Durchleuchtungskontrolle eingebracht wird.

Quelle: Universitätsklinikum Carl Gustav Carus. 2018. Vertebroplastie. www.uniklinikum-dresden.de/de/das-klinikum/kliniken-polikliniken-institute/rad/leistungen/behandlungsschwerpunkte/vertebroplastie

Quelle: Deng D, et al. 2018. Function of low back muscle exercise: preventive effect of refracture analysis of postoperative vertebral fractures. Orthopade. Apr 27. [Epub ahead of print]

Link zum Abstract: www.ncbi.nlm.nih.gov/pubmed/29704016

LINDERN STABILISATIONSÜBUNGEN EFFEKTIV SCHMERZEN BEI ERWACHSENEN MIT SKOLIOSE?

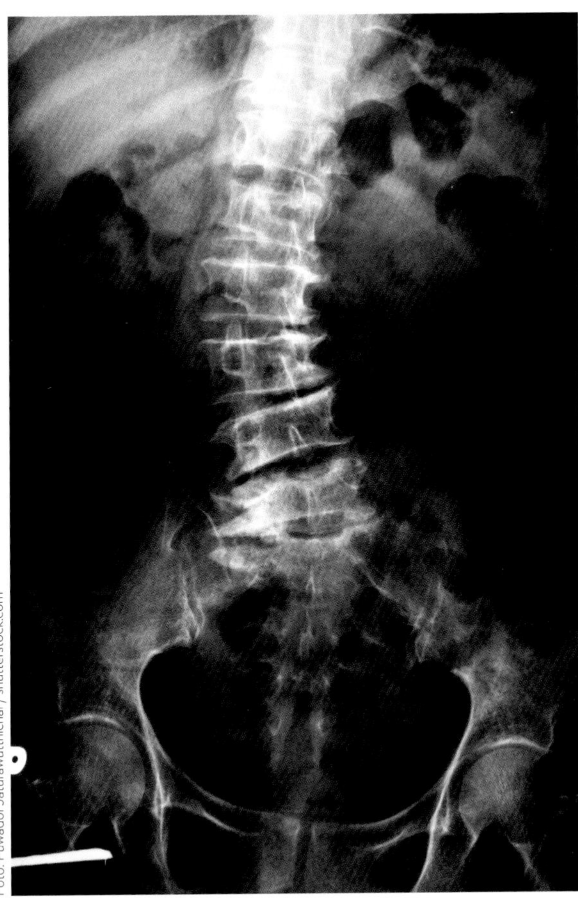

Foto: Puwadol Jaturawutthichai / shutterstock.com

Die Prävalenz der Skoliose in der erwachsenen Bevölkerung liegt laut Alanazi und Kollegen zwischen 1,4 und 20 Prozent, bei den über 60-Jährigen sind 68 Prozent betroffen. Die Wirksamkeit von Übungen zur Rumpfstabilisation ist für Patienten mit chronischen lumbalen Rückenschmerzen gut untersucht, die Studienlage bei adulter Skoliose ist noch nicht so deutlich. Daher prüften Wissenschaftler der kanadischen University of Alberta in ihrer systematischen Literaturübersichtsarbeit den Nutzen dieser Übungen zur Schmerzlinderung. Dazu sichteten sie relevante Studien in den Datenbanken Medline, CINAHL, Embase, SportDiscus und Cochrane Register of Controlled Trials bis März 2017. Eingeschlossen wurden Studien, die stabilisierende Rumpfübungen mit einer Placebointervention oder einer ausbleibenden beziehungsweise anderen Therapie verglichen. Die Probanden mussten mindestens 18 Jahre alt sein und einen Cobb-Winkel von zehn Grad oder mehr haben. Ausgeschlossen wurden Personen mit Wirbelsäulenverletzungen in der Krankheitsgeschichte, Injektionen in den vergangenen sechs Monaten, für die Wirbelsäule relevanten Zusatzerkrankungen, Operationen an Beinen oder Rumpf oder beim Verdacht auf Red Flags. Die Autoren beurteilten die Studienqualität und das Verzerrungsrisiko mithilfe der Cochrane-Kriterien. Die relevanten klinischen Zielgrößen waren die Schmerzintensität, Lebensqualität und Funktion. Von insgesamt 630 gefundenen Studien prüften die Forscher die Volltexte von 98 Artikeln – ein einziger entsprach allen Ein- und Ausschlusskriterien und wurde berücksichtigt, alle anderen hatten Mängel im Studiendesign oder die Probanden passten nicht zur Fragestellung. Die Studie wertete die Daten von 130 Patienten aus. Die Interventionsgruppe führte 20 Wochen lang einmal wöchentlich für 60 Minuten Übungen durch, auch zur posturalen Selbstkorrektur, und erhielt zusätzlich zweimal pro Monat einen 60-minütigen Termin bei einem Psychologen (kognitive Verhaltenstherapie). Die Kontrollgruppe bekam im selben Zeitraum konventionelle Physiotherapie, bestehend aus Eigenmobilisationen, Kräftigungsübungen und Dehnungen. Die Studie hatte ein geringes Verzerrungsrisiko, bis auf die Aspekte Blindung und Zeitpunkt der Assessments: Hier blieb unklar, ob der Zeitpunkt für die Durchführung der Assessments für Interventions- und Kontrollgruppe identisch war.

Da lediglich eine einzige Studie in diesen Literaturreview inkludiert wurde, besteht nur sehr begrenzte Evidenz dafür, dass rumpfstabilisierende Übungen Schmerzen lindern (Verbesserung um 3,2 Punkte auf der Numerischen Schmerzskala) und die Lebensqualität erhöhen (gemessen mit dem Scoliosis Research Society Outcomes Questionnaire – SRS-22).

Fazit

Aufgrund der begrenzten Studienlage empfehlen die Autoren, dass auf dem Gebiet der adulten Skoliose weiter geforscht werden sollte, auch vor dem Hintergrund des demografischen Wandels hin zu einer älteren Bevölkerungsstruktur.

Quelle: Alanazi MH, et al. 2017. Effect of stabilization exercise on back pain, disability and quality of life in adult with scoliosis: a systematic review. Eur. J. Phys. Rehabil. Med. Nov 16. [Epub ahead of print] Volltext frei

Link zum Abstract: www.ncbi.nlm.nih.gov/pubmed/29144110

Hilft zusätzliche Verhaltenstherapie Patienten mit chronischen Rückenschmerzen?

Iranische Wissenschaftler erstellten dazu eine systematische Literaturübersichtsarbeit bis Januar 2018. Sie erforschten die Wirksamkeit kognitiver Verhaltenstherapie bei Patienten mit chronischen LWS-Schmerzen, zusätzlich zur allgemeinen Physiotherapie. Als klinische Zielgrößen dienten Schmerz, Depression, Lebensqualität und Funktion. Die Recherche in den bekannten elektronischen Datenbanken erbrachte zehn relevante Studien: Drei hatten eine gute methodische Qualität, sieben eine sehr gute, bewertet mit der Klassifikation nach Hailey. Die Ergebnisse sind nicht eindeutig: Während einige Studien dafür sprachen, dass zusätzliche kognitive Verhaltenstherapie wirksamer Schmerzen lindert, Einschränkungen reduziert sowie Lebensqualität und Funktion erhöht als allgemeine Physiotherapie, konnten andere Studien diesen Effekt nicht nachweisen. Auf die Depression hatte Verhaltenstherapie in den inkludierten Studien keinen Einfluss.

Quelle: Hajihasani A, et al. 2018. The influence of cognitive behavioral therapy on pain, quality of life, and depression in patients receiving physical therapy for chronic low back pain: a systematic review. PM R. Sep 25. [Epub ahead of print]

Link zum Abstract: www.ncbi.nlm.nih.gov/pubmed/30266349

Verändern Übungen die motorische Kontrolle bei chronischen unspezifischen Kreuzschmerzen?

Australische Forscher randomisierten Patienten mit chronischem unspezifischen Kreuzschmerz entweder in eine Interventionsgruppe (n = 12) mit einem achtwöchigen Übungsprogramm (drei Einheiten pro Woche) oder in eine Kontrollgruppe (n = 12), die im gleichen Zeitraum keine Therapie erhielt und ihre normalen Alltagsaktivitäten beibehalten sollte. Als Outcome beurteilten die Wissenschaftler die Aktivität der folgenden Muskeln mithilfe der Oberflächen-EMG während einer unilateralen Armflexion: M. transversus abdominis, M. obliquus internus abdominis, M. rectus abdominis und M. erector spinae. Sie interessierten sich sowohl für die antizipatorische Ansteuerung als auch für die kompensatorischen Korrekturkontraktionen. Die Ergebnisse: In keiner der beiden Gruppen änderte sich nach acht Wochen der Kontraktionsbeginn oder die antizipatorische Ansteuerung. Auf der ipsilateralen Seite (der Armhebung) verbesserte sich hingegen die kompensatorische Aktivität von M. transversus abdominis und M. obliquus internus; bei den Kontrollprobanden verschlechterten sich diese Parameter. Nur in der Übungsgruppe wurden ähnliche kompensatorische Aktivitäten der genannten Muskeln gemessen wie bei Gesunden.

Quelle: Knox MF, et al. 2017. Improved compensatory postural adjustments of the deep abdominals following exercise in people with chronic low back pain. J. Electromyogr. Kinesiol. 20, 37:117 – 24

Link zum Abstract: www.ncbi.nlm.nih.gov/pubmed/29080466

Welche Faktoren beeinflussen die Prognose bei anhaltendem Kreuzschmerz?

Wissenschaftler der La Trobe University in Australien untersuchten Faktoren, welche die Prognose bei Kreuzschmerzen beeinflussen. Dazu werteten sie die Daten von 300 Erwachsenen im Alter zwischen 18 und 65 Jahren mit anhaltenden LWS- und / oder Beinschmerzen aus (Beschwerdedauer länger als sechs Wochen, aber kürzer als sechs Monate). Die relevanten klinischen Zielgrößen waren die Numerische Schmerzskala für Bein- und Rückenschmerzen und der Oswestry Disability Index zur Erfassung der Aktivitätseinschränkung. Zu den Prädiktoren gehörten unter anderem die Einteilung in Kreuzschmerz-Subgruppen, demografische Informationen (Alter, Geschlecht et cetera) und Untersuchungsbefunde. Von 58 gefundenen prognostischen Faktoren zeigten 15 signifikante Zusammenhänge mit wenigstens einem der drei Outcomes. Eine günstige Prognose hatten Patienten, die folgende Bedingungen erfüllten: Gehen lindert Schmerzen, geringer Tonus des M. transversus abdominis, Parästhesien unterhalb der Taille und Zugehörigkeit zu einer von zwei Kreuzschmerz-Subgruppen. Andere Faktoren machten hingegen eine negative Prognose wahrscheinlicher; dazu zählten unter anderem längere Krankschreibung, Entzündung, höhere Schmerzintensitäten, größere Ausbreitung der Schmerzen, reduzierte Hebeleistung und Arbeitsfähigkeit sowie ein hoher Tonus der Mm. multifidi.

Quelle: Ford JJ, et al. 2018. Development of a multivariate prognostic model for pain and activity limitation in people with low back disorders receiving physiotherapy. Arch. Phys. Med. Rehabil. May 28. [Epub ahead of print]

Link zum Abstract: www.ncbi.nlm.nih.gov/pubmed/29852152

Wie denken Physiotherapeuten über chronischen unspezifischen Kreuzschmerz?

Zu diesem Thema führten französische Forscher im Jahr 2014 eine Befragung von Physiotherapeuten im Loire-Tal durch. Neben demografischen Informationen wurden auch die Überzeugungen der Therapeuten mithilfe der Pain Attitudes and Beliefs Scale (PABS) erhoben; diese stellt dar, ob ein Kollege beim Thema chronischer LWS-Schmerz eher biomedizinisch denkt und therapiert oder einen bio-psycho-sozialen Ansatz hat. Von 704 angeschriebenen Therapeuten füllten 168 den Fragebogen komplett aus, 15 von ihnen arbeiteten in einem Netzwerk für Kreuzschmerz. Die Teilnehmer waren in 58 Prozent der Fälle über 40 Jahre alt, 63 Prozent waren Männer. Probanden, die weniger als 20 Jahre im Beruf waren, kürzlich eine spezifische Fortbildung zum Thema Rückenschmerzen besucht hatten und Vollzeit arbeiteten, dachten weniger biomedizinisch als ältere Befragte. Die bio-psycho-soziale Denkweise war assoziiert mit dem Engagement in einem multimodalen Kreuzschmerz-Netzwerk.

Quelle: Petit A, et al. 2018. Factors influencing physiotherapists' attitudes and beliefs toward chronic low back pain: impact of a care network belonging. Physiother. Theory Pract. Mar 9. [Epub ahead of print]

Link zum Abstract: www.ncbi.nlm.nih.gov/pubmed/29521556

Wie reliabel ist die Beurteilung der Übungsdurchführung beim Kreuzschmerz?

Zu diesem Thema forschten Pariser Wissenschaftler und inkludierten 42 Patienten mit chronischem Kreuzschmerz (Low Back Pain – LBP). Die Probanden führten je eine von insgesamt zehn in der Literatur empfohlenen Übungen durch und wurden dabei gefilmt. Zehn Physiotherapeuten, die in der Klinik oder Praxis tätig waren, sahen sich die Videos zweimal im Abstand von einem Monat an und bekamen zusätzliche klinische Informationen. Bewertet wurde die Qualität der Übungsdurchführung (null = schlechteste bis zehn = beste Performance). Die Interrater-Reliabilität war insgesamt mittelmäßig (ICC 0,48); bei den Dehnungsübungen war sie besser als bei den Kräftigungsübungen. Die Therapeuten aus den Praxen schnitten besser ab als die der Kliniken. Die Intrarater-Reliabilität war gut, auch hier besser bei den Dehnungs- als bei den Kräftigungsübungen. Die Autoren attestieren den erfahrenen Therapeuten eine gute Übereinstimmung bei der Beurteilung der Übungsdurchführung; dies gilt nicht für Kollegen, die wenig Patienten mit chronischem LBP behandeln.

Quelle: Hermet A, et al. 2018. Agreement among physiotherapists in assessing patient performance of exercises for low-back pain. BMC Musculoskelet. Disord. 19, 1:265 Volltext frei

Link zum Abstract: www.ncbi.nlm.nih.gov/pubmed/30053807

Übungstherapie, Akupunktur oder Medikamente: Was hilft Patienten mit lumbaler Spinalkanalstenose?

Zwischen 2011 und 2014 führten japanische Forscher eine Studie an Probanden mit L5-Radikulopathie aufgrund einer lumbalen Spinalkanalstenose durch, die sich für eine Operation im Krankenhaus vorgestellt hatten. 38 Personen wurden mit Medikamenten behandelt, 40 erhielten eine Übungsintervention und 41 Akupunktur. Kein Patient wurde im Studienzeitraum operiert. Das primäre Outcome war das Ergebnis im Zurich Claudication Questionnaire (ZCQ) zu Beginn und nach vier Wochen Therapie. Anhand der Subskalen im ZCQ konnten auch Veränderungen bei Symptomschwere, körperlicher Funktion und Patientenzufriedenheit erfasst werden. Die Symptomschwere verringerte sich in allen drei Gruppen; die körperliche Funktion verbesserte sich nur in der Akupunkturgruppe. Die Patientenzufriedenheit war bei den Probanden mit Akupunktur höher als bei den Personen aus der Medikationsgruppe. Diese neuen Erkenntnisse könnten die Therapieplanung bei lumbaler Spinalkanalstenose beeinflussen.

Quelle: Oka H, et al. 2018. A comparative study of three conservative treatments in patients with lumbar spinal stenosis: lumbar spinal stenosis with acupuncture and physical therapy study (LAP study). BMC Complement. Altern. Med. 18, 1:19 Volltext frei

Link zum Abstract: www.ncbi.nlm.nih.gov/pubmed/29351748

Lumbale Spinalkanalstenose: Wie effektiv ist Physiotherapie im Follow-up nach zwei Jahren?

Diese japanische Studie untersuchte Patienten mit Claudicatio-Symptomen und einer im Röntgenbild sichtbaren zentralen lumbalen Spinalkanalstenose mit bilateralen Beinsymptomen. Die Physiotherapie bestand aus einmal wöchentlich Manueller Therapie über sechs Wochen, Dehnungs- und Kräftigungsübungen sowie Laufbandtraining mit Körpergewichtsentlastung. Zu den klinischen Zielgrößen gehörten Claudicatio-Symptome (Zurich Claudication Questionnaire – ZCQ), Schmerzen und Taubheit (Visuelle Analogskala – VAS), gesundheitsbezogene Lebensqualität (SF-36) und Funktion im Alltag (Japanese Orthopedic Association Back Pain Evaluation Questionnaire). Zwei Jahre nach Studienende klassifizierten die Forscher die Probanden anhand des Verlaufs in zwei Gruppen: eine Beobachtungsgruppe und eine OP-Gruppe, welche die Patienten umfasste, die sich aufgrund ihrer Beschwerden einer Operation unterzogen hatten. Von insgesamt 38 eingeschlossenen Patienten standen nach zwei Jahren noch die Daten von 28 zur Verfügung, sieben von ihnen hatten sich operieren lassen. Die Probanden der OP-Gruppe hatten einen höheren Body-Mass-Index. Sechs Wochen nach der Physiotherapie wiesen die Patienten der konservativen Gruppe in vielen Outcomes bessere Ergebnisse auf. Dieser positive Verlauf konnte aufrechterhalten oder noch weiter verbessert werden, es gab keine wesentlichen Unterschiede zwischen den Gruppen nach zwei Jahren. Lediglich die körperliche Funktion im ZCQ hatte sich in der OP-Gruppe stärker verbessert als in der konservativen Gruppe.

Die Autoren halten als Fazit fest, dass sich nach zwei Jahren die klinischen Outcomes zwischen konservativ und operativ versorgten Patienten mit lumbaler Spinalkanalstenose nicht wesentlich unterschieden.

Quelle: Minetama M, et al. 2018. A comparative study of 2-year follow-up outcomes in lumbar spinal stenosis patients treated with physical therapy alone and those with surgical intervention after less successful physical therapy. J. Orthop. Sci. 23, 3:470 – 76

Link zum Abstract: www.ncbi.nlm.nih.gov/pubmed/29395806

1

1.3 ERKRANKUNGEN OBERE EXTREMITÄT

1

SCHULTERBESCHWERDEN: GIBT ES EINEN ZUSAMMENHANG ZWISCHEN EMOTIONALER BELASTUNG, SCHMERZINTENSITÄT UND FUNKTIONSEINSCHRÄNKUNGEN?

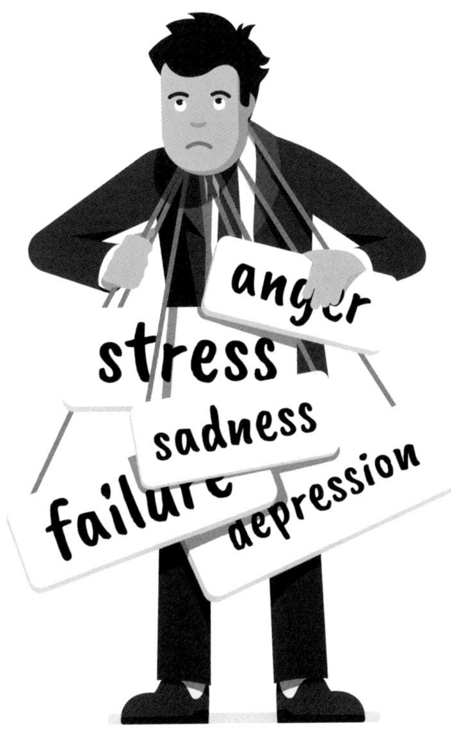

Foto: Iconic Bestiary / shutterstock.com

Schulterschmerzen sind ein häufiges Problem, mit einer Punktprävalenz zwischen 6,9 und 26 Prozent. Oftmals halten die Beschwerden lange an: 41 Prozent der Patienten berichten auch nach einem Jahr noch von persistierenden Symptomen. Es ist bekannt, dass Übungen für diese Patienten kurzfristig hilfreich sind, langfristig ist deren Effektivität jedoch fraglich. Daher ist die Untersuchung prognostischer Faktoren wichtig – dazu gehören unter anderem Schmerzintensität, Dauer der Beschwerden, Geschlecht, Alter und der allgemeine Gesundheitsstatus. Die Bedeutung psychosozialer prognostischer Faktoren scheint hingegen noch unzureichend erforscht.

Wissenschaftler aus Norwegen untersuchten daher in einer prospektiven Kohortenstudie, inwiefern die emotionale Belastung für die Schmerzintensität und das Ausmaß der Funktionseinschränkungen eine Rolle spielt. Sie analysierten die Daten von 145 Erwachsenen, die wegen Beschwerden in der oberen Extremität in physiotherapeutischer Behandlung gewesen waren. Die Forscher nutzten dabei bereits erhobene Daten; dazu gehörten soziodemografische Informationen sowie klinische Befunde. Primäre Zielgröße war die Schmerzintensität, gemessen mit einer Numerischen Ratingskala (NRS). Sekundäre Zielgröße waren die mittels Patient-Specific Functional Scale abgefragten Einschränkungen. Zudem griffen die Autoren auf die Dokumentation der emotionalen Belastung mit der Hopkins Symptom Checklist-25 zurück.

Die Behandlung wurde von Physiotherapiestudenten unter Supervision ihrer Lehrer durchgeführt und dauerte bis zu neun Wochen. Grundsätzlich beinhaltete die Therapie individualisierte, befundabhängige Übungen. Einige Patienten bekamen auch Informationen sowie Beratung und wurden mit manuellen Techniken wie Massage oder Dehnungen behandelt. Die Regressionsanalyse zeigte, dass eine größere emotionale Belastung vor Beginn der Behandlung im Zusammenhang mit mehr Schmerzen nach der Therapie stand. Die emotionale Belastung war dabei nicht assoziiert mit den von den Patienten berichteten Einschränkungen. Die emotionale Belastung kann entweder ein Grund oder eine Folge von Schulterschmerzen sein – dies kann die vorliegende Studie nicht differenzieren. Ob eine Therapie zur Stressreduktion sinnvoll wäre, muss daher in weiteren Studien untersucht werden.

Fazit

Die Autoren sprechen sich dafür aus, die Evaluation der emotionalen Belastung mit in die physiotherapeutische Untersuchung bei Schulterbeschwerden aufzunehmen.

Quelle: Smedbråten K, et al. 2018. Emotional distress was associated with persistent shoulder pain after physiotherapy: a prospective cohort study. BMC Musculoskelet. Disord. 19, 1:304 Volltext frei

Link zum Abstract: www.ncbi.nlm.nih.gov/pubmed/30134868

Surftipps

Patient-Specific Functional Scale – Infos zur deutschen Version:
bit.ly/Patient-SpecificFunctionalScale

Hopkins Symptom Checklist-25:
bit.ly/HopkinsSymptomChecklist-25

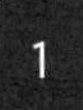

SCHULTER-IMPINGEMENT: HAT DER EINSATZ VON INTERFERENZSTROM ZUSÄTZLICH ZU ÜBUNGEN UND MANUELLER THERAPIE EINEN NUTZEN?

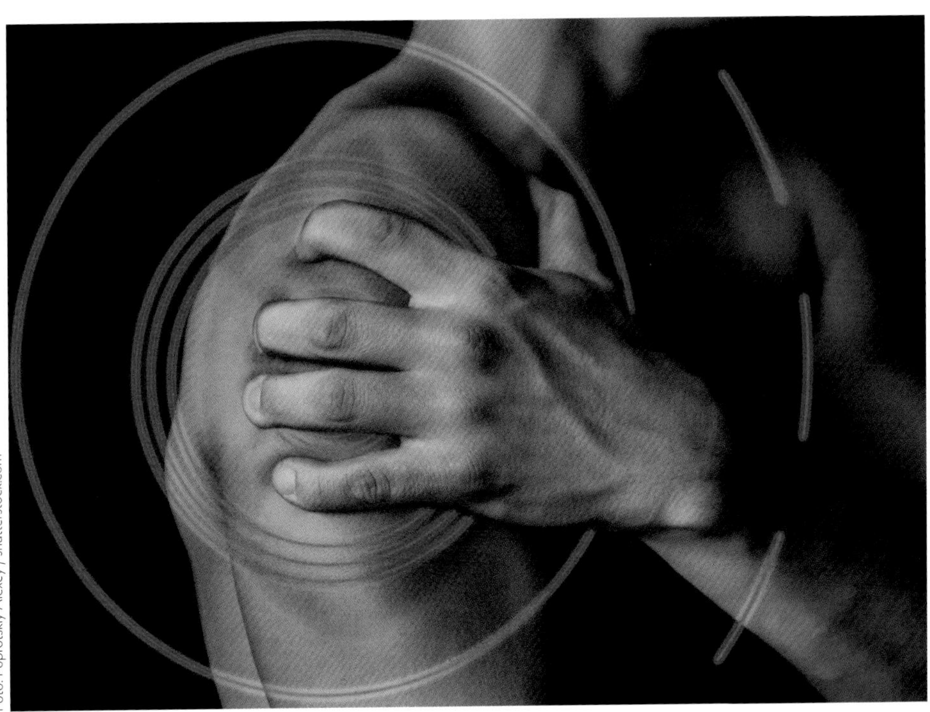

Foto: Poprotskiy Alexey / shutterstock.com

Eine Studie zu dieser Frage kommt aus Brasilien. 45 Patienten im Alter von 18 bis 60 Jahren nahmen an der Untersuchung teil. Die Probanden hatten seit mindestens drei Monaten andauernde, anterolateral lokalisierte, einseitige Schulterschmerzen. Die Diagnose musste ärztlich bestätigt worden sein, die Schmerzintensität in Ruhe oder während aktiver Schulterbewegungen sollte bei mindestens vier Punkten auf einer numerischen Schmerzskala liegen; außerdem war ein positives Ergebnis in mindestens zwei der folgenden Assessments erforderlich: Neer-Test, Hawkins-Test, Jobe-Test. Zu den Ausschlusskriterien zählten Taubheitsgefühl oder Kribbeln sowie Schulter-, Muskel- oder Sehnenverletzungen in der Vergangenheit, Bandlaxizität, vorangegangene Operationen an Schulter oder Halswirbelsäule, Kortisoninjektionen oder die Einnahme von schmerz- und entzündungshemmenden sowie muskelentspannenden Medikamenten in den letzten drei Monaten. Die Teilnehmer wurden per Zufall in drei Gruppen eingeteilt: 1) Übungen und Manuelle Therapie, 2) Übungen, Manuelle Therapie und Interferenzstrom und 3) Übungen, Manuelle Therapie und

Placebo-Ultraschall. Die Patienten nahmen an 16 Behandlungseinheiten teil, die zweimal pro Woche über einen Zeitraum von acht Wochen durchgeführt wurden.

Inhalte des Übungsprogramms mit Manueller Therapie

1. zervikale Traktion (dreimal eine Minute, 30 Sekunden Pause)
2. myofasziale Release-Techniken für den oberen Anteil des M. trapezius (dreimal eine Minute)
3. Sleeper-Stretch (drei Serien zu je 30 Sekunden, 30 Sekunden Pause)
4. Boxen
5. Aktivierung des unteren Anteils des M. trapezius in Bauchlage, Arm in 120 Grad Elevation, drei bis fünf Zentimeter über der Horizontalen so lang wie möglich halten
6. Aktivierung des mittleren Anteils des M. trapezius in Bauchlage, Arm in 90 Grad Abduktion
7. Übungen für die Rotatorenmanschette, Innen- und Außenrotation
8. Rotation mit einem Ball an der Wand, Innen- und Außenrotation

Die Übungen vier und sechs bis acht wurden mit drei Serien zu je zehn Wiederholungen durchgeführt. Für die Übungen sechs und sieben kam ein elastisches Trainingsband zum Einsatz.

Die primäre Zielgröße war die Gesamtpunktzahl im Shoulder Pain and Disability Index (SPADI), der vor der ersten Behandlung und nach der Therapiephase von 16 Wochen ausgefüllt wurde. Nach der Behandlungsphase fanden die Forscher zwar statistisch signifikante Unterschiede mit Vorteil für die Gruppe mit Übungen und Manueller Therapie, diese waren aber nicht klinisch relevant.

Fazit

Die Wissenschaftler schlussfolgern, dass der zusätzliche Einsatz von Interferenzstrom keinen Nutzen hat.

Quelle: Gomes CAFP, et al. 2018. Effect of adding interferential current in an exercise and manual therapy program for patients with unilateral shoulder impingement syndrome: a randomized clinical trial. J. Manipulative Physiol. Ther. Feb 16. [Epub ahead of print]

Link zum Abstract: www.ncbi.nlm.nih.gov/pubmed/29459121

1

SUBPEKTORALE BIZEPS-TENODESE: IST EINE UNEINGESCHRÄNKTE POSTOPERATIVE PHYSIOTHERAPIE SICHER UND SINNVOLL?

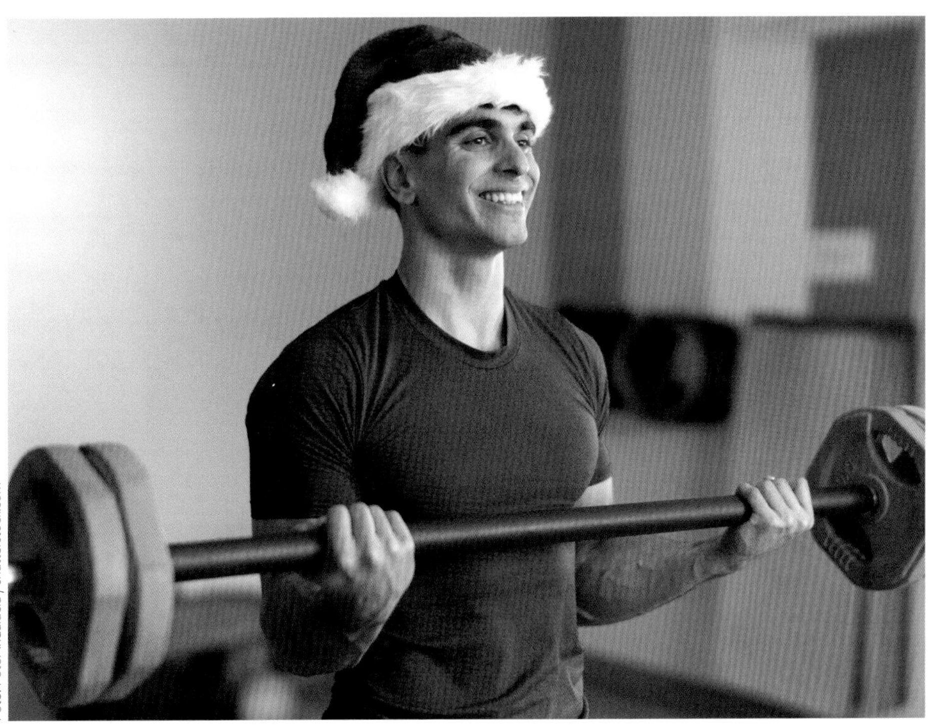

Foto: FotoAndalucia / shutterstock.com

In dieser amerikanischen Studie unterzogen sich zwischen Januar 2010 und April 2014 insgesamt 105 Patienten einer offenen Bizeps-Tenodese unter dem Pektoralismuskel. Ein solcher Eingriff wird aufgrund von pathologischen Veränderungen der Sehne und Schulterschmerzen vorgenommen. Bei der Operation wird die lange Bizepssehne durchtrennt und am Oberarm verankert. Alle Patienten wurden vom gleichen Chirurgen operiert. Die eingeschlossenen erwachsenen Personen hatten eine Tendinitis, Tenosynovitis, einen proximalen Bizepssehnenriss oder eine degenerative SLAP-Läsion. Bereits ab dem ersten postoperativen Tag war die Mobilisation mit vollem Bewegungsumfang im Ellenbogen- und Schultergelenk erlaubt. Auch aktive Übungen in Flexion oder Supination im Ellenbogen wurden zugelassen. In der ersten Woche nach der Operation trugen die Patienten eine Armschlinge. Unter physiotherapeutischer Betreuung führten sie beschwerdeadaptiert Beweglichkeits- und Kräftigungsübungen durch. In erster Linie untersuchten die Wissenschaftler, ob es Misserfolge gibt, wie etwa eine Revisionsoperation oder das Auftreten einer Popeye-Deformität, bei welcher sich der Muskelbauch vom Bizeps nach distal verlagert. Weiterhin wurden die Patientenbewertungen hinsichtlich Lebensqualität, körperlicher und mentaler Einschränkungen im Short Form-12 (SF-12), American Shoulder and Elbow Surgeons Assessment (ASES) und Disabilities of the Arm, Shoulder and Hand (DASH) ausgewertet.

Zur Abschlussuntersuchung nach zwei bis sechs Jahren lagen die Ergebnisse von 98 Patienten (85 Prozent) vor: Nur zwei wiesen Misserfolge in der fünften und neunten postoperativen Woche auf und erhielten eine Revisionsoperation. Weitere fünf Patienten unterzogen sich einer ergänzenden Schulteroperation, die jedoch nicht im Zusammenhang mit der subpektoralen Bizeps-Tenodese stand. Insgesamt berichteten die Patienten über eine gute Funktion und Lebensqualität (SF-12, ASES, DASH).

Fazit

Die Autoren schlussfolgern, dass die Misserfolgsrate gering ist, selbst wenn es keine postoperativen Limitationen gibt. In weiteren Studien sollte überprüft werden, ob solche Resultate auch erzielt werden können, wenn die Patienten von unterschiedlichen Chirurgen operiert werden. Ein direkter Vergleich mit einer Kontrollgruppe würde die erzielten Ergebnisse untermauern.

Quelle: Liechti DJ, et al. 2018. Immediate physical therapy without postoperative restrictions following open subpectoral biceps tenodesis: low failure rates and improved outcomes at a minimum 2-year follow-up. J. Shoulder Elbow Surg. 27, 10:1891 – 7

Link zum Abstract: www.ncbi.nlm.nih.gov/pubmed/29804912

Impingement der Schulter: Ist eine Kombination aus Übungen und Elektrotherapie effektiver als Übungen alleine?

Ziel der Studie war die Untersuchung der Effekte verschiedener Elektrotherapiemethoden auf Schmerz, Funktion und Lebensqualität. 83 Patienten (66 Frauen, 17 Männer) wurden für die Studie ausgewählt, 79 wurden dann per Zufall einer von vier Gruppen zugeteilt. Alle Teilnehmer erhielten Wärme und Übungen; die erste Gruppe bekam keine weitere Maßnahme, die anderen Gruppen erhielten zusätzlich entweder Interferenzstrom, TENS oder Ultraschall. Die Therapie fand dreimal pro Woche über einen Zeitraum von einem Monat statt. Zur Messung der Effekte nutzten die Forscher die Visuelle Analogskala, den SF-36 sowie den DASH-Fragebogen (Disabilities of the Arm, Shoulder and Hand). Die Untersuchungen fanden vor und nach der Therapie sowie drei Monate später statt. In keiner Studienphase zeigten sich signifikante Unterschiede zwischen den Gruppen.

Quelle: Gunay Ucurum S, et al. 2018. Comparison of different electrotherapy methods and exercise therapy in shoulder impingement syndrome: a prospective randomized controlled trial. Acta Orthop. Traumatol. Turc. Apr 24. [Epub ahead of print] Volltext frei

Link zum Abstract: www.ncbi.nlm.nih.gov/pubmed/29703659

Subakromialer Schmerz: Ist zusätzliches Dry Needling zum Übungsprogramm kosteneffektiv?

Dieser Frage ging ein spanisch-amerikanisches Forscherteam nach. Die Wissenschaftler randomisierten 50 Patienten mit einseitigem subakromialen Schmerzsyndrom in zwei Gruppen mit einem Übungsprogramm, wovon eine zusätzlich Dry Needling erhielt. Die Übungen zur Kräftigung der Rotatorenmanschette sollten zweimal täglich über fünf Wochen durchgeführt werden. Das Dry Needling fand in der zweiten und vierten Therapiesitzung statt. Diejenigen Patienten, die ausschließlich übten, hatten mehr Arztkonsultationen, weitere Behandlungen und mehr Krankheitstage; deshalb waren die Gesamtkosten bei dieser Gruppe insgesamt höher. Die Analyse zeigte zudem, dass die kombinierte Therapie aus Übungen und Dry Needling kosteneffektiver ist als das Übungsprogramm alleine. Aufgrund dieser Erkenntnisse empfehlen die Autoren die Integration von Dry Needling in ein multimodales Therapiekonzept mit Übungen.

Quelle: Arias-Buría JL, et al. 2018. Cost-effectiveness evaluation of the inclusion of dry needling into an exercise program for subacromial pain syndrome: evidence from a randomized clinical trial. Pain Med. Feb 22. [Epub ahead of print]

Link zum Abstract: www.ncbi.nlm.nih.gov/pubmed/29481640

Subakromiales Schmerzsyndrom: Ist die perkutane Elektrolyse-Therapie zusätzlich zu Manueller Therapie und Übungen sinnvoll?

Spanische Wissenschaftler inkludierten in ihre randomisierte kontrollierte Studie 50 Patienten mit subakromialen Schmerzen. Alle Probanden erhielten fünf Wochen lang einmal pro Woche Manuelle Therapie und Übungen, die Interventionsgruppe zusätzlich bei jedem Termin ultraschallgestützte perkutane Elektrolyse-Therapie (Applikation von Strom mithilfe einer Akupunkturnadel). Klinische Zielgrößen waren die Einschränkung, gemessen mit dem Disabilities of the Arm, Shoulder and Hand Questionnaire (DASH), Schmerzen, Funktion (Shoulder Pain and Disability Index – SPADI), Veränderung (Global Rating of Change – GROC) und die Druckschmerzschwelle. Die Untersuchungen fanden zu Beginn und am Ende der Studie sowie drei und sechs Monate danach statt. Während sich beide Gruppen in allen Nachuntersuchungen vergleichbar im DASH verbesserten, erzielte die Elektrolysegruppe bessere Resultate im SPADI und bei der Schmerzlinderung. Die Effektgrößen hinsichtlich Schmerzen und Funktion waren drei und sechs Monate nach Behandlungsende groß, zugunsten der Elektrolyse-Intervention. Die Autoren schlussfolgern, dass die Elektrolyse-Therapie keinen Effekt auf die empfundene Einschränkung hat, aber Funktion und Schmerz bei subakromialen Schmerzen positiv beeinflusst.

Quelle: De Miguel Valtierra L, et al. 2018. Ultrasound-guided application of percutaneous electrolysis as an adjunct to exercise and manual therapy for subacromial pain syndrome: a randomized clinical trial. J. Pain 19, 10:1201 – 10

Link zum Abstract: www.ncbi.nlm.nih.gov/pubmed/29777953

Subakromiales Schmerzsyndrom: mit oder ohne Schmerzprovokation trainieren?

Forscher aus Spanien überprüften in ihrer randomisierten kontrollierten Studie die Wirksamkeit zweier exzentrischer Übungsprogramme zur Behandlung des subakromialen Schmerzsyndroms: einmal mit und einmal ohne Schmerzprovokation. Dazu teilten sie 22 durchschnittlich 59 Jahre alte Patienten (54,5 Prozent Frauen) für die Interventionsdauer von vier Wochen zufällig in zwei Gruppen ein. Bei den mit Schmerz trainierenden Probanden sollte dieser unter 40 Millimetern auf der Visuellen Analogskala (VAS) bleiben. Klinische Zielgrößen waren der aktive Bewegungsumfang, gemessen mit Goniometer, die Schulterfunktion im modifizierten Constant-Murley Score (CMS) und die Schmerzintensität (VAS). Beide Gruppen verbesserten sich signifikant in allen Variablen, ohne wesentliche Unterschiede. Die Autoren ziehen das Fazit, dass ein schmerzhaftes Training in der Therapie des subakromialen Schmerzsyndroms einem schmerzfreien Training nicht überlegen ist.

Quelle: Vallés-Carrascosa E, et al. 2018. Pain, motion and function comparison of two exercise protocols for the rotator cuff and scapular stabilizers in patients with subacromial syndrome. J. Hand Ther. Jan 9. [Epub ahead of print]

Link zum Abstract: www.ncbi.nlm.nih.gov/pubmed/29329890

Unspezifischer Schulterschmerz: Bevorzugen Patienten Einzel- oder Gruppentherapie?

In früheren Untersuchungen konnte bereits gezeigt werden, dass Gruppentherapien ähnlich effektiv für Patienten mit muskuloskelettalen Beschwerden sind wie Einzeltherapien. Doch welche Therapievariante präferieren die Patienten? In diese qualitative Studie wurden 23 Personen mit unspezifischem Schulterschmerz eingeschlossen, die kürzlich an einem sechswöchigen Übungsprogramm im Gruppensetting teilgenommen hatten. Die Forscher transkribierten die semistrukturierten Interviews und gruppierten thematisch ähnliche Aussagen. Vier Bereiche kristallisierten sich heraus: 1) die Unterstützung, Motivation und das Gefühl, von anderen Teilnehmern lernen zu können, 2) das Bevorzugen einer Gruppentherapie (bei den Patienten, die sowohl Erfahrung mit Gruppen- als auch mit Einzeltherapie gemacht hatten), 3) der Physiotherapeut als Lehrer und Coach, 4) Überzeugungen bezüglich Schmerz und Übungen (Schmerzkontrolle erarbeiten). Alle Befragten äußerten sich positiv über die Gruppentherapie. Diese Ergebnisse befürworten eine Stärkung der Gruppentherapie.

Quelle: Barrett E, et al. 2018. Exploring patient experiences of participating in a group exercise class for the management of nonspecific shoulder pain: a qualitative study. Physiother. Theory Pract. Jan 3. [Epub ahead of print]

Link zum Abstract: www.ncbi.nlm.nih.gov/pubmed/29297720

Frozen Shoulder im schmerzhaften Stadium: Hilft Physiotherapie zusätzlich zur Kortikosteroid-Injektion?

Diese Studie stammt aus den Niederlanden. Die Forscher inkludierten 21 Patienten (Durchschnittsalter 52 Jahre) mit einer schmerzhaften idiopathischen Frozen Shoulder, Stadium eins und zwei. Sie randomisierten die Teilnehmer in eine Interventionsgruppe, die zusätzlich zur Kortikosteroid-Injektion auch Physiotherapie erhielt (n = 10), und eine Kontrollgruppe (n = 11), die ausschließlich Kortikosteroide bekam. Zu den klinischen Zielgrößen gehörten Funktionsfähigkeit (Shoulder Pain and Disability Index – SPADI), Schmerz, Bewegungsausmaß, Lebensqualität und Patientenzufriedenheit. Beide Gruppen hatten sich nach 26 Wochen signifikant im SPADI verbessert. Nach sechs Wochen erreichten die Probanden der Physiotherapiegruppe bessere Werte im SPADI als die Kontrollpersonen. Der Schmerz nahm bei allen Patienten über die Zeit ab, ohne signifikanten Unterschied zwischen den Gruppen. Die Interventionsgruppe hatte einen höheren Bewegungsumfang nach sechs Wochen (passive Flexion, Abduktion, Außenrotation) und nach zwölf Wochen (Abduktion und Außenrotation). In der gesundheitsbezogenen Lebensqualität unterschieden sich die Gruppen zu keinem Zeitpunkt im Follow-up.

Quelle: Kraal T, et al. 2018. Corticosteroid injection alone vs additional physiotherapy treatment in early stage frozen shoulders. World J. Orthop. 9, 9:165 – 72 Volltext frei

Link zum Abstract: www.ncbi.nlm.nih.gov/pubmed/30254973

Welche Therapiemaßnahme hilft bei Skapuladyskinesie?

Wissenschaftler aus Deutschland interessierten sich dafür, welche Therapieinterventionen Patienten mit gestörter Skapulabewegung hilft (Skapuladyskinesie). Sie schlossen 28 Patienten in ihre multizentrische, prospektive Studie ein: 15 Probanden erhielten sechs Wochen lang eine standardisierte spezifische Übungsintervention, um die Skapulabewegungen zu normalisieren; die übrigen 13 bekamen Massagen (Kontrollgruppe). Zur Messung der klinischen Zielgrößen kamen folgende Instrumente zum Einsatz: Visuelle Analogskala (VAS), QuickDASH Questionnaire (Disabilities of the Arm, Shoulder and Hand), SICK Scapula Rating Scale, Hand-Press-Up-Position-Test, Lateral-Scapular-Slide-Test und Innenrotation der Schulter. Beide Interventionen reduzierten signifikant die Schmerzintensität; die Werte im QuickDASH, der SICK Scapula Rating Scale und im Hand-Press-Up-Position-Test waren nur in der Übungsgruppe besser. Die Autoren schlussfolgern, dass sowohl Massage als auch Übungstherapie Schmerzen bei Skapuladyskinesie lindert, aber nur Übungen auch die Funktion verbessern.

Quelle: Nowotny J, et al. 2018. Evaluation of a new exercise program in the treatment of scapular dyskinesis. Int. J. Sports Med. 39, 10:782 – 90

Link zum Abstract: www.ncbi.nlm.nih.gov/pubmed/30149414

Isolierte Radiusköpfchen- oder Radiushalsfraktur: Ist Physiotherapie nötig?

Nicht oder minimal dislozierte Radiusköpfchen- oder Radiushalsfrakturen sind häufig, allerdings ist bisher unklar, ob Physiotherapie in diesen einfachen Fällen notwendig ist. Daher schlossen Forscher 51 Patienten in ihre Studie ein und teilten sie per Zufall in zwei Gruppen auf: Die eine Hälfte (n = 25) erhielt ambulante Physiotherapie, die andere Hälfte (n = 26) bekam Eigenübungen für zu Hause. Die Effekte wurden nach sechs Wochen, drei und sechs Monaten sowie nach einem Jahr gemessen. Die Einschränkungen wurden mit dem Fragebogen Disabilities of the Arm, Shoulder and Hand (DASH) erfasst. Außerdem dokumentierten die Forscher Schmerzsymptome, Heilungszeit und Beweglichkeit. Nach sechs Wochen wies die Heimübungsgruppe eine signifikant bessere Funktionsfähigkeit auf als die Physiotherapiegruppe. Zu den anderen Messzeitpunkten gab es keine signifikanten Unterschiede mehr. Die Autoren schlussfolgern, dass Physiotherapie für diese Patientengruppe nicht kosteneffektiv ist und die Anleitung zu Heimübungen ähnliche Effekte hat.

Quelle: Egol KA, et al. 2018. Minimally displaced, isolated radial head and neck fractures do not require formal physical therapy: results of a prospective randomized trial. J. Bone Joint Surg. Am. 100, 8:648 – 55

Link zum Abstract: www.ncbi.nlm.nih.gov/pubmed/29664851

Arthrose des Daumensattelgelenks: Wie effektiv ist Physiotherapie?

Australische Forscher führten zur Beantwortung dieser Frage eine systematische Recherche in wissenschaftlichen Datenbanken bis Mai 2017 durch und inkludierten fünf randomisierte kontrollierte Studien mit einem geringen Verzerrungsrisiko. Darin wurden erwachsene Probanden mit Arthrose des Daumensattelgelenks (Rhizarthrose) mit uni- oder multimodaler Physiotherapie behandelt oder bekamen die übliche Standardversorgung, eine Placebomaßnahme oder Scheinbehandlung (Sham). Relevante klinische Outcomes waren Schmerz, Funktion und Kraft. Eine Meta-Analyse zeigte: Vier Wochen nach der Intervention verringerte multi- und unimodale Physiotherapie die Schmerzintensität auf einer zehnstufigen Skala um 2,9 beziehungsweise 3,1 Punkte (mittlere Differenz). Auch die Handfunktion verbesserte sich in beiden Behandlungsgruppen. Laut den Autoren spricht Evidenz von hoher Qualität dafür, dass uni- oder multimodale Physiotherapie bei Patienten mit Rhizarthrose zu einer Verbesserung der Handfunktion und Schmerzintensität führt.

Quelle: Ahern M, et al. 2018. The effectiveness of physical therapies for patients with base of thumb osteoarthritis: systematic review and meta-analysis. Musculoskelet. Sci. Pract. 35:46 – 54

Link zum Abstract: www.ncbi.nlm.nih.gov/pubmed/29510316

Flexorensehnenläsionen der Hand: Welche Nachbehandlung ist effektiv?

An dieser deutschen Studie nahmen 62 Patienten nach Sehnenläsion der beiden Flexorensehnen in Zone 2 der Hand teil. In diesem Bereich verlaufen die Sehnen von M. flexor digitorum profundus und superficialis in der Sehnenscheide. Alle Probanden wurden mit einer Kleinert-Schiene versorgt, die Interventionsgruppe erhielt zusätzlich Übungen zur Verbesserung der Beweglichkeit mit einem Exoskelett, die Kontrollgruppe bekam Standard-Physiotherapie. Als klinische Zielgrößen wurden der Bewegungsumfang, die Funktion (Disabilities of the Arm, Shoulder and Hand Questionnaire – DASH) und die Greifkraft ermittelt. Unabhängig von der Gruppenzugehörigkeit war der Bewegungsumfang nach sechs Wochen überwiegend in den proximalen und distalen Interphalangealgelenken eingeschränkt. Nach 18 Wochen war die Beweglichkeit wieder nahezu normal. Die Greifkraft betrug in der Interventionsgruppe 78 Prozent (verglichen mit der Kraft der nicht betroffenen Hand), in der Kontrollgruppe waren es 75 Prozent. Im DASH erreichten beide Gruppen gute Ergebnisse nach zwölf und 18 Wochen.

Quelle: Gülke J, et al. 2018. Early functional passive mobilization of flexor tendon injuries of the hand (zone 2): exercise with an exoskeleton compared to physical therapy. Unfallchirurg. 121, 7:560 – 8

Link zum Abstract: www.ncbi.nlm.nih.gov/pubmed/28730331

Karpaltunnelsyndrom: Welche Intervention hilft kurzzeitig besser – alleinige Orthese oder Orthese mit Physiotherapie?

Zwei konservative Therapiestrategien wurden in einer randomisierten Studie aus Malaysia bei 41 Patienten mit Karpaltunnelsyndrom verglichen: das alleinige Tragen einer Orthese oder eine multimodale Therapie mit Orthese, Nervenmobilisation und Ultraschall. 15 Patienten hatten bilaterale Beschwerden, sodass insgesamt 56 Fälle vorlagen. Zu Beginn und nach zwei Monaten füllten die Patienten den Boston Carpal Tunnel Questionnaire (BCTQ) aus, der aus einer Symptom- und Funktionsskala besteht. Nach der Therapie hatten beide Gruppen deutlich weniger Beschwerden und bessere Funktionen. Keine der beiden Therapien war überlegen. Die Autoren schlussfolgern, dass die kurzfristige Symptomlinderung und Funktionsverbesserung allein mit einer Schiene erreicht werden kann.

Quelle: Sim SE, et al. 2018. Short-term clinical outcome of orthosis alone vs combination of orthosis, nerve, and tendon gliding exercises and ultrasound therapy for treatment of carpal tunnel syndrome. J. Hand Ther. Feb 7. [Epub ahead of print]

Link zum Abstract: www.ncbi.nlm.nih.gov/pubmed/29426574

1

1.4 ERKRANKUNGEN UNTERE EXTREMITÄT

KNIE- UND HÜFTARTHROSE: IST DIE INTEGRATION VON ONLINE-ANWENDUNGEN IN DIE THERAPIE KOSTENEFFEKTIVER ALS HERKÖMMLICHE PHYSIOTHERAPIE?

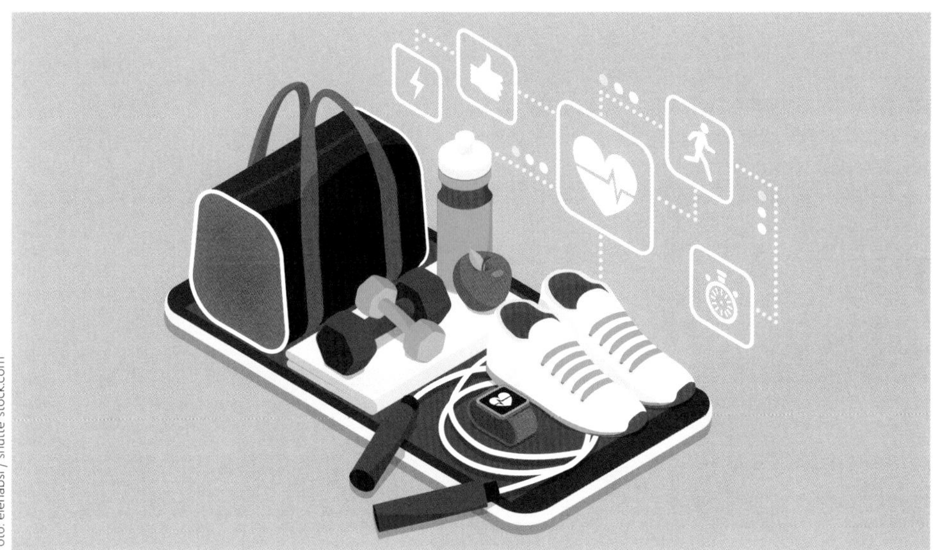

Die Kombination von Physiotherapie und Online-Anwendungen könnte Patienten mit chronischen Erkrankungen dabei unterstützen, eine aktive Rolle im Therapiemanagement zu übernehmen. Möglicherweise führt dies auch zu einer Reduktion der Kosten. Ziel einer neuen Studie aus den Niederlanden war die Evaluation der Kosteneffektivität einer solchen kombinierten Intervention, verglichen mit der herkömmlichen physiotherapeutischen Behandlung bei Patienten mit Hüft- und / oder Kniearthrose. Die Forscher schlossen insgesamt 208 Patienten in ihre randomisierte kontrollierte Studie ein. 109 Patienten bekamen eine Kombination aus Physiotherapie und Web-Anwendung (e-Exercise) über zwölf Wochen, die restlichen 99 Patienten kamen zur herkömmlichen Physiotherapie.

Die Patienten der e-Exercise-Gruppe nahmen an fünf persönlichen halbstündigen Terminen mit einem Physiotherapeuten teil, darin eingebunden waren Web-Anwendungen mit Modulen zu Graded Activity, Übungen und Edukation. Grundlage für die Web-Anwendung waren Prinzipien der kognitiven Verhaltenstherapie sowie die Empfehlungen der holländischen Leitlinie zur Therapie von Patienten mit Knie- und Hüftarthrose. Der Therapeut konnte dabei während der Einzelsitzungen online Anpassungen vornehmen sowie den Verlauf sichten. Wöchentliche E-Mails erinnerten die Patienten an ihre Aufgaben.

Die herkömmliche Physiotherapie orientierte sich ebenfalls an den Leitlinien und beinhaltete Informationen, körperliches Training sowie Übungen zur Verbesserung von Kraft und Stabilität. Die Anzahl der Termine war dabei nicht vorgegeben; sie war unter anderem abhängig von der jeweiligen Krankenversicherung der Patienten.

Zur Messung der Lebensqualität kam zu Studienbeginn sowie nach drei und zwölf Monaten der EuroQuol zum Einsatz, die Funktionsfähigkeit wurde mittels Hip Disability and Osteoarthritis Outcome Score (HOOS) beziehungsweise Knee Injury and Osteoarthritis Outcome Score (KOOS) gemessen. Die körperliche Aktivität überprüften die Forscher mit einem Akzelerometer, die Kosten wurden über Fragebogen abgefragt. Außerdem berechneten die Forscher die qualitätskorrigierten Lebensjahre (QALY): Bei diesem Parameter wird ein Lebensjahr in Relation zur Gesundheit bewertet – je höher der QALY, desto mehr Zeit verbleibt dem Patienten mit hoher Lebensqualität. In der e-Exercise-Gruppe waren die Kosten für die Intervention und die Medikation signifikant geringer als in der Gruppe mit herkömmlicher Physiotherapie. Die Gesamtkosten unterschieden sich allerdings nicht. Die Effekte waren ebenfalls vergleichbar.

Fazit

Die Autoren schlussfolgern, dass die Entscheidung für die eine oder andere Maßnahme auf Basis der Vorlieben des Patienten und seines Therapeuten getroffen werden kann.

Quelle: Kloek CJJ, et al. 2018. Cost-effectiveness of a blended physiotherapy intervention compared to usual physiotherapy in patients with hip and / or knee osteoarthritis: a cluster randomized controlled trial. BMC Public Health 18, 1:1082 Volltext frei

Link zum Abstract: www.ncbi.nlm.nih.gov/pubmed/30170586

Surftipps

KNGF-Leitlinien:
bit.ly/KNGF-Leitlinien

Video zu e-Exercise:
bit.ly/e-ExerciseVideo

Mehr Infos zu HOOS und KOOS:
www.koos.nu

1

WELCHES SIND DIE WICHTIGSTEN FRAGEN ZUR GON- ODER KOXARTHROSE?

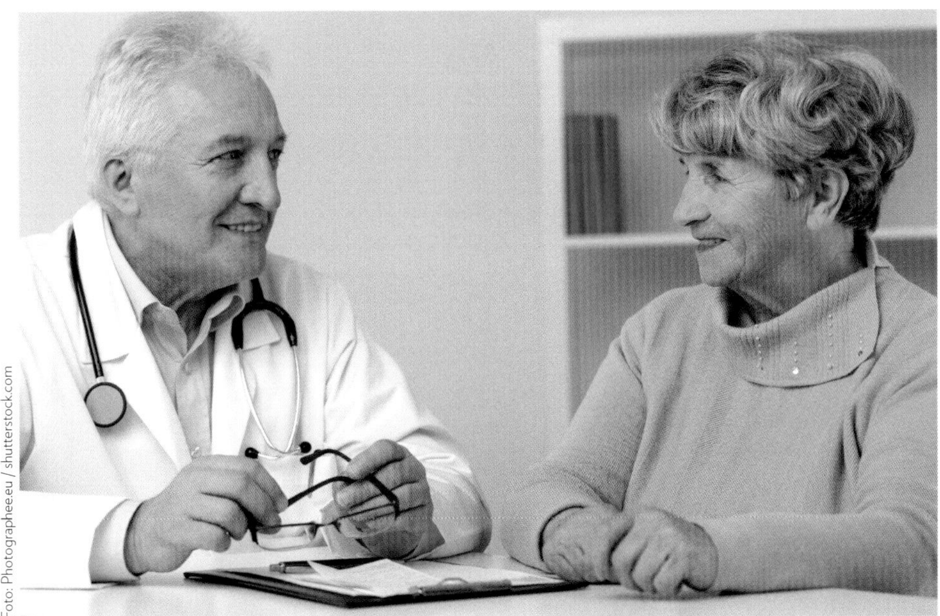

Foto: Photographee.eu / shutterstock.com

Dieser Frage gingen Wissenschaftler aus Nijmegen, Niederlande, mit ihrer qualitativen Studie nach, um diese Informationen in Leitlinienempfehlungen aufzunehmen. Dazu wurden zunächst die 192 am häufigsten gestellten Patientenfragen der Arthrose-Hotline der Dutch Arthritis Foundation und von medizinischem Personal erfasst; per E-Mail oder Newsletter wurden orthopädische Chirurgen, Rheumatologen, Pflegekräfte, Allgemeinärzte und Physiotherapeuten dazu befragt. Nach Beseitigung von Mehrfachnennungen wurden die verbleibenden 60 Fragen im nächsten Schritt von 94 Patienten mit Kox- oder Gonarthrose (durchschnittlich 67 Jahre, 61 Prozent Frauen) und medizinischem Personal (122 Personen, durchschnittlich 46 Jahre, 55 Prozent Frauen) priorisiert und die statistischen Unterschiede analysiert.

Die Frage „Was kann ich selbst zur Symptomlinderung beitragen und wie lässt sich das Fortschreiten der Arthrose aufhalten?" war beiden Gruppen am wichtigsten. Insgesamt zeigte sich, dass Patienten sich stärker als Behandler für folgende Fragen zu Therapieoptionen interessierten:

- Was beinhalten die neuesten Studienergebnisse zur Arthrose?
- Welche neuen Therapiemöglichkeiten gibt es?
- Ich bin noch jung und habe Arthrose: Wie sollte ich meinen Lebensstil verändern, was sollte ich unbedingt machen und was unterlassen?

Dagegen priorisierte das medizinische Personal Fragen zur Verbesserung der Selbstwirksamkeit von Patienten im Therapieprozess höher. Somit weicht der Informationsbedarf der Arthrose-Patienten erheblich von der Ansicht der Behandler ab.

Fazit

Den Autoren zufolge sollte daher die aktive Rolle der Patienten in der Therapie noch deutlicher als bisher thematisiert werden.

Quelle: Claassen AAOM, et al. 2018. The most important frequently asked questions of patients with hip or knee osteoarthritis: a best-worst scaling exercise. Arthritis Care Res. (Hoboken). Jul 28. [Epub ahead of print]

Link zum Abstract: www.ncbi.nlm.nih.gov/pubmed/30055092

1

DIAGNOSTIK GÄNGIGER KNIEERKRANKUNGEN: SIND PHYSIOTHERAPEUTEN UND ORTHOPÄDEN GLEICH KOMPETENT?

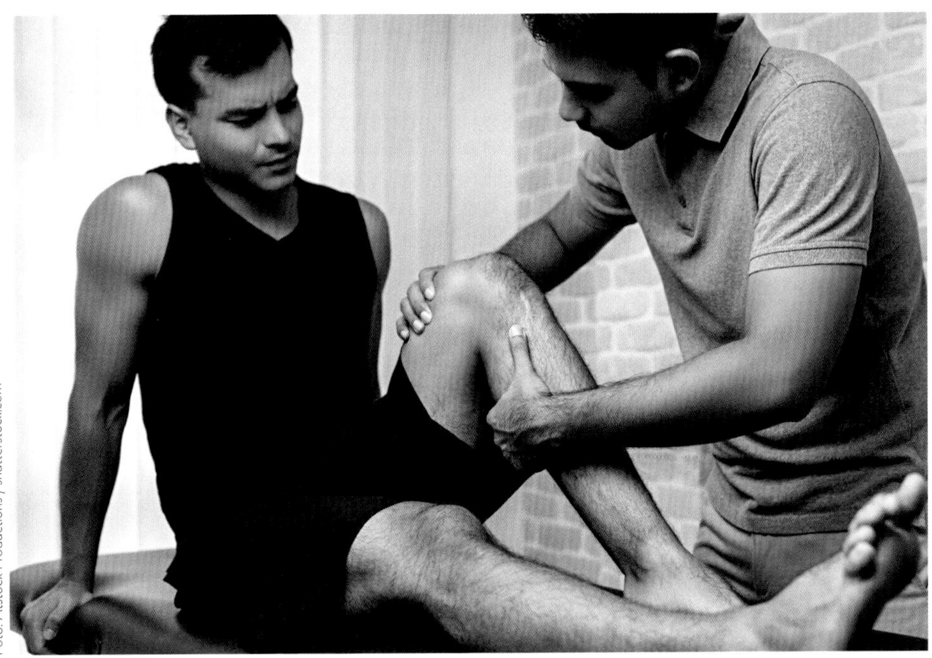

Foto: Atstock Productions / shutterstock.com

Bildgebende Verfahren sind teuer und treiben die Gesundheitskosten in die Höhe. Muss ein Patient lange auf einen Termin für ein MRT warten, verzögert dies den Beginn der konservativen Therapie und verkleinert gegebenenfalls den Behandlungserfolg. International betrachtet müssen Physiotherapeuten, die im „First Contact" arbeiten, mithilfe ihrer klinischen Fertigkeiten rasch in der Lage sein, das richtige therapeutische Prozedere für ihren Patienten zu identifizieren. Eine Forschergruppe aus Montreal prüfte in ihrer Untersuchung nun, ob die klinische Ersteinschätzung, die ein Physiotherapeut nach der körperlichen Untersuchung trifft, valide ist und mit einer vom Arzt gestellten Diagnose übereinstimmt. Die Daten von 179 Personen (49,9 ± 16,1 Jahre alt, 114 Frauen), die aufgrund von Kniebeschwerden vorstellig geworden waren, gingen in die Auswertung ein. Ausgeschlossen wurden Personen, die jünger als 18 Jahre waren, an einer systemischen entzündlichen Erkrankung litten, über mehr als zwei zusätzliche Symptombereiche an der unteren Extremität berichteten oder in den letzten sechs Monaten Operationen dort erhalten hatten, zum Beispiel Gelenkersatz. Die Studienteilnehmer wurden unabhängig von zwei Untersuchern eingeschätzt: einmal durch einen von insgesamt vier Ärzten (Sportmediziner oder orthopädische Chirurgen), die zur Sicherung ihrer Diagnose auch Bildgebung einsetzen konnten (Röntgen, MRT), und dann durch einen Physiotherapeuten, der ausschließlich eine muskuloskelettale Untersuchung durchführen konnte. Analysiert wurden Interrater-Reliabilität und Validität der physiotherapeutischen im Vergleich zur ärztlichen Diagnose.

Zu den häufigsten in dieser Untersuchung gestellten Diagnosen zählten Gonarthrose (n = 79), patellofemoraler Schmerz (n = 45), Meniskusläsionen (n = 36) und Verletzungen des vorderen Kreuzbandes (n = 8). Im Hinblick auf die Diagnose war die 89-prozentige Übereinstimmung zwischen Arzt und Physiotherapeut hoch (Kappa) und für die adäquate Identifizierung von OP-Kandidaten gut (Kappa: 0,73). Auch die Sensitivität der physiotherapeutischen Untersuchung war mit einer Spannweite zwischen 82 und 100 Prozent hoch, ebenso die Spezifität (96 bis 100 Prozent), bei beachtenswerter Likelihood-Ratio (LR+/– 23,2 bis 30,5/0,03 bis 0,09), demzufolge die Testqualität sehr hilfreich war, da ein klinisch wichtiger Unterschied festgestellt wurde.

Fazit

Die muskuloskelettale Untersuchung scheint ausreichend für die Mehrzahl der gängigen Knieerkrankungen zu sein. Diese Ergebnisse sollten in größeren Untersuchungen weiter überprüft werden.

Quelle: Décary S, et al. 2017. Diagnostic validity and triage concordance of a physiotherapist compared to physicians' diagnoses for common knee disorders. BMC Musculoskelet. Disord. 18, 1:445 Volltext frei

Link zum Abstract: www.ncbi.nlm.nih.gov/pubmed/29137611

1

GIBT ES FAKTOREN, WELCHE DIE EFFEKTIVITÄT EINES INTERNETBASIERTEN PROGRAMMS BEI PATIENTEN MIT KNIEARTHROSE BEEINFLUSSEN?

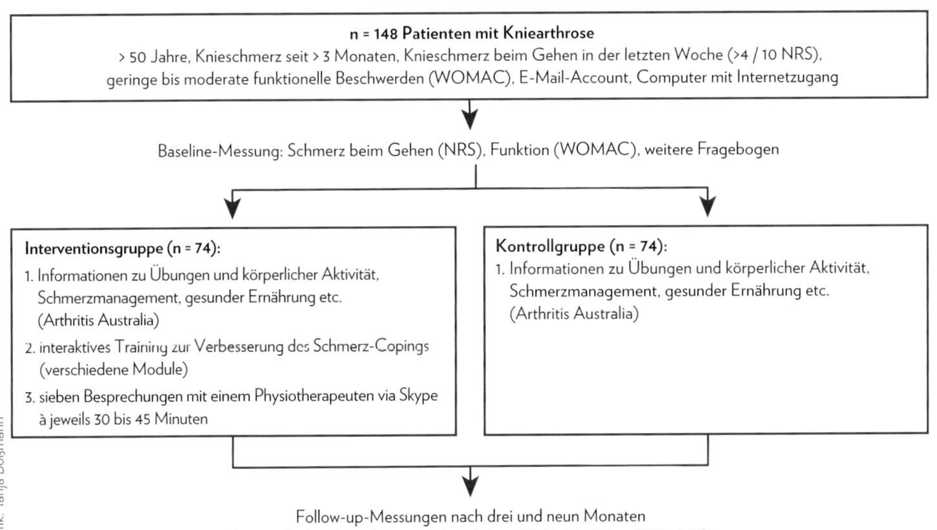

Grafik: Tanja Boßmann

Eine weitere Studie zur Frage nach der Effektivität von internetbasierten Programmen und der Relevanz von Subgruppen kommt ebenfalls aus dem Team um Prof. Kim Bennell aus Australien. In dieser Studie geht es um Patienten mit Kniearthrose. Hier stellten die Forscher die Frage, ob es demografische und klinische Faktoren gibt, welche die Wirkungen des Programms beeinflussen könnten. Sie untersuchten dies an 148 Patienten, die ein internetbasiertes Programm erhielten, entweder mit oder ohne zusätzliche Maßnahmen zur Verbesserung des Schmerz-Copings.

Fazit

Bei berufstätigen Teilnehmern und Patienten mit hoher Selbstwirksamkeit zu Beginn der Intervention verbesserte sich mit einer höheren Wahrscheinlichkeit die Schmerzsymptomatik nach drei Monaten. Andere Faktoren, wie Geschlecht, Ausbildungsniveau, Erwartungshaltung in Bezug auf das Therapieergebnis, Alter, Body-Mass-Index oder Schmerzkatastrophisierung, spielten in dieser Studie keine Rolle für den Erfolg.

Quelle: Lawford BJ, et al. 2018. Moderators of effects of internet-delivered exercise and pain coping skills training for people with knee osteoarthritis: exploratory analysis of the IMPACT randomized controlled trial. J. Med. Internet. Res. 20, 5:e10021 Volltext frei

Link zum Abstract: www.ncbi.nlm.nih.gov/pubmed/29743149

1

GONARTHROSE: SOLLTE EIN HEIMÜBUNGS-PROGRAMM ANFÄNGLICH ANGELEITET WERDEN ODER REICHT EIN HANDOUT?

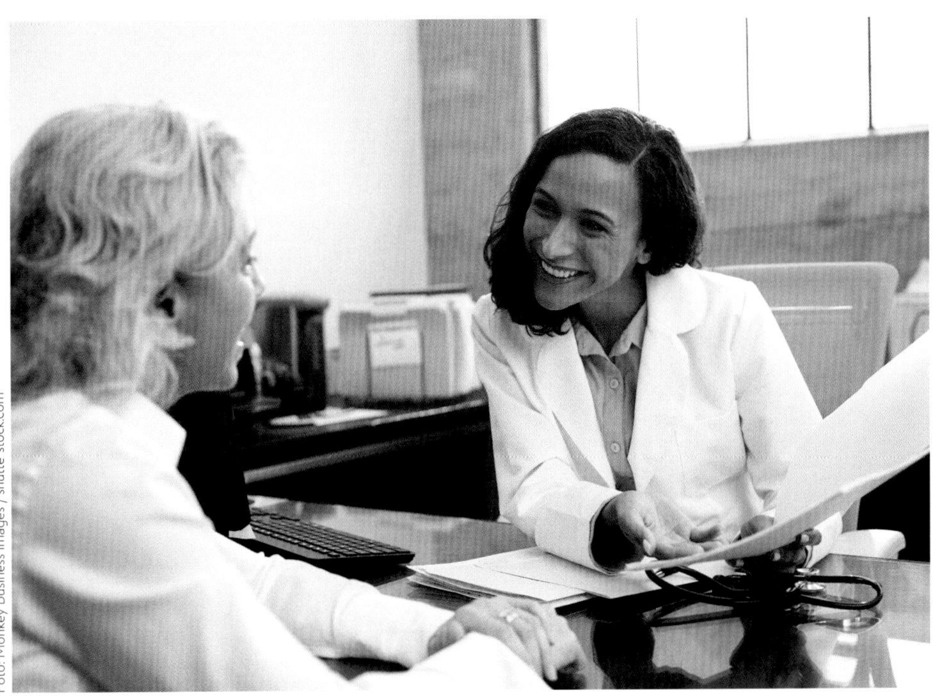

Foto: Monkey Business Images / shutte-stock.com

Den Ergebnissen der türkischen Studie zufolge ist eine anfängliche Anleitung durch einen Physiotherapeuten effektiver. Das sechswöchige Übungsprogramm wurde von einem Physiotherapeuten erstellt; es beinhaltete tägliche Beweglichkeits-, Dehn-, Kräftigungs- und funktionelle Übungen mit dem Ziel der Verbesserung der Lebensqualität. Alle Patienten sollten täglich für 30 bis 45 Minuten selbstständig Übungen durchführen, um Schmerzen zu reduzieren und Funktionen zu verbessern.

Die Forscher wollten nun wissen, was effektiver ist: die alleinige Empfehlung des Trainingsprogrammes inklusive Handout oder die Anleitung der Übungen durch einen Therapeuten. Sie randomisierten 80 Patienten mit Gonarthrose Grad zwei bis drei (Kellgren-Lawrence-Score) in zwei gleich große Gruppen. Die Patienten hatten weder intraartikuläre Steroidinjektionen noch chirurgische Eingriffe in den letzten sechs Monaten erhalten.

Untersucht wurden vor und nach der Intervention die Kniebeweglichkeit (Goniometer), Muskelkraft von M. quadriceps und Hamstrings (Myometer), Schmerz (VAS), Funktion (WOMAC) und Lebensqualität (SF-36) der Patienten. Beide Gruppen konnten sich durch die Übungen in allen Parametern statistisch verbessern (Goniometer, VAS, Myometer, WOMAC, SF-36) – diejenigen, die zu Übungen angeleitet worden waren, signifikant mehr in der Kniebeweglichkeit, Schmerzlinderung und Funktion.

Fazit

Somit scheinen die angeleiteten Übungen effektiver zu sein als die alleinige Übergabe einer Übungsbroschüre.

Quelle: Yilmaz M, et al. 2018. Comparison of effectiveness of the home exercise program and the home exercise program taught by physiotherapist in knee osteoarthritis. J. Back Musculoskelet. Rehabil. Sep 14. [Epub ahead of print]

Link zum Abstract: www.ncbi.nlm.nih.gov/pubmed/30248040

GONARTHROSE: HÄNGT DER THERAPIE-ERFOLG VON DER ÜBUNGSHÄUFIGKEIT AB?

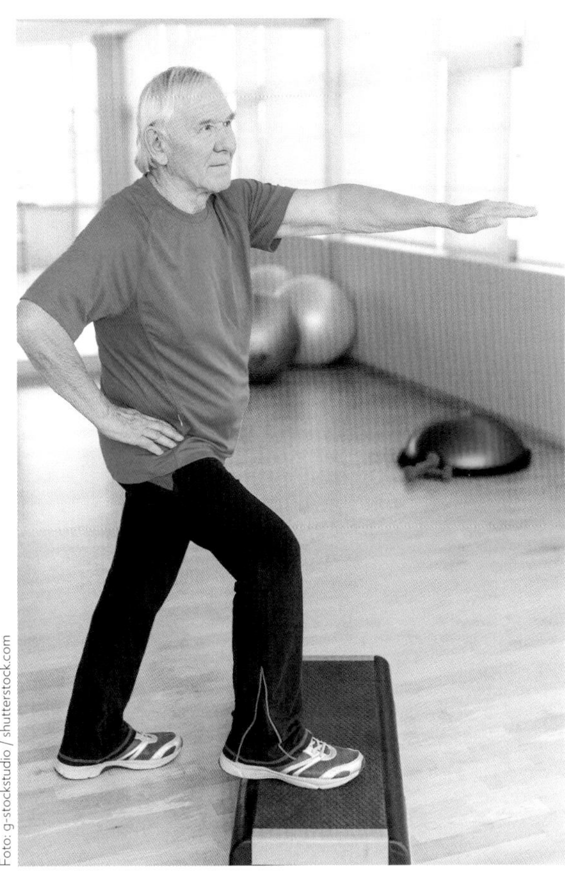

Foto: g-stockstudio / shutterstock.com

Ja, so das Fazit einer US-amerikanischen Studie. Die Wissenschaftler interessierte, ob die Anzahl der Physiotherapieeinheiten oder die Häufigkeit der Nutzung eines internetbasierten Übungsprogramms Einfluss auf die Therapieergebnisse hat. Sie analysierten die Daten einer bereits abgeschlossenen multizentrischen, randomisierten, kontrollierten Studie: 135 Patienten mit symptomatischer Gonarthrose erhielten Physiotherapie (PT), 124 führten ein internetbasiertes Übungsprogramm durch. In beiden Interventionen wurden die Patienten während vier Monaten zu Aktivität motiviert und angeleitet (progressive Dehn- und Kräftigungsübungen, unterstützt durch Eigenübungen). Die Patienten waren durchschnittlich 64,9 Jahre alt und zu rund 71 Prozent weiblich, etwa 41 Prozent waren zu Studienbeginn noch berufstätig. Die PT fand maximal achtmal für jeweils eine Stunde statt. Das internetbasierte Programm beinhaltete ein individualisiertes Übungsprogramm mit Informationen und Demonstrationsvideos. Außerdem wurden Erinnerungs-E-Mails versendet, falls sich ein Teilnehmer über einen längeren Zeitraum nicht eingeloggt hatte. Therapieerfolge wurden durch signifikante Verbesserungen im Western Ontario and McMaster Universities Osteoarthritis Index (WOMAC) und Zwei-Minuten-Step-Test bestimmt.

Die Ergebnisse verdeutlichten den Zusammenhang zwischen einer größeren Anzahl von PT-Terminen (sechs bis acht Termine) und signifikant besserer Funktion sowie weniger Schmerz (WOMAC) nach vier und zwölf Monaten. Die Therapieerfolge hielten selbst acht Monate nach Ende der Intervention bei einigen Patienten an. Weniger PT-Termine (null bis ein Termin) bewirkten keine beziehungsweise geringere Erfolge (zwei bis fünf Termine) zu beiden Messzeitpunkten. Für die Subskala Schmerz im

WOMAC war die Korrelation mit den PT-Terminen vier Monate nach Studienbeginn am stärksten, nach zwölf Monaten geringer. Für den Zwei-Minuten-Step-Test konnte kein signifikanter Zusammenhang festgestellt werden; es bestand lediglich ein positiver Trend zwischen den Testergebnissen und Physiotherapieeinheiten. Die Nutzungshäufigkeit des internetbasierten Programmes wies keinen signifikanten Zusammenhang zu den Therapieergebnissen auf. Es war jedoch der Trend zu erkennen, dass eine häufige Nutzung mit besseren Therapieergebnissen korrelierte. In den ersten vier Monaten hatten sich die Teilnehmer im Schnitt an rund 21 Tagen eingeloggt, im einjährigen Untersuchungsverlauf waren es durchschnittlich 41 Tage.

Fazit

Die Autoren schlussfolgern, dass die gewonnenen Erkenntnisse in der klinischen Praxis und der Gesundheitsversorgung berücksichtigt werden sollten, da die zunehmende Anzahl an PT-Terminen mit einer mittel- und langfristigen Beschwerdelinderung in Zusammenhang stand.

Quelle: Pignato M, et al. 2018. Level of participation in physical therapy or an internet-based exercise training program: associations with outcomes for patients with knee osteoarthritis. BMC Musculoskelet. Disord. 19, 1:238 Volltext frei

Link zum Abstract: www.ncbi.nlm.nih.gov/pubmed/30025540

1

GONARTHROSE: WELCHE REHABILITATIONSMASSNAHME IST KOSTENEFFEKTIV?

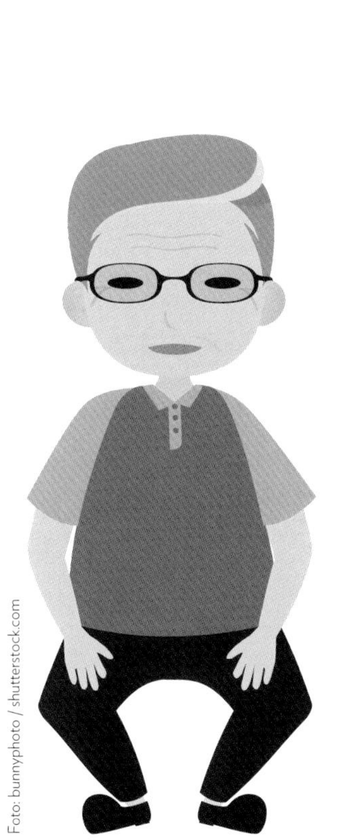

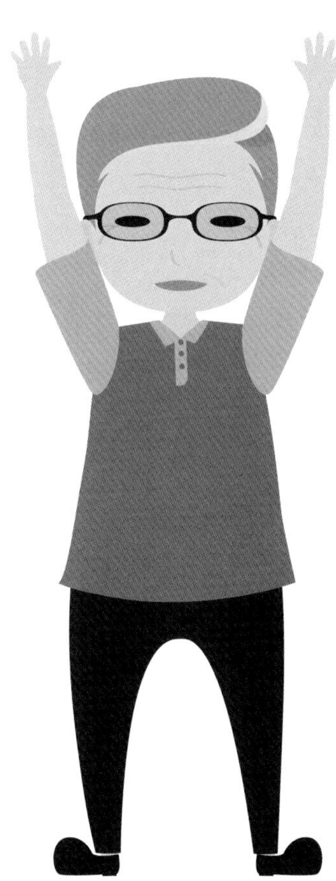

Foto: bunnyphoto / shutterstock.com

Obwohl es verschiedene Therapiemaßnahmen in der Rehabilitation bei Gonarthrose gibt, existieren anscheinend wenige Untersuchungen zur Kosteneffektivität. Deswegen analysierten amerikanische Wissenschaftler den Nutzen und die Kosten von vier verschiedenen Interventionen im Rahmen einer multizentrischen randomisierten kontrollierten Studie. Sie verteilten 300 Patienten (mindestens 40 Jahre alt, Diagnosestellung Gonarthrose aufgrund der Kriterien des American College of Rheumatology) zufällig auf vier Gruppen:

- Übungen (KG)
- Übungen plus Auffrischungssitzung (KG + A)
- Übungen und Manuelle Therapie (KG + MT)
- Übungen und Manuelle Therapie plus Auffrischungssitzung (KG + MT + A)

Alle Gruppen hatten das Therapieziel, die Beweglichkeit und Kraft im Knie- und Hüftbereich zu verbessern. In der zusätzlichen Manuellen Therapie erfolgten begleitende Kniemobilisationen. Untersucht wurden die Patienten zu Beginn, nach neun Wochen, zwölf und 24 Monaten mit dem Western Ontario and McMaster Universities Osteoarthritis Index (WOMAC). Diese Ergebnisse wurden ins Verhältnis zu den Therapiekosten und weiteren Interventionen (Arthroskopien, Operationen) gesetzt.

Hinsichtlich der Ergebnisse im WOMAC unterschieden sich die Therapiestrategien nicht signifikant. Die zweijährige Kosten-Nutzen-Analyse ergab, dass beide Ansätze mit einer Auffrischungssitzung (KG + A und KG + MT + A) überlegen waren: Sie verursachten weniger Gesundheitskosten und waren effektiver.

Fazit

Die umfangreichste Maßnahme (KG + MT + A) stellte sich zugleich als die kosteneffektivste heraus, wenn dies im Kontext der gesamten Gesundheitskosten betrachtet wird. Eine ähnliche Untersuchung wäre auch im deutschen Gesundheitswesen interessant.

WOMAC

Der Western Ontario and McMaster Universities Osteoarthritis Index (WOMAC) ist ein valider und zuverlässiger Fragebogen zur Erfassung von arthrosespezifischen Krankheitsauswirkungen von Hüft- und Kniegelenk aus der Sicht des Patienten.

Mit 24 Fragen werden die typische Schmerz- und Steifigkeitssymptomatik sowie Funktionseinschränkungen erfasst.

Quelle: Bove AM, et al. 2017. Exercise, manual therapy, and booster sessions in knee osteoarthritis: cost-effectiveness analysis from a multicenter randomized controlled trial. Phys. Ther. Oct 23. [Epub ahead of print]

Link zum Abstract: www.ncbi.nlm.nih.gov/pubmed/29088393

1

KNIEARTHROSE: STEHT SCHMERZSENSIBILISIERUNG IM ZUSAMMENHANG MIT EINER SCHLECHTEREN PROGNOSE FÜR DEN BEHANDLUNGSERFOLG?

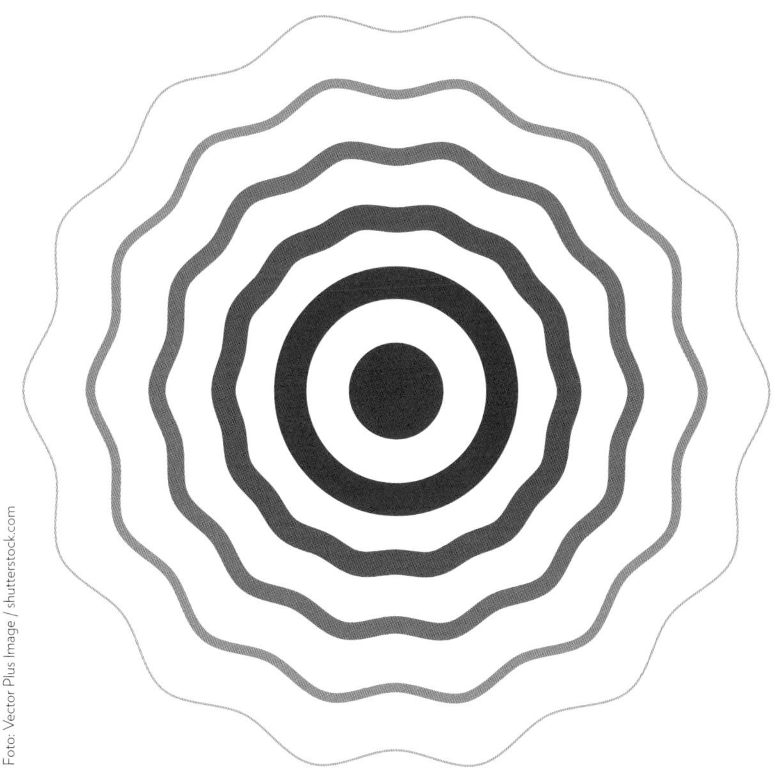

Foto: Vector Plus Image / shutterstock.com

Es ist bereits bekannt, dass Schmerzsensibilisierung zu einer Verschlechterung von Symptomen beitragen kann. Der prognostische Wert in Bezug auf den Behandlungserfolg konservativer Therapien wie Physiotherapie wurde bisher nicht untersucht. Daher schlossen Forscher aus Irland insgesamt 156 Patienten mit moderat bis schwer ausgeprägter, radiologisch bestätigter Kniearthrose (Schmerzintensität > 4/10 auf der Numerischen Ratingskala) in ihre Studie ein. Die Untersuchungen fanden in drei verschiedenen Abteilungen für Physiotherapie in Dublin statt. Ausgeschlossen wurden Patienten mit Injektionen in das Kniegelenk oder einer physiotherapeutischen Behandlung in den letzten drei Monaten, systemischen Entzündungen, kognitiven Einschränkungen, gering ausgeprägten Beschwerden, rückenbedingten ausstrahlenden Schmerzen, Hinweisen auf neuropathische Schmerzen sowie bei Einnahme von zentral wirksamen Medikamenten (zum Beispiel Antidepressiva).

Zu Beginn füllten die Patienten Fragebogen zu demografischen Variablen sowie Schmerzanamnese aus; hinzu kamen Assessments wie der Central Sensitization Inventory und die Centre for Epidemiologic Studies Depression Scale. Co-Morbiditäten wurden mit dem Self-administered Comorbidity Questionnaire (SACQ) abgefragt. Außerdem wurden die Patienten im Rahmen der quantitativ sensorischen Testung (QST) von einem erfahrenen und speziell geschulten Therapeuten auf Schmerzsensibilisierung hin untersucht. Dazu gehörten der Test von Vibrationsempfinden und leichter Berührung, die Untersuchung von thermaler Hyperalgesie, mechanischer temporaler Summation (Anstieg der Schmerzintensität bei repetitiver nozizeptiver Reizung) und Druckschmerzschwelle sowie die Prüfung der körpereigenen Schmerzhemmung (conditioned pain modulation). Unabhängig vom Ergebnis der QST-Untersuchung erhielten die Patienten eine leitliniengerechte Physiotherapie mit vier bis sechs individuellen Einheiten oder eine Kombination aus Gruppen- und Einzelsitzungen. Die Patienten führten Übungsprogramme mit Kräftigungs- und Ausdauerelementen (Walking, Radfahren) und Beweglichkeitstraining durch. Zudem vermittelten die Therapeuten Selbstmanagement-Strategien und rieten zur Gewichtsreduktion, wenn nötig. 134 dieser Patienten wurden dann nach der leitliniengerechten physiotherapeutischen Intervention anhand definierter Kriterien als Responder (Behandlungserfolg) oder Nichtresponder (kein Behandlungserfolg) klassifiziert. Die wichtige Frage war: Können einzelne oder mehrere Tests aus der QST-Batterie den Behandlungserfolg oder dessen Ausbleiben vorhersagen?

Fazit

Die Auswertungen zeigen, dass eine erhöhte temporale Summation sowie eine geringere Druckschmerzschwelle robuste Prädiktoren für das Ausbleiben des Behandlungserfolgs waren. Ebenfalls ungünstig war das Vorliegen vieler Co-Morbiditäten.

Quelle: O'Leary H, et al. 2018. Pain sensitization associated with non-response following physiotherapy in people with knee osteoarthritis. Pain. May 22. [Epub ahead of print]

Link zum Abstract: www.ncbi.nlm.nih.gov/pubmed/29794610

1

SIND E-HEALTH-BASIERTE ÜBUNGEN EFFEKTIV BEI PATIENTEN MIT GONARTHROSE?

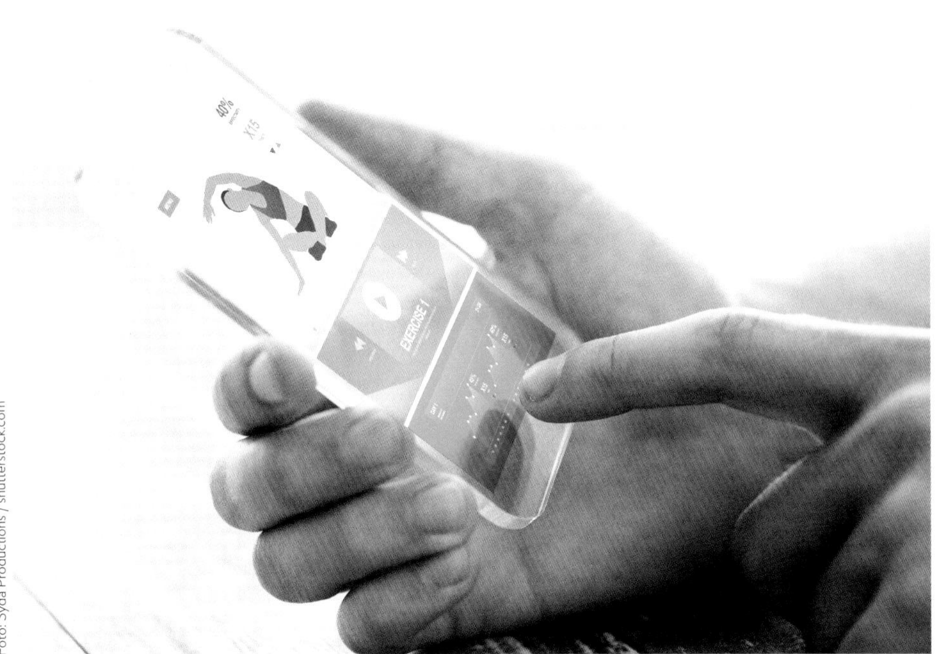

Foto: Syda Productions / shutterstock.com

Dieser Fragestellung gingen die deutschen Forscher Axel Schäfer, Christoff Zalpour, Harry von Piekartz und Volker Paelke in Zusammenarbeit mit dem Australier Toby Hall nach. In ihrem Review mit Meta-Analyse verglichen sie auf E-Health-Anwendungen basierende Übungen mit anderen Interventionen oder Kontrollgruppen ohne Therapie. Die Wissenschaftler untersuchten dabei die Wirksamkeit der Maßnahme hinsichtlich der Zielgrößen Schmerz, Funktion und Lebensqualität. Sie recherchierten bis 27. Juli 2017 in den Datenbanken MEDLINE, CENTRAL, CINAHL, PEDro und auf Websites von Zeitschriften. Der Review wurde entsprechend den PRISMA-Empfehlungen erstellt, die Ergebnisse anhand der GRADE-Kriterien eingestuft. Eingeschlossen wurden randomisierte kontrollierte Studien (RCTs) und klinische kontrollierte Studien (CCTs) in englischer oder deutscher Sprache, die E-Health-basierte Übungen in der Therapie von Patienten mit Arthrose im Kniegelenk verwendet hatten. Die Arthrose wurde bei den Patienten aufgrund von Anamnese, klinischer Untersuchung und Röntgendiagnostik diagnostiziert. 635 potenzielle Studien wurden durch die Datenbankrecherche identifiziert, 13 weitere Arbeiten durch andere Quellen. Sieben Studien (RCTs) konnten in die Analyse eingeschlossen werden. Die insgesamt 742 Patienten (64 Prozent Frauen) waren per Zufall in eine Interventionsgruppe (n = 376) und eine Kontrollgruppe (n = 366) aufgeteilt. Sie hatten uni- oder bilaterale Gonarthrose, teilweise auch Koxarthrose und chronische Kniebeschwerden. Die Interventionen (Kräftigung, Walking, körperliche Aktivierung) wurden internetbasiert über spezielle Programme oder mobile Apps sowie telefonische Unterstützung gesteuert. Zudem enthielten die Teilnehmer Schulungen (Edukation) bezüglich Übungen, gesunder Ernährung, Schmerzmanagement und Selbsthilfe. Die Nachuntersuchungen erfolgten frühestens nach einem und spätestens nach 18 Monaten. Innerhalb von sechs Monaten konnte bei allen Patienten eine kurzfristige Schmerzlinderung mittels E-Health-basierten Anwendungen erzielt werden (geringe Qualität der Evidenz). Funktionen verbesserten sich in dem Zeitraum ein wenig (geringe Qualität der Evidenz), die Unterschiede zwischen den Gruppen waren jedoch nicht signifikant. Die Lebensqualität stieg signifikant in geringem Maße (moderate Qualität der Evidenz). 416 Teilnehmer wurden auch nach neun bis zwölf Monaten untersucht; bei ihnen konnten Schmerzen durch die Interventionen langfristig reduziert werden, wenngleich der Effekt geringfügig war (moderate Qualität der Evidenz). Zudem zeigten sich signifikante Verbesserungen von Funktion und Lebensqualität in geringem Maße (hohe Qualität der Evidenz).

Fazit

Die Autoren schlussfolgern, dass E-Health-basierte Übungen bei Gonarthrose-Patienten im Rahmen von Heimübungsprogrammen unterstützend zum Einsatz kommen sollten.

E-Health

E-Health ist ein Oberbegriff für die Anwendung von modernen Informations- und Kommunikationstechnologien zur Betreuung und Behandlung von Patienten. Die Informationen werden elektronisch verarbeitet und über sichere Datenverbindungen ausgetauscht.

Quelle: Bundesministerium für Gesundheit. 2018. E-Health. www.bundesgesundheitsministerium.de/service/begriffe-von-a-z/e/e-health/?L=0

Quelle: Schäfer AGM, et al. 2018. The efficacy of electronic health-supported home exercise interventions for patients with osteoarthritis of the knee: systematic review. J. Med. Internet Res. 20, 4:e152 Volltext frei

Link zum Abstract: www.ncbi.nlm.nih.gov/pubmed/29699963

1

VON WELCHEN FAKTOREN HÄNGEN UNTERSCHIEDLICHE VERLÄUFE NACH EINER ÜBUNGSTHERAPIE BEI GONARTHROSE AB?

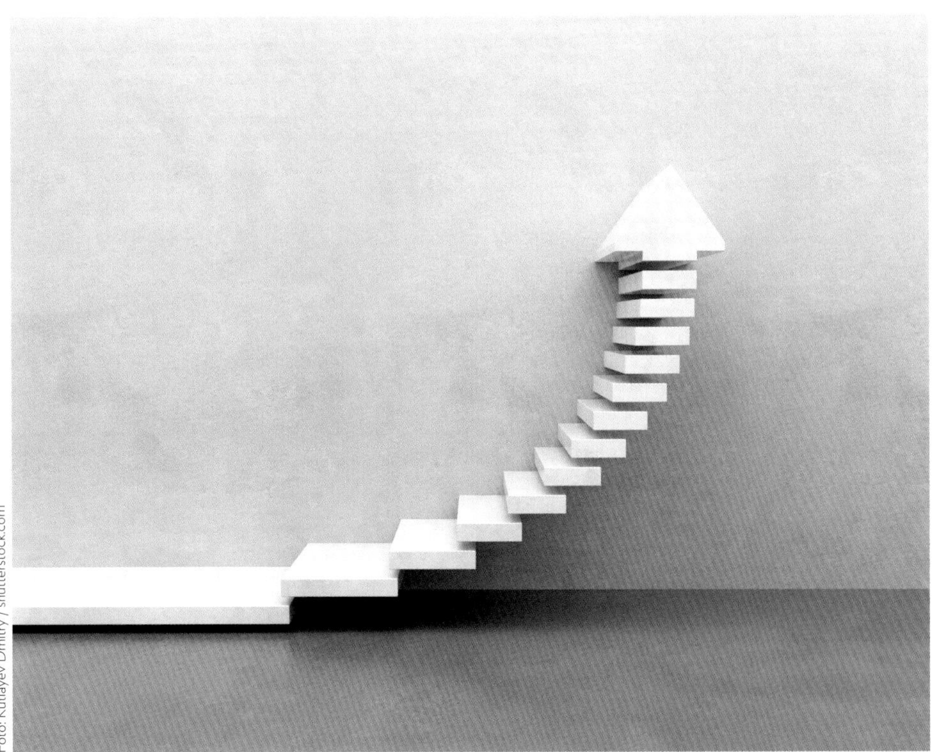

Foto: Kutlayev Dmitry / shutterstock.com

Übungen werden für Patienten mit Gonarthrose generell empfohlen. Allerdings reagieren nicht alle Patienten gleich auf die Behandlung, die Gründe hierfür sind bisher nur unzureichend verstanden. Ziel einer Studie aus den USA war es, die unterschiedlichen Therapieverläufe in Bezug auf Schmerzen und Funktionsfähigkeit zu identifizieren. Darüber hinaus wollten die Forscher wissen, ob es eventuell einen Zusammenhang gibt zwischen den Verläufen und bestimmten Faktoren zu Beginn der Therapie. Es handelt sich dabei um eine Sekundäranalyse einer randomisierten kontrollierten Studie zur Untersuchung der Effektivität von Tai-Chi im Vergleich zu Physiotherapie. 171 Patienten mit symptomatischer Kniearthrose nahmen an der Studie teil. 71 Prozent waren Frauen, das Durchschnittsalter lag bei 61 Jahren. Insgesamt führten die Patienten die Übungen über einen Zeitraum von zwölf Wochen durch. Die Forscher fragten den Status der Patienten wöchentlich mit dem Western Ontario and McMaster Osteoarthritis Index (WOMAC) ab.

Es wurden vier Schmerzverläufe identifiziert:

- geringe Schmerzen und schnelle Verbesserung (43 Prozent)
- moderate Schmerzen und schnelle Verbesserung (32 Prozent)
- starke Schmerzen und langsame Verbesserung (15 Prozent)
- starke Schmerzen und keine Verbesserung (10 Prozent)

Für die Funktionsfähigkeit waren die Verläufe prinzipiell ähnlich:

- gute Funktionsfähigkeit und schnelle Verbesserung (44 Prozent)
- moderate Funktionsfähigkeit und schnelle Verbesserung (29 Prozent)
- geringe Funktionsfähigkeit und schrittweise Verbesserung (12 Prozent)
- geringe Funktionsfähigkeit und langsame Verbesserung (15 Prozent)

Während sich ein größerer Anteil der Patienten im Verlauf der Übungsinterventionen verbesserte, konnten die Forscher Subgruppen identifizieren, die sich nur schrittweise, langsam oder gar nicht verbesserten. Dabei handelte es sich vorwiegend um Patienten, die bereits zu Beginn der Studienphase mehr Schmerzen und / oder eine schlechtere Funktionsfähigkeit aufwiesen. Das Ausmaß der Arthrose (nach Kellgren-Lawrence) und die Anzahl der Co-Morbiditäten waren allerdings in den verschiedenen Gruppen gleich verteilt.

Fazit

Diese Erkenntnisse können dabei helfen, die Therapie für bestimmte Patienten-Subgruppen individueller zu gestalten.

Quelle: Lee AC, et al. 2018. Pain and functional trajectories in symptomatic knee osteoarthritis over up to 12 weeks of exercise exposure. Osteoarthritis Cartilage. Jan 31. [Epub ahead of print]

Link zum Abstract: www.ncbi.nlm.nih.gov/pubmed/29391277

1

WAS BEWIRKT EINE INTERDISZIPLINÄRE EDUKATION BEI PATIENTEN MIT GONARTHROSE?

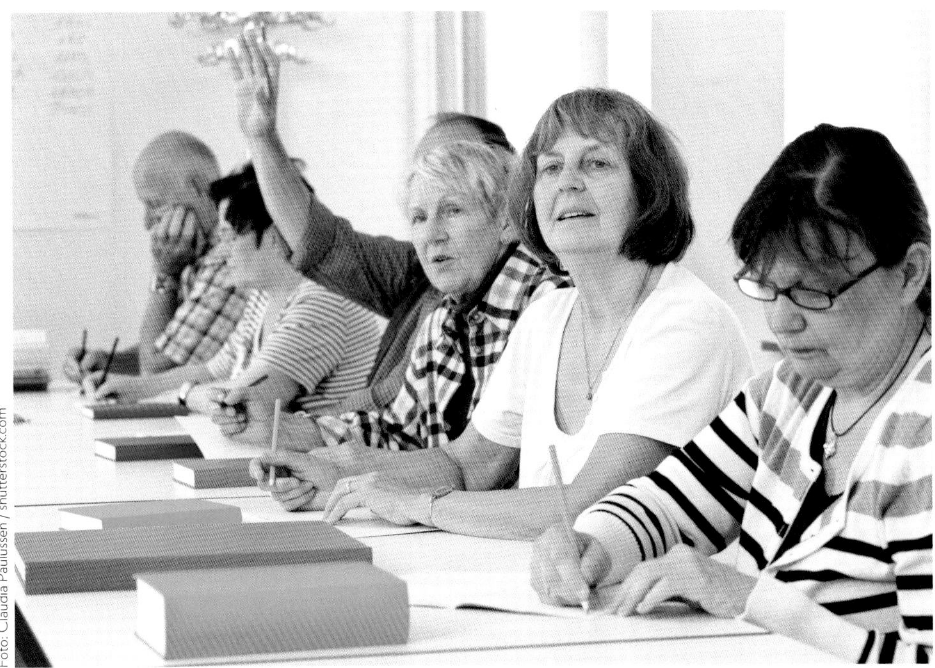

Foto: Claudia Paulussen / shutterstock.com

Die Bedeutung von Patientenedukation und Übungsprogrammen für Patienten mit Gonarthrose ist unbestritten. Doch wie wirksam ist solch eine Edukation überhaupt zur Verbesserung der Leistungsfähigkeit? Dies erforschten brasilianische Wissenschaftler in ihrer randomisierten kontrollierten Studie. Sie wollten den Effekt einer interdisziplinären Edukation überprüfen, die von orthopädischen Chirurgen, Sportlehrern, Ernährungsberatern, Physio- und Ergotherapeuten, Psychologen und Sozialarbeitern durchgeführt wurde.

Sie teilten 300 Patienten mit röntgenologisch diagnostizierter Gonarthrose zufällig in eine Interventions- und Kontrollgruppe ein. Die überwiegend weiblichen Patienten waren zwischen 56 und 78 Jahre alt und hatten fast alle eine bilaterale Gonarthrose im Stadium I bis IV auf der Kellgren-Lawrence-Skala. Ausschlusskriterien waren unter anderem Rheumatoide Arthritis, neurologische Symptome, unbehandelte kardiovaskuläre oder metabolische Erkrankungen, Operationen sowie Verletzungen der unteren Extremität in den vorherigen sechs Monaten. Alle Patienten bekamen die konventionelle Versorgung bestehend aus Arztbesuchen, Untersuchungen, Schmerzmedikamenten, Gehhilfen, Schuheinlagen, Akupunktur und Physiotherapie, falls nötig. Die 112 Patienten der Interventionsgruppe erhielten zusätzliche Informationen zu Anatomie und Pathophysiologie sowie Empfehlungen zu körperlicher Aktivität und gesundheitsförderlichem Verhalten. Die einmalige Edukation fand an einem Samstag von acht bis 17 Uhr statt: sieben halbstündige Edukationssitzungen wurden mit einstündigen Workshops zur körperlichen Aktivierung kombiniert. Den Patienten wurden ein regelmäßiges moderates oder hochintensives aerobes Training in einer Sportart ihrer Wahl und Kräftigungsübungen empfohlen. Zur Bestimmung der funktionellen Kapazität wurden die Patienten zu Studienbeginn sowie nach sechs und zwölf Monaten mit folgenden Assessments untersucht:

- Sit-and-Reach-Test
- Sechs-Minuten-Gehtest (6MWT)
- Timed-Up-and-Down-Stairs-Test (TUDS)
- Timed-Up-and-Go-Test (TUG)
- Five-Times-Sit-to-Stand-Test (FTSST)

Das Bewegungsverhalten im Alltag sowie die sitzend verbrachte Zeit erfasste der Fragebogen International Physical Activity Questionnaire (IPAQ, Kurzversion). Insgesamt nahm die körperliche Aktivität der Edukationsgruppe (n = 112) in den ersten sechs Monaten deutlich zu und blieb auf dem hohen Niveau bestehen. Auch der Body-Mass-Index war hier nach sechs und zwölf Monaten geringer als in der Kontrollgruppe (n = 127). Außerdem verbesserten sich die Probanden der Edukationsgruppe in folgenden Tests: TUDS, TUG, FTSST. Die Kontrollgruppe wies hingegen kaum Veränderungen der funktionellen Kapazität auf; nur der TUDS zeigte hier nach sechs Monaten Verbesserungen, die jedoch nicht langfristig anhielten. Bei zwei Tests unterschieden sich die Gruppen nicht: Sit-and-Reach-Test und 6MWT.

Fazit

Das Edukationsprogramm bewirkte tatsächlich eine Verbesserung der funktionellen Kapazität und körperlichen Aktivität im Alltag von Gonarthrose-Patienten.

Quelle: Rodrigues da Silva JM, et al. 2017. Educational program promoting regular physical exercise improves functional capacity and daily living physical activity in subjects with knee osteoarthritis. BMC Musculoskelet. Disord. 18, 1:546 Volltext frei

Link zum Abstract: www.ncbi.nlm.nih.gov/pubmed/29282054

1

WIE EFFEKTIV IST EIN INTERNETBASIERTES TRAINING ZUR VERBESSERUNG DES SCHMERZ-COPINGS BEI HÜFTARTHROSE?

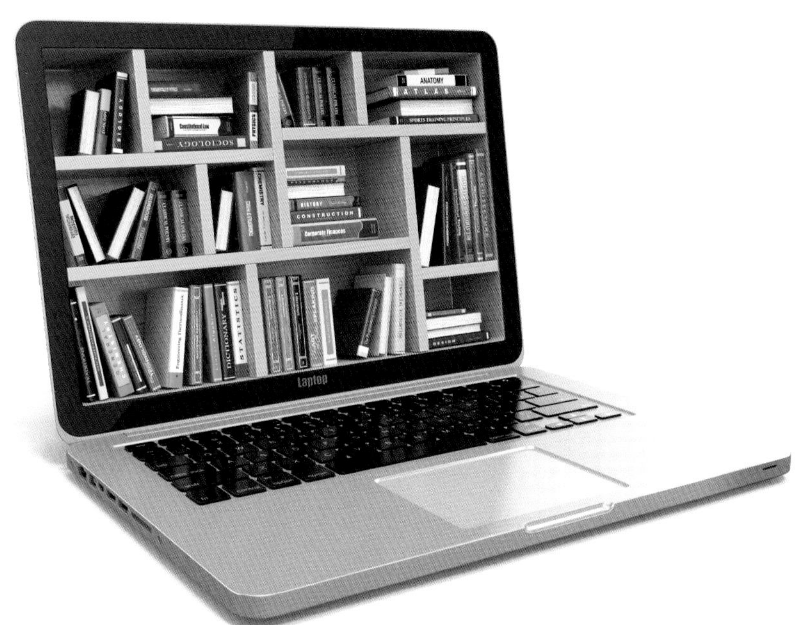

Foto: Maxx-Studio / shutterstock.com

Eine Studie zu dieser Fragestellung kommt aus Australien. Die Forscher schlossen 144 Patienten mit Hüftarthrose in ihre Studie ein. Die Patienten mussten seit mehr als drei Monaten häufig an Hüftschmerzen leiden (> 4/10 Punkte auf der Numerischen Schmerzskala beim Gehen), älter als 50 Jahre sein, Internetzugang haben, in der Lage sein, zur Physiotherapiepraxis zu kommen, und mit der Studiendauer von zwölf Monaten einverstanden sein. Zu den Ausschlusskriterien gehörten unter anderem der (geplante) Einsatz einer Hüft-TEP, die Einnahme von Kortikosteroiden in den letzten Monaten, systemische Gelenkerkrankungen sowie eine vorangegangene Verhaltenstherapie aufgrund von Schmerzen in den letzten zwölf Monaten.

Die Patienten wurden per Zufall einer von zwei Gruppen zugeteilt. Die Interventionsgruppe erhielt in den ersten acht Wochen ein internetbasiertes Training zur Verbesserung des Schmerz-Copings (Informationen der Organisation Arthritis Australia zum Krankheitsbild und dessen Management plus verschiedene Module, unter anderem zu Muskelrelaxation, kognitiver Restrukturierung, Ablenkungstechniken und Problemlösung). Die Kontrollgruppe bekam lediglich die Online-Beratung mit Informationen von Arthritis Australia. Danach absolvierten beide Gruppen bis zur 24. Woche insgesamt fünf 30-minütige Einzeltermine beim Physiotherapeuten (circa alle drei

Wochen) zur Anleitung eines Heimübungsprogramms mit Kräftigung vor allem für den M. quadriceps und die Hüftabduktoren sowie Übungen zur Verbesserung der Hüftbeweglichkeit.

Untersucht wurden die Patienten vor Beginn der Studie sowie nach acht, 24 und 52 Wochen. Primäre Zielkriterien waren die Schmerzintensität beim Gehen (Visuelle Analogskala – VAS) sowie die Funktionsfähigkeit (Western Ontario and McMaster Universities Osteoarthritis Index – WOMAC) nach 24 Wochen. Sekundäre Zielkriterien waren unter anderem Lebensqualität, Selbstwirksamkeit, Schmerz-Coping, Katastrophisierung und Depression. Die Daten von 95 Prozent (n = 137) der Teilnehmer konnten nach acht Wochen ausgewertet werden, im Verlauf reduzierte sich die Anzahl jedoch auf 131 beziehungsweise 127 Patienten für die weiteren Messzeitpunkte. Nach acht Wochen waren hinsichtlich Funktionsfähigkeit, Schmerz-Coping und genereller Verbesserung größere Effekte in der Interventionsgruppe messbar. Nach 24 Wochen gab es keine signifikanten Unterschiede zwischen den Gruppen in Bezug auf die Schmerzintensität beim Gehen oder die Funktionsfähigkeit. Beide Gruppen zeigten vergleichbare und klinisch relevante Verbesserungen.

Fazit

Die Autoren schlussfolgern, dass ein internetbasiertes Training zur Verbesserung des Schmerz-Copings zwar kurzfristig wirksam ist, aber keinen zusätzlichen Nutzen im Rahmen eines weiterführenden Übungsprogramms aufweist.

Quelle: Bennell KL, et al. 2018. Effects of internet-based pain coping skills training prior to home exercise for individuals with hip osteoarthritis (HOPE trial): a randomised controlled trial. Pain. May 22. [Epub ahead of print]

Link zum Abstract: www.ncbi.nlm.nih.gov/pubmed/29794609

Surftipp

Arthritis Australia:
www.arthritisaustralia.com.au

FEMOROAZETABULÄRES IMPINGEMENT: WELCHE PATIENTEN PROFITIEREN VON EINEM PROGRESSIVEN TRAINING?

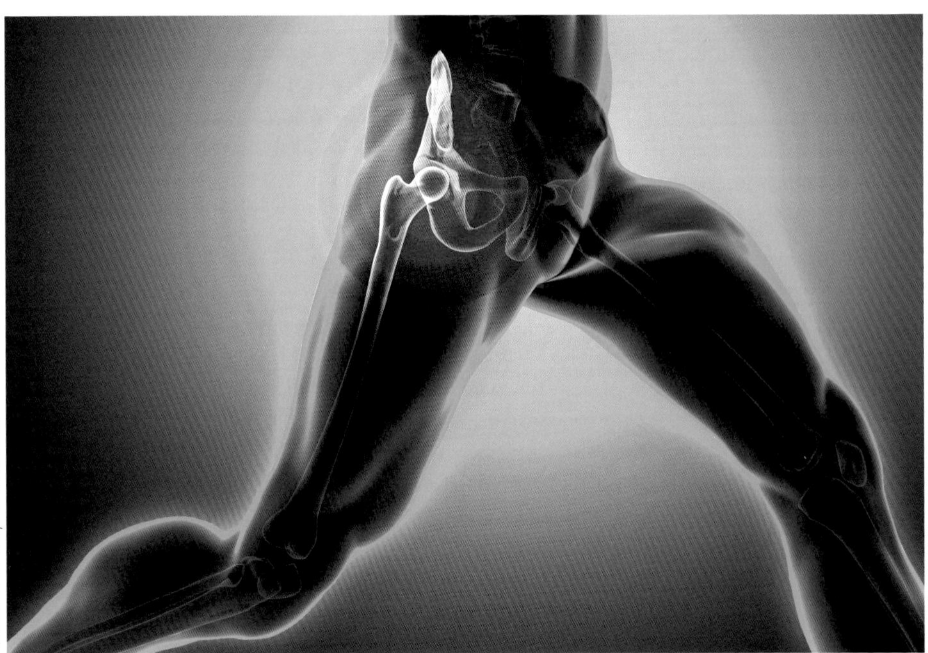

Foto: MDGRPHCS / shutterstock.com

Forscher aus der Schweiz untersuchten, welche Patienten mit femoroazetabulärem Impingement (FAI) besonders gut auf ein Training ansprechen (Responder) und inwiefern diese sich in Bezug auf Funktionsfähigkeit, Kraft und morphologische Charakteristika von nicht erfolgreich behandelten Patienten (Non-Responder) unterscheiden. 31 Patienten im Alter zwischen 18 und 35 Jahren mit diagnostiziertem FAI nahmen an einem zwölfwöchigen progressiven Trainingsprogramm teil. Zu den Ausschlusskriterien gehörten bereits erfolgte Hüftoperationen, sonstige OPs an der unteren Extremität in den vergangenen sechs Monaten, Hüftdysplasie, Hüftarthrose, Behandlung mit Opioiden oder Injektion von Kortikosteroiden in den letzten drei Monaten, ein Body-Mass-Index über 35 sowie kardiopulmonale Erkrankungen. Alle Patienten erhielten Beratung zu Aktivitäten und Modifikationen des Lebensstils. Orale Analgetika waren bei Bedarf erlaubt.

Das zwölfwöchige Training beinhaltete vier Einheiten pro Woche (insgesamt 48 Termine). Zwei Termine in der Woche fanden unter physiotherapeutischer Supervision statt, die zwei restlichen Einheiten erfolgten zu Hause als Heimübungsprogramm. Das halbstandardisierte Trainingsprotokoll zielte auf die Verbesserung der dynamischen Hüftstabilität ab und bestand aus bilateralen hüftspezifischen Übungen und funktioneller Kräftigung der unteren Extremität. Hinzu kamen Übungen zur Verbesserung von Rumpfstabilität und Gleichgewicht. Das Programm war dabei in drei Phasen mit progressiver Steigerung der neuromuskulären Belastung gegliedert.

Nach 18 Wochen klassifizierten die Forscher die Patienten anhand des Fragebogens Global Treatment Outcome for Hip Pain in Responder (Schmerz sehr viel besser oder besser) beziehungsweise Non-Responder (Schmerz wenig besser, unverändert oder schlechter). Darüber hinaus wurde die Hüftfunktion (Hip Outcome Score) bei den Aktivitäten des täglichen Lebens sowie bei sportlicher Betätigung zu Beginn sowie nach sechs, zwölf und 18 Wochen abgefragt. Mit Dynamometrie und Videoanalyse untersuchten die Forscher außerdem die Kraft der Hüftmuskulatur beziehungsweise die dynamische Beckenkontrolle, zum Beispiel während einbeiniger Kniebeugen. Die morphologischen Veränderungen an der Hüfte wurden mittels Bildgebung dargestellt.

52 Prozent der Patienten (n = 16) fielen in die Kategorie Responder, 48 Prozent (n = 15) sprachen nicht ausreichend auf die Therapie an (Non-Responder). Hinsichtlich Alltagsaktivitäten, Sport und Kraft der Abduktoren verbesserten sich nur die Responder. In dieser Gruppe war auch der Anteil der Patienten mit guter dynamischer Beckenkontrolle in der Frontalebene höher als in der Gruppe der Non-Responder. Die Häufigkeit von ausgeprägten morphologischen Veränderungen am Oberschenkelhals beziehungsweise -kopf (Cam-FAI) unterschied sich dabei deutlich: In der Gruppe der Responder waren sechs Prozent betroffen, in der Gruppe der Non-Responder waren es hingegen 40 Prozent.

Fazit

Circa die Hälfte der FAI-Patienten profitiert von einem Trainingsprogramm. Die Kraft der Hüftabduktoren sowie die dynamische Beckenkontrolle scheinen dabei für den Therapieerfolg eine Rolle zu spielen. Patienten mit starken morphologischen Veränderungen profitieren weniger.

Quelle: Casartelli NC, et al. 2018. Exercise therapy for the management of femoroacetabular impingement syndrome: preliminary results of clinical responsiveness. Arthritis Care Res. (Hoboken). Aug 21. [Epub ahead of print]

Link zum Abstract: www.ncbi.nlm.nih.gov/pubmed/30133164

1

WELCHE INTERVENTIONEN SIND EFFEKTIV BEI GLUTEALER TENDINOPATHIE?

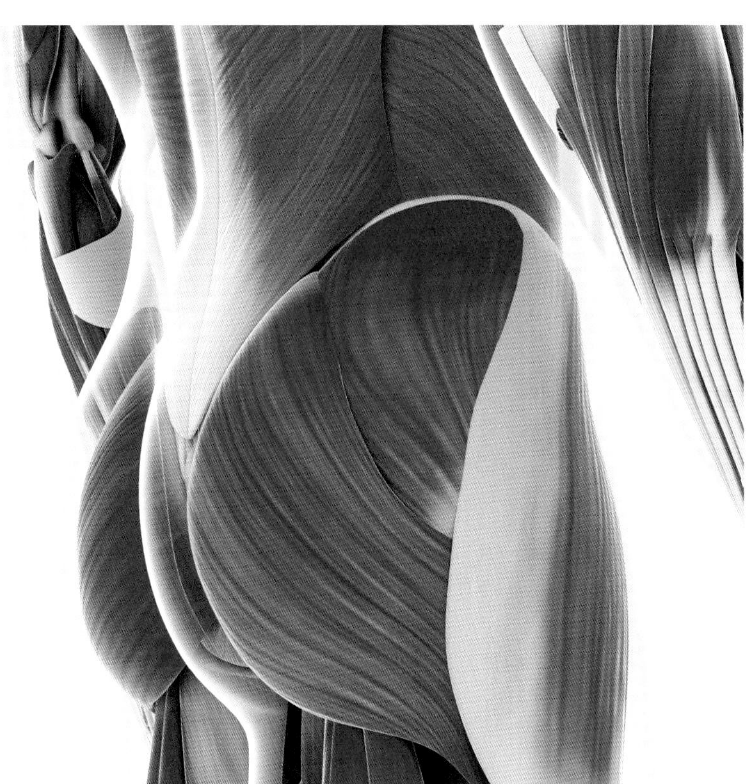

Mit dieser Fragestellung beschäftigen sich Forscher aus Australien. Sie verglichen an insgesamt 204 Patienten die Effekte von drei verschiedenen Strategien: 1) Edukation und physiotherapeutisch angeleitete Übungen über einen Zeitraum von acht Wochen (n = 69), 2) eine Kortison-Injektion durch einen erfahrenen Radiologen (n = 66) und 3) Abwarten nach einmaliger Beratung durch einen Physiotherapeuten (n = 69). 167 Patienten waren Frauen. Das Durchschnittsalter in der Stichprobe betrug rund 55 Jahre. Die Teilnehmer litten seit mindestens drei Monaten an lateralen Hüftschmerzen (> 4/10 Punkte auf der Numerischen Schmerzskala). Die Diagnose musste klinisch und via Magnetresonanztomografie bestätigt worden sein. Vorherige Kortison-Injektionen in den letzten zwölf Monaten, eine Hüft-TEP, physiotherapeutische Behandlungen und neurologische Erkrankungen gehörten zu den Ausschlusskriterien. Das Programm für die physiotherapeutisch betreute Gruppe beinhaltete 14 individuelle Termine über acht Wochen, die erste Einheit dauerte 60 Minuten, die folgenden jeweils 30 Minuten. Dazu gehörten Information und Beratung zu Belastung und Belastbarkeit von Sehnengewebe, tägliche Heimübungen vor allem zur Kräftigung der Hüftabduktoren sowie zur dynamischen Kontrolle der Adduktion während funktioneller Aktivitäten. Gemessen wurden die Effekte nach acht und 52 Wochen über die von den Patienten berichtete Veränderung (Global Rating of Change), die dann durch die Forscher in „Erfolg“ oder „kein Erfolg“ kategorisiert wurde, sowie die Schmerzintensität in der letzten Woche. 189 Patienten standen auch für die Nachuntersuchung nach 52 Wochen zur Verfügung. Die Erfolgsraten verteilten sich nach acht Wochen wie folgt über die drei Gruppen: In der Edukations- und Übungsgruppe wurden 51 Patienten als erfolgreich behandelt bewertet, in der Kortisongruppe waren es 38 und in der Gruppe ohne Therapie 20. Die Patienten in den beiden Therapiegruppen hatten weniger Schmerzen als die Abwarten-Gruppe, wobei die Schmerzreduktion in der Edukations- und Übungsgruppe am größten war. Nach 52 Wochen war die Verteilung der Erfolgsraten ähnlich, wobei über die Zeit bei 31 Patienten alleine durch Abwarten eine Verbesserung eintrat (Global Rating of Change).

Fazit

Insgesamt betrachtet empfehlen die Autoren Edukation und Übungen als effektive Maßnahme für Patienten mit glutealer Tendinopathie.

Quelle: Mellor R, et al. 2018. Education plus exercise versus corticosteroid injection use versus a wait and see approach on global outcome and pain from gluteal tendinopathy: prospective, single blinded, randomised clinical trial. BMJ 361:k1662 Volltext frei

Link zum Abstract: www.ncbi.nlm.nih.gov/pubmed/29720374

1

IST EINE PREHABILITATION VOR EINSATZ EINES KÜNSTLICHEN KNIE- ODER HÜFT-GELENKS EFFEKTIV?

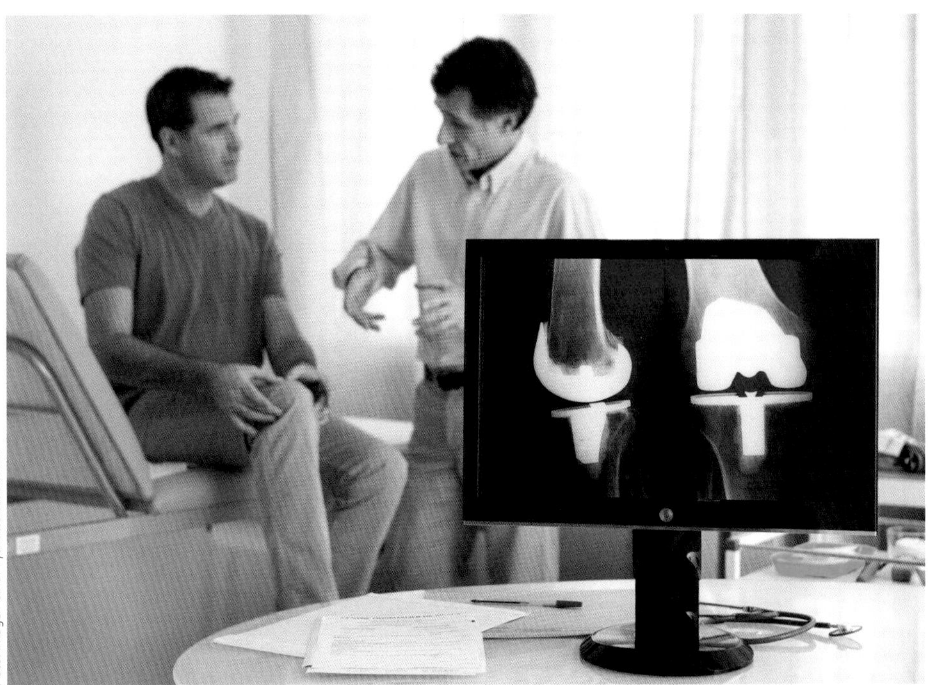

Foto: Image Point Fr /shutterstock.com

Die Evidenzlage zur Effektivität einer präoperativen Physiotherapie (Prehabilitation) vor Implantation eines künstlichen Knie- oder Hüftgelenks ist nicht eindeutig. Bisher hat sich auch noch keine Studie damit befasst, inwiefern Prehabilitation möglicherweise die Erwartungen der Patienten und deren Zufriedenheit nach der Operation beeinflusst. In einer Kohortenstudie untersuchten Forscher aus Neuseeland daher zum einen, ob ein achtwöchiges Übungsprogramm mit Edukation vor der Operation bereits zu einer Funktionsverbesserung und Schmerzlinderung vor dem Eingriff führt. Zum anderen sollte untersucht werden, ob sich die Erwartungen der Patienten und die Zufriedenheit nach der Operation positiv beeinflussen lassen. 75 Patienten gaben ihre Einwilligung zur Teilnahme. 52 dieser Patienten entschieden sich für die Prehabilitation, der Rest bevorzugte die herkömmliche Behandlung. Alle Patienten bekamen eine Broschüre mit Informationen zur bevorstehenden Operation und nahmen zwei bis vier Wochen vor dem Eingriff an einer einstündigen multidisziplinären Gruppendiskussion teil. Die Patienten der Prehabilitation-Gruppe bekamen zusätzlich zur herkömmlichen Versorgung über zwei Monate zweimal die Woche Therapietermine mit Übungen (45 Minuten) und Edukation (15 Minuten).

Zu dem 13 Übungen umfassenden Programm gehörten sowohl Kräftigungsübungen als auch Dehnungen für je zwei Minuten. Die Patienten wurden dabei instruiert, bis zur Ermüdung der Muskulatur zu arbeiten. Um in die Auswertung eingeschlossen werden zu können, mussten die Patienten an mindestens zwölf der 16 Einheiten teilgenommen haben. Im Rahmen der Edukation waren insbesondere die Themen frühe Mobilisation, Planung der Entlassung, Schmerzkontrolle, Nutzen von Übungen, Ernährung und postoperative Rehabilitation wichtig. Es ist zu berücksichtigen, dass in der Prehabilitation-Gruppe sieben Patienten nicht die minimal nötige Anzahl an Therapieeinheiten erreichten und sechs weitere Teilnehmer im Verlauf abbrachen. Die Daten dieser Patienten mussten daher ausgeschlossen werden.

Zur Messung der Effekte wurde verschiedene Assessments eingesetzt, unter anderem die Numerische Ratingskala, der Western Ontario McMaster Universities Osteoarthritis Index (WOMAC) und der Timed-Up-and-Go-Test. Gemessen wurde vor Beginn und am Ende der Prehabilitation sowie sechs Wochen nach der Operation. Zudem wurden mit 22 Patienten zwischen drei und neun Monate postoperativ telefonische Interviews geführt. Die Patienten aus der Prehabilitation-Gruppe wurden zum Beispiel gefragt, welche Erwartungen sie an das Programm hatten, was sie als gut empfanden, was eventuell nicht hilfreich war und welche Dinge besser hätten laufen können.

Fazit

Beide Gruppen hatten sich nach der Operation verbessert. Die Prehabilitation führte zudem bereits vor der Operation zu signifikanten Verbesserungen in allen gemessenen Parametern. Die Auswertung der qualitativen Daten zeigt, dass sich die Patienten außerdem sehr gut auf die Operation vorbereitet gefühlt haben; sie schätzten insbesondere die Gespräche in der Gruppe.

Quelle: Clode NJ, et al. 2018. Does physiotherapy prehabilitation improve pre-surgical outcomes and influence patient expectations prior to knee and hip joint arthroplasty? Int. J. Orthop. Trauma Nurs. 30:14 – 9

Link zum Abstract: www.ncbi.nlm.nih.gov/pubmed/29954717

PHYSIOTHERAPIE UND OPIOIDE NACH HÜFTSPIEGELUNG: WELCHE VERSORGUNG IST OPTIMAL?

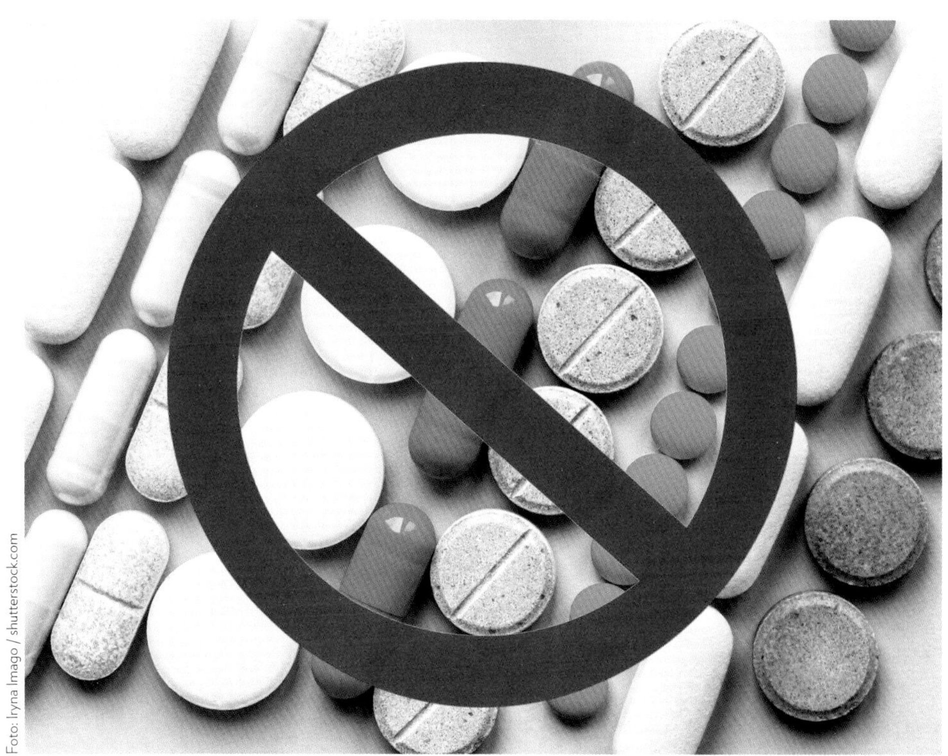

Foto: Iryna Imago / shutterstock.com

Sollten die postoperative Opioidgabe und Physiotherapie zusammen oder nacheinander erfolgen? Dazu wurden Gesundheitsdaten von 18 bis 50 Jahre alten Patienten aus dem militärischen Bereich mit Hüftspiegelung bei femoroacetabulärem Impingement (FAI) ausgewertet. Entweder hatten die Patienten eine der Therapieformen isoliert oder beide in Kombination erhalten. Die Datenauswertung berücksichtigte die angefallenen Gesundheitskosten.

Die retrospektive Kohortenstudie führten amerikanische und australische Wissenschaftler durch. Von den insgesamt 1.870 Patienten hatten rund ein Drittel (n = 630) nur eine Therapieform erhalten, davon 57,8 Prozent Physiotherapie (n = 364) und 42,2 Prozent eine Opioid-Verordnung (n = 266). Mehr als die Hälfte der Patienten (57 Prozent) bekam beides. Ohne postoperative Therapie blieben etwa neun Prozent.

Die Patientengruppe mit Physiotherapie verursachte insgesamt geringere Kosten, vor allem, da keine weiteren operativen Eingriffe notwendig waren. Bei den Patienten mit der kombinierten Therapie erwies sich die anfängliche Opioid-Therapie (35,4 Prozent) als kostenintensiver; zudem bewirkte sie höhere Dosissteigerungen und chronische Abhängigkeiten.

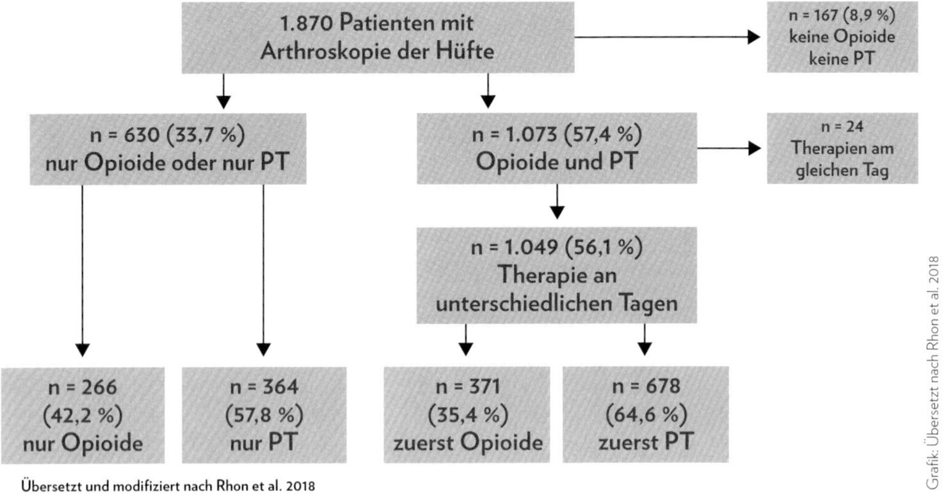

Übersetzt und modifiziert nach Rhon et al. 2018

Grafik: Übersetzt nach Rhon et al. 2018

Fazit

Die Patienten, die zuerst Physiotherapie erhalten hatten (64,6 Prozent) benötigten weniger Medikamente und dies hatte geringere Gesamtkosten zur Folge. Aufgrund der Ergebnisse empfehlen die Autoren frühzeitige Physiotherapie nach einer Hüftspiegelung als Therapie für FAI-Patienten.

Quelle: Rhon DI, et al. 2018. Comparison of downstream health care utilization, costs, and long-term opioid use: physical therapist management versus opioid therapy management after arthroscopic hip surgery. Phys. Ther. 98, 5:348–56

Link zum Abstract: www.ncbi.nlm.nih.gov/pubmed/29669080

1

REKONSTRUKTION DES VORDEREN KREUZBANDES: WIE HÄNGEN PHYSIOTHERAPIE, OPERATIONSART UND SPORTFÄHIGKEIT ZUSAMMEN?

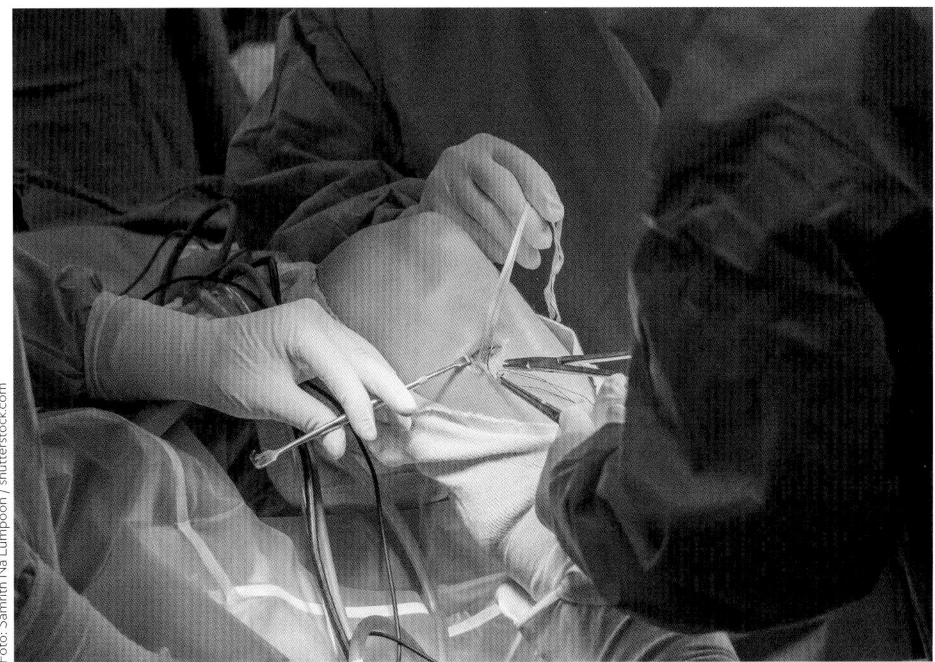

Sportliche junge Erwachsene erleiden häufig eine Ruptur des vorderen Kreuzbandes (VKB). In den USA unterziehen sich jährlich etwa 300.000 Betroffene einer OP. Trotz postoperativer Physiotherapie erreichen nur circa 65 Prozent wieder dieselbe Kniefunktion wie vor der Verletzung, zum Wettkampfsport kehren sogar nur 55 Prozent zurück. Daher interessierten sich US-amerikanische Forscher für klinische Zusammenhänge zwischen der Dauer und Frequenz der physiotherapeutischen Behandlung, der Rückkehr zum Sport und der Art des VKB-Transplantats (Patellar- oder Hamstringsehne). 60 Patienten (29 Männer) im Alter von 22,4 ± 9,2 Jahren mit unilateraler VKB-Rekonstruktion (53,6 Prozent Patellarsehne, 46,4 Prozent Hamstringsehne) wurden inkludiert. Ausschlusskriterien waren multiligamentäre Rupturen, andere Gelenksverletzungen der unteren Extremität in den vergangenen sechs Monaten und osteochondrale Läsionen. Eine Meniskektomie oder Meniskusnaht hingegen führte nicht zum Ausschluss. Vor der vollen Freigabe aller körperlicher Belastungen durch den Arzt, durchschnittlich 6,3 ± 1,3 Monate postoperativ, durchliefen die Probanden ein Assessment zur Feststellung ihrer Leistungsfähigkeit und schätzten ihre Kniefunktion ein. Innerhalb der darauffolgenden sechs Monate beantworteten sie einen physiotherapeutischen Fragebogen. Die im Labor gemessenen klinischen Zielgrößen waren die maximale isometrische Kontraktionsfähigkeit (MVIC) während Knieextension, das Spitzendrehmoment bei isokinetischer Knieextension, die horizontale Distanz beim einbeinigen Sprung (Single Leg Hop) sowie Sportfähigkeit und Funktion, evaluiert mit der International Knee Documentation Committee (IKDC) Subjective Knee Evaluation Form.

Die Ergebnisse der Fragebogenauswertung ergaben, dass Patienten im Durchschnitt zweimal wöchentlich für circa 25 Wochen Physiotherapie erhalten hatten. 56,7 Prozent kehrten nach durchschnittlich sieben Monaten postoperativ wieder zum Sport zurück, obwohl sich der Großteil (73,3 Prozent) noch nicht wieder bereit fühlte. Das isokinetische Drehmoment und die Symmetrie beim einbeinigen Sprung waren bei ihnen reduziert, nachdem sie weniger Physiotherapietermine wahrgenommen hatten. Der häufigste Grund für die Beendigung der Physiotherapie war die Beurteilung durch den betreuenden Therapeuten (80,4 Prozent). Obwohl Patienten mit einem Patellarsehnentransplantat mehr Physiotherapie in Anspruch genommen hatten als Personen mit einem Hamstringtransplantat, wiesen sie schlechtere Ergebnisse in der maximalen isometrischen Kraft und der Symmetrie während der isometrischen und isokinetischen Kraftentwicklung des M. quadriceps zwischen dem operierten und dem nicht betroffenen Bein auf.

Fazit

Die Autoren schlussfolgern, dass sich viele Patienten nach Rekonstruktion des vorderen Kreuzbandes und nach Ende der physiotherapeutischen Rehabilitation nicht bereit fühlen, ihren Sport wieder aufzunehmen. Die klinischen Outcomes waren schlechter bei denjenigen, die wieder Sport trieben – dies könnte darauf hindeuten, dass sie verfrüht, also vor einer ausreichenden Wiederherstellung der Muskelkraft wieder aktiv geworden waren.

Quelle: Dempsey IJ, et al. 2017. Relationship between physical therapy characteristics, surgical procedure, and clinical outcomes in patients after ACL reconstruction. J. Sport Rehabil. Nov 15. [Epub ahead of print]

Link zum Abstract: www.ncbi.nlm.nih.gov/pubmed/29140169

IST DAS ÜBEN IN OFFENER ODER GESCHLOSSENER KETTE BESSER?

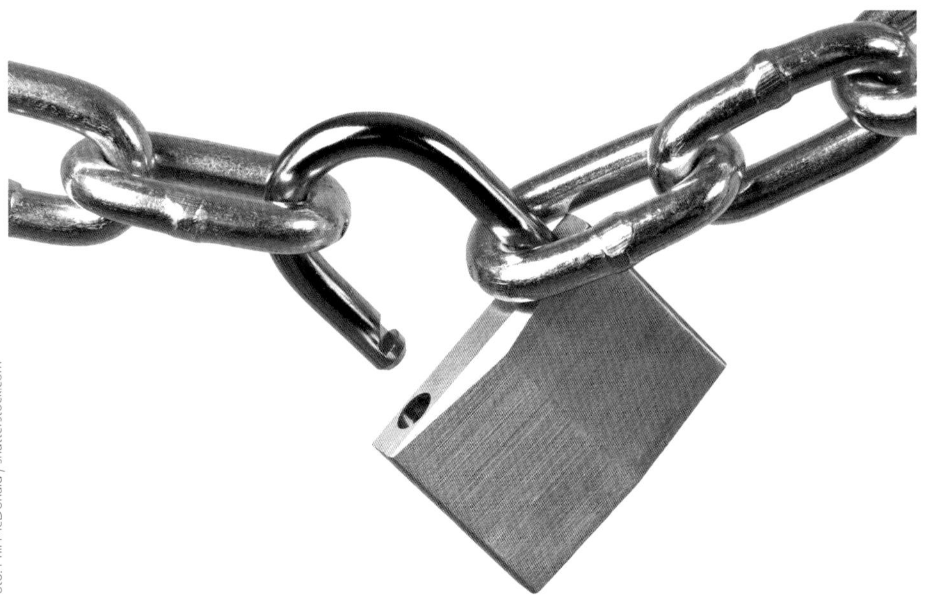

Foto: Phil McDonald / shutterstock.com

Nach vorderer Kreuzbandplastik sollte ein Kräftigungstraining der unteren Extremität, insbesondere des M. quadriceps, zur Verbesserung von Stabilität und Funktion des Kniegelenks erfolgen. Es gibt dazu zwei Varianten: Üben in der geschlossenen oder offenen Kette. Ein Review mit Meta-Analyse untersuchte, welches Training effektiver ist. Die Erstellung des Reviews erfolgte anhand des PRISMA-Statements. Die australischen Forscher recherchierten am 12. April 2017 in folgenden Datenbanken: MEDLINE, EMBASE, AMED, CINAHL, SPORTDiscus, PEDro und Cochrane. Eingeschlossen wurden nur englischsprachige randomisierte kontrollierte Studien, welche die zwei genannten Trainingsformen hinsichtlich Verbesserungen von vorderer tibialer Translation, Kraft, Funktion und Lebensqualität untersucht hatten. Die Studienqualität wurde mittels PEDro-Skala bewertet, die Ergebnisse anhand der GRADE-Kriterien berichtet.

Zehn randomisierte kontrollierte Studien mit insgesamt 494 Patienten (74 Prozent Männer) zwischen 19 und 34 Jahren wurden eingeschlossen. Fünf der zehn Studien waren für die Durchführung einer Meta-Analyse geeignet. Die Kreuzbandplastik bestand aus Material von der Patellarsehne (fünf Studien) oder den Hamstrings (zwei Studien). Zwei Studien hatten beide Varianten der Sehnenplastik integriert, eine weitere spezifizierte das Sehnenmaterial nicht. Entweder wurden die Übungsprogramme der offenen oder geschlossenen Kette direkt oder mit zeitversetzter Ausführung verglichen sowie die kombinierten Übungen untersucht.

Fazit

Die Meta-Analyse zeigte, dass es keinen Unterschied in Bezug auf vordere tibiale Translation, Kraft oder von den Patienten berichtete Funktionen zwischen dem Training in offener oder geschlossener Kette gab, unabhängig davon, ob es sich um frühe oder späte Messzeitpunkte handelte (geringe bis moderate Qualität der Evidenz).

Quelle: Perriman A, et al. 2018. The effect of open vs closed kinetic chain exercises on anterior tibial laxity, strength, and function following anterior cruciate ligament reconstruction: a systematic review and meta-analysis. J. Orthop. Sports Phys. Ther. 23:1 – 52

Link zum Abstract: www.ncbi.nlm.nih.gov/pubmed/29685058

1

WIE GUT SIND WISSENSCHAFTLICHE STUDIEN ZUR ARTHROSKOPISCHEN PARTIELLEN MENISKEKTOMIE VERSUS PHYSIOTHERAPIE BEI DEGENERATIVER MENISKUSLÄSION?

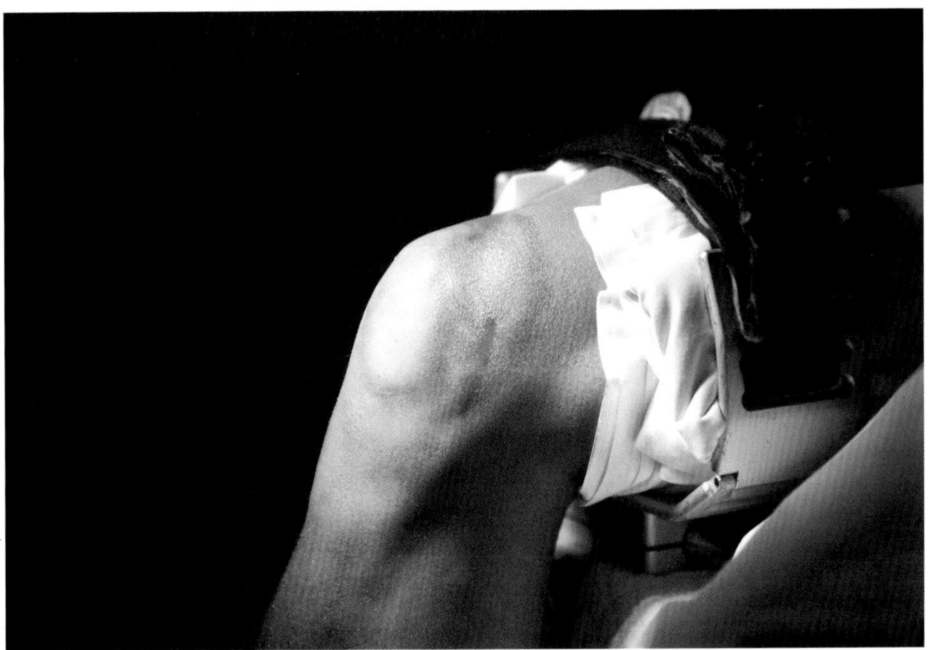

Foto: edwardolive / shutterstock.com

Mit ihrem kritischen Review prüften die Autoren aus Australien und den USA, welche Therapieform tatsächlich besser ist, wenn Studienqualität und Verzerrungsrisiko (Bias) berücksichtigt werden. Sie recherchierten in den Datenbanken Medline, Embase, Scopus und Google Scholar mit folgenden Einschlusskriterien: auf Englisch oder Deutsch publizierte Studien von 1990 bis Juni 2017, mindestens ein validierter Ergebnisparameter, Patienten mittleren Alters (über 40 Jahre) mit degenerativer Meniskusläsion. Die Wissenschaftler verwendeten das Cochrane Risk of Bias Tool zur Bewertung des Fehlerrisikos sowie die GRADE-Kriterien und ein Qualitätsbewertungstool (Effective Public Health Practice Project – EPHPP) zur Beurteilung der Studienqualität. Zudem analysierten sie das Publikationsbias.

Die Recherche ergab 166 relevante Studien. Duplikate wurden entfernt und von 76 Studien die Zusammenfassungen (Abstracts) hinsichtlich Relevanz gelesen. Nach Anwendung der definierten Einschlusskriterien verblieben von 39 mit Volltext gesichteten Studien schließlich sechs englischsprachige Studien zur Analyse. Die Übereinstimmung der beiden unabhängigen Reviewer bei der Datenextraktion war exzellent

(Kappa 0,93). Die sechs Studien waren heterogen und hatten ein hohes Verzerrungsrisiko; Publikationsbias gab es nicht. Sie waren ab 2013 publiziert worden und hatten insgesamt 905 Patienten. Aufgrund der methodischen Qualität wurden die Studienergebnisse stark abgewertet und ihre Qualität als moderat bis sehr gering eingestuft, wobei es Unterschiede zwischen den Bewertungssystemen GRADE und EPHPP gab: Mit den GRADE-Kriterien wurde die Evidenz stärker abgewertet. Eine Meta-Analyse konnte aufgrund der methodischen Mängel der Studien nicht erstellt werden.

Den Autoren zufolge lässt sich angesichts der beschriebenen methodischen Schwächen keine überzeugende Evidenz im Vergleich von arthroskopischer partieller Meniskektomie und Physiotherapie bei degenerativer Meniskusläsion darstellen. Deswegen sollten die einzelnen Studienergebnisse sowie bisherige Reviews und Meta-Analysen mit äußerster Vorsicht interpretiert werden.

Fazit

Somit ist die bisherige Evidenz nicht gut genug, um einen der beiden Ansätze zu favorisieren.

Quelle: Hohmann E, et al. 2018. Arthroscopic partial meniscectomy versus physical therapy for degenerative meniscus lesions: how robust is the current evidence? A critical systematic review and qualitative synthesis. Arthroscopy. Jul 20. [Epub ahead of print]

Link zum Abstract: www.ncbi.nlm.nih.gov/pubmed/30037571

1

WIE NÜTZLICH SIND TRAGBARE INERTIAL-SENSOR-SYSTEME FÜR DIE UNTERSUCHUNG DER BEWEGUNGSQUALITÄT AN DER UNTEREN EXTREMITÄT?

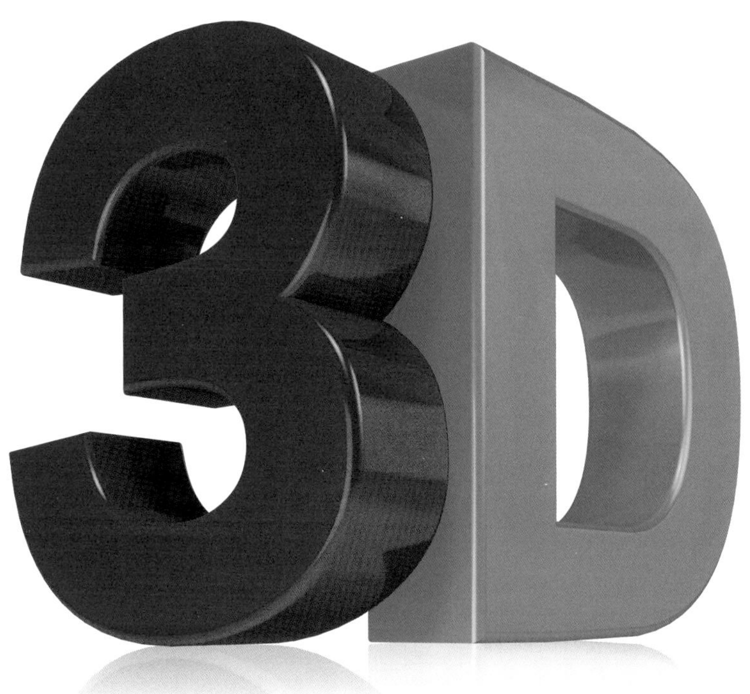

Die Analyse von Bewegungen der unteren Extremität wird traditionell mit vier verschiedenen Methoden durchgeführt:

1. 3-D-Bewegungserfassung,
2. kamerabasierte Systeme,
3. visuelle Analyse durch einen qualifizierten Experten und
4. Selbstassessment.

Bei der Anwendung der Methoden gibt es jeweils spezielle Limitationen. Forscher aus Irland erstellten eine Übersichtsarbeit: Ziel war die Zusammenfassung und Evaluation von Studien zur Überprüfung der Anwendbarkeit von Inertialsensor-Systemen für die Untersuchung der Bewegungsqualität an der unteren Extremität. Dabei handelt es sich um kleine, flexibel einsetzbare und kostengünstige Messgeräte, die aus Beschleunigungssensoren, Gyroskop (Kreiselinstrument) und / oder Magnetometer bestehen. Bewegungen, zum Beispiel der unteren Extremität, können so in drei Dimensionen gemessen werden.

Die Recherche in wissenschaftlichen Datenbanken wurde bis Mai 2017 durchgeführt. Die Qualität der Studien wurde anhand spezieller Kriterien für Querschnittstudien bewertet. 47 Studien konnten in die Übersichtsarbeit eingeschlossen werden, 26 dieser Arbeiten waren von hoher methodischer Qualität. In den Studien wurden insgesamt 53 Bewegungen mittels tragbarer Inertialsensor-Systeme evaluiert – dabei kamen sowohl Bewegungen in einem Gelenk und in einer Ebene zum Einsatz als auch Bewegungen in verschiedenen Ebenen mit Beteiligung mehrerer Gelenke. Am häufigsten wurden der Straight-Leg-Raise-Test in Rückenlage, der Transfer vom Sitzen zum Stehen und der Squat analysiert. Die Forscher teilten die Studien in drei Kategorien ein: Bewegungserkennung (zehn Studien), Bewegungsklassifikation (elf Studien) und Validierung des Messsystems (28 Studien).

Fazit

Die Übersichtsarbeit zeigt, dass die Forschung der letzten zehn Jahre vor allem auf die Validierung der Messsysteme und die Klassifikation der Bewegungsqualität fokussiert war. Künftig sind unter anderem Anwenderstudien wichtig, um den Transfer dieser Systeme aus dem Labor in die reale Umgebung zu gewährleisten.

Quelle: O'Reilly M, et al. 2018. Wearable inertial sensor systems for lower limb exercise detection and evaluation: a systematic review. Sports Med. Feb 24. [Epub ahead of print]

Link zum Abstract: www.ncbi.nlm.nih.gov/pubmed/29476427

1

PLANTARFASZIITIS: IST DIE KOMBINATIONS-THERAPIE DER HERKÖMMLICHEN THERAPIE ÜBERLEGEN?

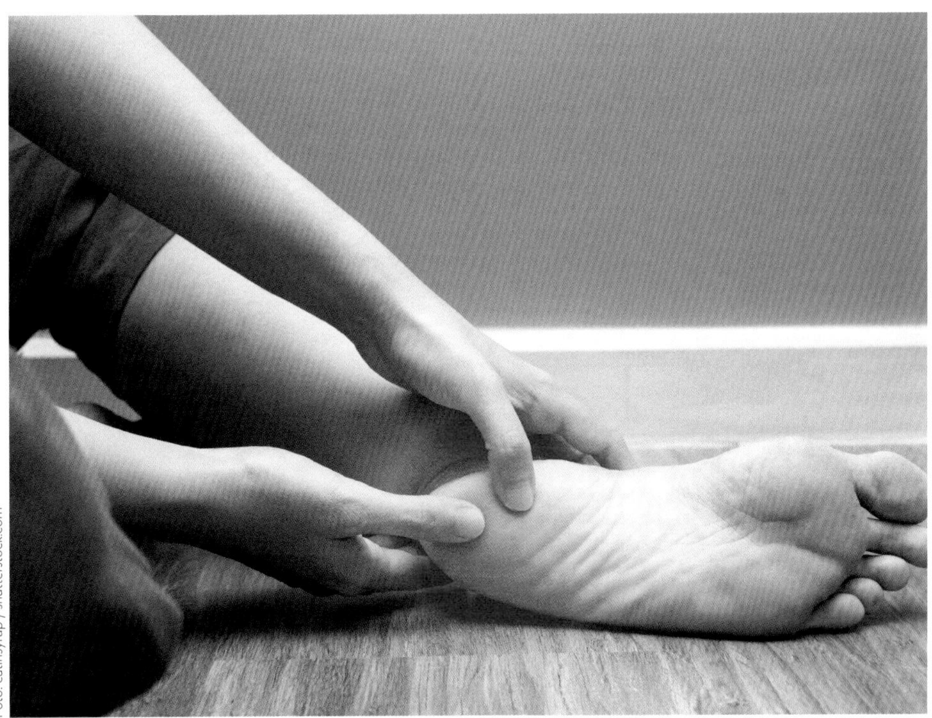

Foto: catinsyrup / shutterstock.com

In dieser randomisierten kontrollierten Studie führten 66 Patienten mit Plantarfasziitis selbst Dehnübungen durch und trugen Einlagen. Die Autoren aus Kanada und der Türkei verglichen drei Gruppen: Eine erhielt zusätzlich Stoßwellentherapie, die zweite Lasertherapie und die dritte keine ergänzende Maßnahme. Alle Patienten hatten zum Ende weniger Schmerzen. Die Lasertherapie war kurzfristig die effektivste Therapie und auch zwölf Wochen nach Therapieende der Stoßwellentherapie überlegen.

Fazit

In dieser randomisierten kontrollierten Studie war die Lasertherapie der Stoßwellentherapie bei Plantarfasziitis überlegen. Interessant wäre der Vergleich mit einer Übungsgruppe.

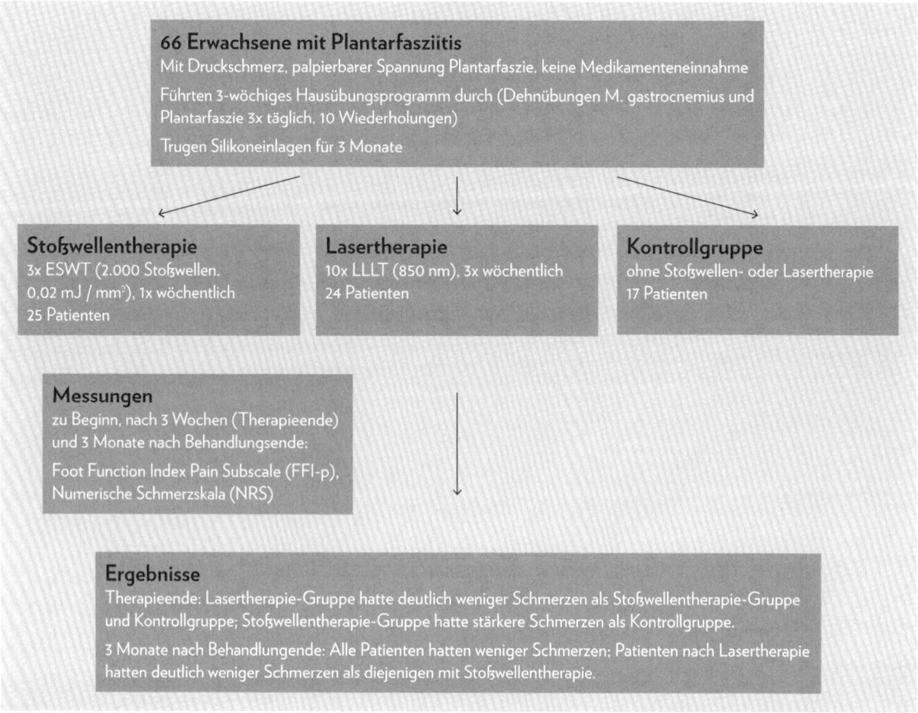

1

66 Erwachsene mit Plantarfasziitis
Mit Druckschmerz, palpierbarer Spannung Plantarfaszie, keine Medikamenteneinnahme
Führten 3-wöchiges Hausübungsprogramm durch (Dehnübungen M. gastrocnemius und Plantarfaszie 3x täglich, 10 Wiederholungen)
Trugen Silikoneinlagen für 3 Monate

Stoßwellentherapie
3x ESWT (2.000 Stoßwellen, 0,02 mJ / mm²), 1x wöchentlich
25 Patienten

Lasertherapie
10x LLLT (850 nm), 3x wöchentlich
24 Patienten

Kontrollgruppe
ohne Stoßwellen- oder Lasertherapie
17 Patienten

Messungen
zu Beginn, nach 3 Wochen (Therapieende) und 3 Monate nach Behandlungsende:
Foot Function Index Pain Subscale (FFI-p), Numerische Schmerzskala (NRS)

Ergebnisse
Therapieende: Lasertherapie-Gruppe hatte deutlich weniger Schmerzen als Stoßwellentherapie-Gruppe und Kontrollgruppe; Stoßwellentherapie-Gruppe hatte stärkere Schmerzen als Kontrollgruppe.
3 Monate nach Behandlungende: Alle Patienten hatten weniger Schmerzen; Patienten nach Lasertherapie hatten deutlich weniger Schmerzen als diejenigen mit Stoßwellentherapie.

Grafik: Doreen Richter

Quelle: Cinar E, et al. 2018. Combination therapy versus exercise and orthotic support in the management of pain in plantar fasciitis: a randomized controlled trial. Foot Ankle Int. 39, 4:406 – 14

Link zum Abstract: www.ncbi.nlm.nih.gov/pubmed/29327602

Gon- und Koxarthrose: Welche Rolle spielt E-exercise?

Dieser Frage gingen niederländische Forscher in ihrer prospektiven, einfach verblindeten, multizentrischen Studie nach. Sie stellten die Hypothese auf, dass eine dreimonatige webbasierte Physiotherapieintervention Patienten mit Gon- und / oder Koxarthrose unterstützt, mehr Kontrolle über ihre Krankheit zu erlangen, und hilft, die Anzahl der herkömmlichen Therapieeinheiten zu reduzieren.

Die Wissenschaftler inkludierten aus 143 physiotherapeutischen Praxen insgesamt 208 Patienten im Alter zwischen 40 und 80 Jahren mit Gon- oder Koxarthrose und randomisierten sie in zwei Gruppen. Während die Kontrollgruppe (n = 99) in zwölf Behandlungseinheiten die übliche evidenzbasierte Therapie laut niederländischen Leitlinien erhielt, bekamen die Probanden der Experimentalgruppe (n = 109) neben durchschnittlich fünf Einheiten Physiotherapie im Einzelsetting noch online Informationen, zum Beispiel über Graded Activity und Übungstherapie. Die primären klinischen Zielgrößen nach drei und zwölf Monaten waren körperliche Aktivität und Funktionsfähigkeit; sekundäre Parameter waren Lebensqualität, Müdigkeit, Schmerzen, Selbstwirksamkeit und die Anzahl der benötigten Physiotherapieeinheiten. Es gab keine signifikanten Unterschiede zwischen den beiden Gruppen bezüglich der primären Outcomes, beide Gruppen verbesserten sich in den Parametern Aktivität, Schmerz, Lebensqualität, Müdigkeit und Selbstwirksamkeit. Eine Limitation der Studie ist, dass bei der Nachuntersuchung nach zwölf Monaten nur noch die Daten von 65 Prozent der Probanden zur Verfügung standen. Die Autoren schließen mit dem Fazit, dass eine Mischung aus herkömmlicher und onlinebasierter Physiotherapie, wie hier in der Experimentalgruppe angewendet, keinen Vorteil gegenüber der herkömmlichen Therapie bei Gon- und Koxarthrose hatte.

Quelle: Kloek CJJ, et al. 2018. Effectiveness of a blended physical therapist intervention in people with hip osteoarthritis, knee osteoarthritis, or both: a cluster-randomized controlled trial. Phys Ther. May 17. [Epub ahead of print]

Link zum Abstract: www.ncbi.nlm.nih.gov/pubmed/29788253

Physiotherapie via Telefon: Was halten Patienten mit Gonarthrose davon?

Eine physiotherapeutische Betreuung von Patienten per Telefon gehört noch nicht zum therapeutischen Alltag. Australische Wissenschaftler der University of Melbourne untersuchten nun in Form von semistrukturierten Interviews, wie 20 Patienten, die sechs Monate lang am Telefon zu Übungstherapie angeleitet worden waren, über diese Intervention dachten. Nach anfänglicher Skepsis lobten die meisten Teilnehmer die praktische und bequeme Seite dieser Therapie. Sie hatten das Gefühl, effektiv kommunizieren zu können, und waren zuversichtlich, das Übungsprogramm auch ohne persönliche Anleitung vor Ort durchführen zu können. Laut eigenen Angaben verbesserten sie sich hinsichtlich der Schmerzintensität, Kraft und Funktion im Alltag. Manche regten als Verbesserungsvorschlag an, eine Videokonferenz abzuhalten, oder wünschten sich wenigstens ein persönliches Treffen mit dem Therapeuten zu Behandlungsbeginn.

Quelle: Lawford BJ, et al. 2018. „I was really sceptical ... But it worked really well": a qualitative study of patient perceptions of telephone-delivered exercise therapy by physiotherapists for people with knee osteoarthritis. Osteoarthritis Cartilage. Mar 20. [Epub ahead of print]

Link zum Abstract: www.ncbi.nlm.nih.gov/pubmed/29572130

Wie denken Physiotherapeuten über die Vermittlung von Übungen via Telefon und / oder mittels internetbasierter Videos bei Arthrose-Patienten?

Australische Wissenschaftler befragten Physiotherapeuten online zu ihrer Einstellung bezüglich der Vermittlung von Übungen via Telefon und/oder internetbasiert mit Videos zur Steuerung der Übungstherapie von Patienten mit Gon- und Coxarthrose. Es beteiligten sich 217 Therapeuten, die sowohl in Metropolen und Städten als auch in ländlichen und abgelegenen Gegenden tätig sind. Hinsichtlich der telefonbasierten Therapie äußerten 81 Prozent, dass die Privatsphäre des Patienten gewahrt wird und dass die Intervention zeitsparend ist (76 Prozent). Die videogestützte Therapie fand im Hinblick auf Zeitersparnis (82 Prozent), Privatsphäre (75 Prozent) und Eignung (80 Prozent) ebenso mehrheitlich Zustimmung. Außerdem wurde deutlich, dass diejenigen, die noch keine Erfahrung mit der Telemedizin hatten, den Angeboten auch wenig zutrauten. Die Autoren schlussfolgern, dass diese Erkenntnisse bei der Implementierung moderner Serviceangebote hilfreich sein könnten und Therapeuten im Umgang mit den technischen Systemen geschult werden sollten.

Quelle: Lawford BJ, et al. 2018. Physical therapists' perceptions of telephone- and internet video-mediated service models for exercise management of people with osteoarthritis. Arthritis Care Res. (Hoboken) 70, 3:398 – 408

Link zum Abstract: www.ncbi.nlm.nih.gov/pubmed/28437566

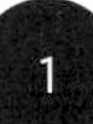

Gonarthrose: Sind Übungen mit Belastung durch das Körpergewicht sinnvoll?

Ein Forscherteam erstellte einen Literaturreview aus randomisierten kontrollierten Studien bis September 2017. Die Frage war, wie sich Übungen mit Belastung durch das Körpergewicht auf den Gelenkknorpel bei Patienten auswirken, die mindestens 18 Jahre alt sind und ein Risiko für Gonarthrose aufweisen oder bereits Gelenkveränderungen haben. Eingeschlossen wurden neun Studien mit insgesamt 14 Untersuchungen: zwölf mit Personen mit Gonarthrose, zwei mit Risikopersonen. Bei Letzteren gab es in einer Untersuchung keine Hinweise im MRT auf Knorpelläsionen infolge der Übungstherapie, während eine andere positive Effekte auf die Glykosaminoglykane fand. Bei den Gonarthrose-Patienten konnte in sechs Untersuchungen kein Effekt festgestellt werden hinsichtlich Knorpeldicke oder -läsionen. Bezüglich der Glykosaminoglykane bescheinigte eine Untersuchung einen negativen Effekt und eine weitere keine Wirkung, während für das Kollagen zwei Untersuchungen einen positiven Effekt nachweisen konnten, zwei andere wiederum keinen Effekt. Die Autoren schlussfolgern, dass Übungstherapie in belasteter Ausgangsstellung für den Gelenkknorpel anscheinend unbedenklich ist.

Quelle: Bricca A, et al. 2018. Impact of exercise on articular cartilage in people at risk of, or with established, knee osteoarthritis: a systematic review of randomised controlled trials. Br. J. Sports Med. Jun 22. [Epub ahead of print]

Link zum Abstract: www.ncbi.nlm.nih.gov/pubmed/29934429

Laufband, Standfahrrad oder Ergometer für die obere Extremität: Was hilft Patienten mit Gonarthrose?

Ein Forscherteam aus Teheran untersuchte in seiner randomisierten kontrollierten Studie den Effekt verschiedener Ausdauermodalitäten auf Schmerzintensität (VAS), Funktion (Sechs-Minuten-Gehtest, Timed-Up-and-Go-Test (TUG), Chair-Stand-Test) und Einstellung der Patienten zu ihren Kniebeschwerden (Knee Injury Osteoarthritis Outcome Score – KOOS). Dazu teilten die Wissenschaftler 78 Personen mit Gonarthrose zufällig in drei Gruppen auf. Alle Gruppen absolvierten dasselbe Kräftigungstraining, nur die Art des Ausdauertrainings unterschied sich: Laufband, Standfahrrad oder Ergometer für die obere Extremität. Nach acht Wochen hatten sich alle Studienteilnehmer in sämtlichen Outcomes verbessert. Bezüglich der Schmerzintensität und der Ergebnisse im KOOS verbesserten sich die Probanden mit Ergometer mehr als die Laufband-Gruppe, diese profitierte hingegen am meisten in Bezug auf die Ergebnisse des TUG.

Quelle: Kabiri S, et al. 2018. Comparison of three modes of aerobic exercise combined with resistance training on the pain and function of patients with knee osteoarthritis: a randomized controlled trial. Phys. Ther. Sport 32:22 – 8

Link zum Abstract: www.ncbi.nlm.nih.gov/pubmed/29677565

Manuelle Therapie oder Elektrotherapie – was hilft Patienten mit Gonarthrose?

Türkische Wissenschaftler erforschten, ob es eine bestimmte Technik der Manuellen Therapie (MT) gibt, von der Patienten mit Gonarthrose langfristig besonders profitieren und wie effektiv Elektrotherapie im Vergleich ist. An ihrer einfach verblindeten, randomisierten Studie nahmen 72 Patienten mit bilateraler Gonarthrose teil, das Durchschnittsalter betrug 56 Jahre. Sie wurden zufällig einer der folgenden drei Gruppen zugeteilt: 1) Mobilisation with Movement (MWM, Mulligan-Konzept), 2) passive Gelenkmobilisationen oder 3) Elektrotherapie. Alle Teilnehmer erhielten zwölf Behandlungen und machten parallel dazu Übungen. Die primären Outcomes waren der Western Ontario and McMaster Universities Osteoarthritis Index (WOMAC) und der Aggregated-Locomotor-Function-Test (ALF). Sekundär erfassten die Forscher Schmerzintensität (Algometer und VAS), Bewegungsumfang (Range of Motion – ROM) und Muskelkraft (Dynamometer). Beide MT-Gruppen erreichten gegenüber der Elektrotherapiegruppe eine größere Schmerzlinderung: So hatten ihre Probanden weniger Ruhe-, Bewegungs- und Nachtschmerz – und zwar auch noch im Follow-up nach einem Jahr. Im WOMAC, ALF, ROM und in der Quadrizepskraft waren beide MT-Interventionen der Elektrotherapie ebenfalls überlegen.

Quelle: Kaya Mutlu E, et al. 2018. A comparison of two manual physical therapy approaches and electrotherapy modalities for patients with knee osteoarthritis: a randomized three arm clinical trial. Physiother. Theory Pract. Jan 8. [Epub ahead of print]

Link zum Abstract: www.ncbi.nlm.nih.gov/pubmed/29308949

Wie effektiv sind Physiotherapie und internetbasierte Trainingstherapie bei Gonarthrose?

In dieser US-amerikanischen Studie verglichen die Forscher die Wirksamkeit der Interventionen nach vier (Studienende) und zwölf Monaten. Es gab drei Gruppen: 1) bis zu acht Einheiten evidenzbasierte Physiotherapie in Einzelbehandlung, 2) internetbasiertes Übungsprogramm mit videogestützter Instruktion der Übungen und Beschreibung der Progressionsmöglichkeiten, 3) Warteliste (keine Therapie). Insgesamt nahmen 350 Patienten an dieser Studie teil. Die primäre klinische Zielgröße war die Kniefunktion im Western Ontario and McMaster Universities Osteoarthritis Index (WOMAC). Bei Studienende und im Follow-up nach zwölf Monaten unterschieden sich die WOMAC-Scores der Interventionsgruppen nicht signifikant von der Kontrollgruppe. Das internetbasierte Übungsprogramm war der konventionellen Physiotherapie nicht unterlegen.

Quelle: Allen KD, et al. 2018. Physical therapy vs internet-based exercise training for patients with knee osteoarthritis: results of a randomized controlled trial. Osteoarthritis Cartilage. Jan 5. [Epub ahead of print]

Link zum Abstract: www.ncbi.nlm.nih.gov/pubmed/29307722

Wassergymnastik versus Patientenedukation: Was ist wirksamer für Patienten mit Gonarthrose?

An dieser randomisierten kontrollierten Studie nahmen 60 durchschnittlich 68,3 Jahre alte Patienten mit Gonarthrose im Stadium eins bis vier nach Kellgren-Lawrence teil. 31 Patienten wurden zufällig der Wassergymnastikgruppe zugeteilt, die über acht Wochen zweimal wöchentlich individuell Physiotherapie erhielt (Erwärmung, Dehnungen, Kräftigung mit Thera-Band, Laufübungen, Balance, Massage). 29 Patienten bildeten die Edukationsgruppe, die einmal wöchentlich eine zweistündige Edukationseinheit im Gruppensetting bekam (maximal fünf Teilnehmer pro Gruppe). Verschiedene Professionen waren an der Edukation beteiligt, zum Beispiel Arzt, Pharmakologe, Diätassistent, Psychologe, Physiotherapeut und Sportlehrer. Die Teilnehmer dieser Gruppe erhielten auch ein Heimübungsprogramm, das sie zwei- bis dreimal wöchentlich ausführen sollten. Nach der Intervention und in der Nachuntersuchung drei Monate später wurden folgende klinische Zielgrößen erfasst: Funktion (Western Ontario and McMaster Universities Osteoarthritis Index – WOMAC), Lebensqualität (Short Form 36-item Health Survey), Schmerz (Visuelle Analogskala), funktionelle Mobilität (Timed-Up-and-Go-Test) und Depression (Kurzform der Yesavage Geriatric Depression Scale). Eine Limitation der Studie ist die hohe Studienabbrecherrate (18,3 Prozent), vor allem in der Edukationsgruppe.

Am Ende der Intervention hatten die Teilnehmer der Wassergymnastikgruppe bessere Werte im WOMAC – sowohl im Gesamtergebnis als auch in der Subskala Schmerzen. Dieses Ergebnis bestand für den Gesamtscore auch noch im Follow-up. Bei den Parametern Depression oder funktionelle Mobilität gab es keine Unterschiede zwischen den Gruppen.

Quelle: Taglietti M, et al. 2018. Effectiveness of aquatic exercises compared to patient-education on health status in individuals with knee osteoarthritis: a randomized controlled trial. Clin. Rehabil. 32, 6:766 – 76 Volltext frei

Link zum Abstract: www.ncbi.nlm.nih.gov/pubmed/29417831

Welche Aspekte beeinflussen die Übungsadhärenz bei Gonarthrose?

Wissenschaftler aus Melbourne werteten die Daten aus drei randomisierten kontrollierten Studien mit insgesamt 341 Gonarthrose-Patienten aus.
Die regelmäßige Durchführung der instruierten Übungen (Übungsadhärenz) wurde von den Studienteilnehmern selbst auf einer numerischen Skala angegeben (null = keine Übungen, zehn = volle Adhärenz). Drei Verläufe kristallisierten sich heraus: Die größte Gruppe bildeten 157 Probanden, deren Adhärenz schnell schlechter wurde – während sie zwölf Wochen nach Beginn der Intervention auf der Skala noch einen Wert von durchschnittlich 7,7 angaben, waren es nach 22 Wochen nur noch 4,2. Die Übungsbereitschaft der nächstgrößeren Gruppe (153 Probanden) nahm langsamer ab und die letzte Gruppe mit 21 Personen übte bereits von Beginn an wenig (2,2 ± 1,4 auf der Ratingskala), dies änderte sich auch nicht im Untersuchungszeitraum. Die Probanden mit rapide abfallender Adhärenz hatten zu Studienbeginn weniger Schmerzen und eine bessere Funktion im Western Ontario and McMaster Universities Osteoarthritis Index (WOMAC) im Vergleich zu den Probanden mit langsam nachlassender Adhärenz. Diese Erkenntnisse könnten in der Praxis helfen, gefährdete Patienten zu identifizieren und bedarfsgerecht zu unterstützen, um die regelmäßige selbstständige Durchführung der Übungstherapie zu gewährleisten.

Quelle: Nicolson PJA, et al. 2018. Trajectories of adherence to home-based exercise programs among people with knee osteoarthritis. Osteoarthritis Cartilage. Jan 31. [Epub ahead of print]

Link zum Abstract: www.ncbi.nlm.nih.gov/pubmed/29360592

Wie gut sind Studien über das patellofemorale Schmerzsyndrom?

Es gibt Bestrebungen, die Beschreibungen der Studienmethodik zu verbessern, um Ergebnisse nachvollziehbar und, wenn gewünscht, reproduzierbar zu machen. Deshalb untersuchten dänische und australische Wissenschaftler in ihrem systematischen Literaturreview, wie vollständig die Übungen in Studien über das patellofemorale Schmerzsyndrom wirklich beschrieben sind. Ihre Bewertung basierte auf den Übungsdeskriptoren nach Toigo und Boutellier sowie der TIDieR-Checkliste (Template for Intervention Description and Replication). In keiner der 38 inkludierten randomisierten, kontrollierten Studien waren die Informationen vollständig. Die Zahl der Übungseinheiten, die Länge und der Name der Intervention wurden noch am häufigsten angegeben, seltener hingegen Parameter wie Therapieadhärenz, die Kontraktionszeit der Muskulatur oder die Erholungszeit zwischen den Trainingseinheiten (nur in zwei Studien beschrieben). Die Forscher bemängeln die unzureichende und ungenaue Beschreibung der Übungsprotokolle in den Studien, die eine Umsetzung der Forschungsergebnisse in den klinischen Alltag erschweren.

Quelle: Holden S, et al. 2017. How can we implement exercise therapy for patellofemoral pain if we don't know what was prescribed? A systematic review. Br. J. Sports Med. Oct 30. [Epub ahead of print]

Link zum Abstract: www.ncbi.nlm.nih.gov/pubmed/29084726

Sind zusätzliche Fußübungen in der Therapie patellofemoraler Schmerzen zielführend?

In dieser dänischen Studie wurden 40 Erwachsene mit diagnostiziertem patellofemoralen Schmerzsyndrom (28 Frauen) und ausgeprägter Eversion des Rückfußes randomisiert entweder der Kontrollgruppe zugeteilt, die ausschließlich Knieübungen durchführte, oder der Interventionsgruppe, die zusätzlich Übungen für den Fuß integrierte und mit einer Fußorthese versorgt wurde.
Die Knie-Übungen wurden in drei Therapieeinheiten angeleitet, die Probanden sollten dann zwölf Wochen lang dreimal wöchentlich üben. Die Fußübungen sollten zweimal pro Woche für zwölf Wochen durchgeführt werden, wobei eine Übungseinheit pro Woche von einem Therapeuten begleitet wurde. Die primäre klinische Zielgröße in der Nachuntersuchung nach vier Monaten war der Schmerz, gemessen mit dem Knee Injury and Osteoarthritis Outcome Score (KOOS), Subskala Schmerz.
Die Personen der Interventionsgruppe verbesserten sich mehr als die Kontrollprobanden. Dieser Effekt war nach zwölf Monaten nicht mehr nachweisbar. Die Autoren schlussfolgern, dass bei patellofemoralem Schmerzsyndrom die Kombination aus knie- und fußspezifischen Übungen und der Versorgung mit einer Fußorthese kurzfristig effektiver Schmerzen lindert als eine ausschließlich auf das Kniegelenk fokussierte Therapie.

Quelle: Mølgaard CM, et al. 2018. Foot exercises and foot orthoses are more effective than knee focused exercises in individuals with patellofemoral pain. J. Sci. Med. Sport. 21, 1:10 – 5

Link zum Abstract: www.ncbi.nlm.nih.gov/pubmed/28844333

Übungsadhärenz: Wie valide ist die Selbsteinschätzung von Patienten?

An dieser australischen Studie nahmen 54 Erwachsene im Alter von mindestens 45 Jahren mit chronischen Knieschmerzen teil. Sie führten zwölf Wochen lang ein Kräftigungsprogramm für den M. quadriceps durch und dokumentierten täglich ihre Übungsroutine (Tagebücher). Alle zwei Wochen schätzten sie ihre Adhärenz auf einer Likert-Skala von null bis zehn ein. Ein Beschleunigungsmesser, der sich in der Gewichtsmanschette für die Übungen befand, lieferte objektive Daten. Es zeigte sich, dass die Teilnehmer ihre Übungsadhärenz im Tagebuch nicht realistisch beurteilten, sondern überschätzten. Die Validität war begrenzt und die Test-Retest-Reliabilität nicht ausreichend. Diese Ergebnisse werfen die Frage auf, ob Übungstagebücher oder Selbsteinschätzungen von Patienten belastbar sind.

Quelle: Nicolson PJA, et al. 2018. Self-reported home exercise adherence: a validity and reliability study using concealed accelerometers. J. Orthop. Sports Phys. Ther. Jul 27. [Epub ahead of print]

Link zum Abstract: www.ncbi.nlm.nih.gov/pubmed/30053792

Was ist sinnvoller nach Hüft-TEP: Training mit oder ohne Anleitung?

Wissenschaftler aus Dänemark erstellten eine systematische Literaturübersichtsarbeit und recherchierten dafür in bekannten Datenbanken bis März 2018. Das Verzerrungsrisiko wurde mit dem Cochrane Risk of Bias Tool ermittelt. Sie inkludierten sieben randomisierte kontrollierte Studien mit insgesamt 389 Patienten. Aufgrund der fehlenden Verblindung wurde die Qualität der gefundenen Evidenz als moderat eingestuft. Die relevanten Outcomes waren die hüftbezogene Schmerzintensität, die Selbstauskunft der Patienten über die Funktion, die gesundheitsbezogene Lebensqualität und die Leistungsfähigkeit. Es gab kleine, nicht signifikante Vorteile für die Übungstherapie unter Supervision, verglichen mit den Heimübungen in allen oben genannten Outcomes direkt nach den Interventionen, und für die von den Patienten beurteilte Funktion in den Nachuntersuchungen nach sechs und zwölf Monaten.

Quelle: Hansen S, et al. 2018. Effects of supervised exercise compared to non-supervised exercise early after total hip replacement on patient-reported function, pain, health-related quality of life and performance-based function – a systematic review and meta-analysis of randomized controlled trials. Clin. Rehabil. Aug 3. [Epub ahead of print]

Link zum Abstract: www.ncbi.nlm.nih.gov/pubmed/30073856

Ist TENS in der Frührehabilitation nach vorderer Kreuzbandplastik sinnvoll?

Die Überlegung der iranischen Wissenschaftler war, die transkutane elektrische Nervenstimulation (TENS) postoperativ in den ersten vier Wochen der Rehabilitation zur Schmerzlinderung einzusetzen. Sie verglichen zwei Gruppen von männlichen Sportlern nach durchgeführter Operation und Ersatz des vorderen Kreuzbands: Alle 70 Probanden führten Übungen in der vierwöchigen Reha mit insgesamt 20 Einheiten durch, eine Gruppe erhielt zusätzlich den schmerzlindernden Strom in hochfrequenter Form für 35 Minuten täglich. Die randomisierte kontrollierte Studie war teilweise verblindet (Therapeut während der Übungstherapie). Untersucht wurden folgende klinische Zielgrößen vor Beginn und nach Ende der Intervention: Schmerz (Visuelle Analogskala – VAS), Kniebeweglichkeit, Fragebogen zu Funktionen, Aktivitäten und Lebensqualität (International Knee Documentation Committee – IKDC). Beide Gruppen konnten mit der Rehabilitation signifikant Schmerzen verringern sowie Beweglichkeit, Funktion, Aktivität und Lebensqualität steigern, egal ob sie TENS erhalten hatten oder nicht. Somit hatte der Strom keinen zusätzlichen Effekt.

Quelle: Forogh B, et al. 2017. Adding high-frequency transcutaneous electrical nerve stimulation to the first phase of post anterior cruciate ligament reconstruction rehabilitation does not improve pain and function in young male athletes more than exercise alone: a randomized single-blind clinical trial. Disabil. Rehabil. Nov 9. [Epub ahead of print]

Link zum Abstract: www.ncbi.nlm.nih.gov/pubmed/29117738

Integrierte Telerehabilitation nach Kreuzbandplastik: Wie gut ist die Akzeptanz bei Patienten und Physiotherapeuten?

In einem Londoner Krankenhaus des National Health Service wurde untersucht, wie gut ein webbasiertes System (TRAK) innerhalb des standardisierten Rehabilitationsprozesses angenommen wird. In der qualitativen Studie wurden 17 Patienten und vier betreuende Physiotherapeuten in semistrukturierten Interviews befragt, nachdem sie das Programm 16 Wochen lang parallel zur normalen Physiotherapie durchgeführt hatten. Es handelte sich dabei um individuell zugeschnittene Übungsprogramme mit Videounterstützung und Übungsanleitungen sowie Informationen und Kontaktmöglichkeit zum Physiotherapeuten per E-Mail. Die Interviews wurden von zwei unabhängigen Untersuchern transkribiert, kodiert und thematisch analysiert. Aus den Patientenaussagen ergaben sich sechs Hauptthemen: Erfahrungen mit dem System, persönliche Gründe für die Teilnahme, Stärken und Schwächen, Zukunftsfähigkeit von TRAK und Einstellung zur digitalen Therapie. Für die Therapeuten standen folgende Themenfelder im Vordergrund: mögliche Vorteile, Ressourcenverfügbarkeit und die Organisation der Betreuung, um das webbasierte System optimal anwenderorientiert einsetzen zu können.

Den Autoren zufolge wurde die Integration des TRAK-Systems in der Rehabilitation von Patienten und ihren Therapeuten angenommen. Die Patienten äußerten sich positiv über die Übungsvideos, die Selbstvertrauen und Motivation steigerten. Die webbasierte Betreuung wurde von den Physiotherapeuten unter der Voraussetzung akzeptiert, dass genügend Zeit und Computer zur Verfügung stehen.

Quelle: Dunphy E, et al. 2017: Acceptability of a digital health intervention alongside physiotherapy to support patients following anterior cruciate ligament reconstruction. BMC Musculoskelet. Disord. 18, 1:471 Volltext frei

Link zum Abstract: www.ncbi.nlm.nih.gov/pubmed/29162071

Vordere Kreuzbandplastik: Wie hängen Patientencharakteristika, Physiotherapie und Revisions-OPs zusammen?

660 Personen, die einen Ersatz des vorderen Kreuzbandes (VKB-Plastik) erhalten hatten, wurden in diese retrospektive Untersuchung einbezogen. Die Wissenschaftler teilten sie in drei Altersklassen ein: 1) 20 Jahre oder jünger, 2) 21 bis 34 Jahre oder 3) 35 Jahre und älter. Es gab ebenfalls drei Kategorien für die durchgeführte Physiotherapie: 1) weniger als neun Therapieeinheiten, 2) neun bis 14 Einheiten oder 3) 15 Einheiten und mehr. Von allen Patienten hatten insgesamt 22 eine Revisionsoperation. Die maximal 20-jährigen Patienten hatten eine höhere Wahrscheinlichkeit für eine operative Revision als die beiden älteren Personengruppen. Unter den Patienten, die länger als drei Monate physiotherapeutisch behandelt worden waren, gab es folgendes Ergebnis: Die Kniefunktion, gemessen mit dem Knee Outcome Survey Activities of Daily Living Subscale Score, war schlechter bei den jungen Patienten (20 oder jünger), die weniger als neun Therapieeinheiten erhalten hatten. Die Ergebnisse deuten darauf hin, dass Patienten nach VKB-Plastik ein unterschiedliches Risiko für eine erneute OP haben und entsprechend betreut werden sollten.

Quelle: Miller CJ, et al. 2017. Influence of demographics and utilization of physical therapy interventions on clinical outcomes and revision rates following anterior cruciate ligament reconstruction. J. Orthop. Sports Phys. Ther. 47, 11:834 – 44

Link zum Abstract: www.ncbi.nlm.nih.gov/pubmed/28992770

Knie-TEP: Ist eine progressive Nachbehandlung empfehlenswert?

Ja, so das Ergebnis dieser US-amerikanischen Studie. 165 Personen nach Implantation einer Knie-Totalendoprothese bildeten die Experimentalgruppe mit progressiver Kräftigungstherapie, während 40 Probanden nach Knie-TEP die weniger intensive Standard-Nachbehandlung erhielten. 88 Personen ohne Kniebeschwerden dienten als Kontrollgruppe. Zu den klinischen Zielgrößen gehörten unter anderem die aktive Gelenkbeweglichkeit, die Quadrizepskraft oder Aktivitäten des täglichen Lebens (zum Beispiel Treppensteigen). Die Kontrollgruppe hatte erwartungsgemäß bessere Ergebnisse als beide Interventionsgruppen. Die Teilnehmer der progressiven Kräftigungsgruppe erreichten eher Ergebnisse, die denen der gesunden Probanden ähnelten, als die Patienten mit Standardbehandlung. Daher schlussfolgern die Autoren, dass eine progressive Nachbehandlung zur Wiederherstellung einer guten Funktion nach Implantation einer Knie-TEP effektiv sein könnte.

Quelle: Pozzi F, et al. 2018. Restoring physical function after knee replacement: a cross sectional comparison of progressive strengthening vs standard physical therapy. Physiother. Theory Pract. Jun 7. [Epub ahead of print]

Link zum Abstract: www.ncbi.nlm.nih.gov/pubmed/29877749

Physiotherapie oder Heimübungen nach Knieteilprothese?

Amerikanische Wissenschaftler randomisierten Patienten nach OP mit Knieteilprothese (unikompartimenteller Gelenkersatz) für sechs Wochen in eine Gruppe mit ambulanter Physiotherapie (n = 25) oder eine Heimübungsgruppe (n = 22). Die primäre klinische Zielgröße nach sechs Wochen war die Veränderung des Bewegungsausmaßes, sekundäre Zielgrößen waren die Gesamtbeweglichkeit des Knies, Ergebnisse im Knee Society Score, Knee Injury and Osteoarthritis Outcome Score JR, Lower Extremity Functional Scale und Veterans Rands-12 Score. In der Nachuntersuchung nach sechs Wochen gab es weder in der primären noch in den sekundären Zielgrößen signifikante Unterschiede. Die Autoren schlussfolgern daher, dass für die meisten Patienten nach unikompartimentellem Gelenkersatz am Knie ein Heimübungsprogramm ausreichend ist.

Quelle: Fillingham YA, et al. 2018. Formal physical therapy may not be necessary after unicompartmental knee arthroplasty: a randomized clinical trial. J. Arthroplasty 33, 7S:S93 – 9.e3

Link zum Abstract: www.ncbi.nlm.nih.gov/pubmed/29555497

Korrelieren klinisches Bild und Bildgebung bei Tendinopathien der unteren Extremität?

Niederländische Forscher untersuchten, ob nach einer Übungsintervention die Symptome bei Achillodynie oder Tendinopathien der Patellarsehne mit den Befunden aus der Bildgebung korrelieren. Dazu recherchierten sie in bekannten Datenbanken bis Juni 2017 und schlossen 21 Studien ein. Das klinische Bild verbesserte sich kurz- und langfristig signifikant bei Patienten mit diesen Beschwerden, egal, ob sie exzentrische Übungen oder langsam durchgeführte hochintensive Kräftigungsübungen gemacht hatten. Hinsichtlich der Bildgebung waren die Ergebnisse weniger eindeutig: Während bei den Achillodynie-Patienten eine mittlere bis starke Evidenz für einen Zusammenhang zwischen Klinik und Bildgebung sprach bezüglich Sehnendicke und Neuvaskularisation nach exzentrischem Training, war die Evidenz für einen Zusammenhang bei den Patellarsehnen-Patienten nur moderat. Für beide Patientengruppen gab es ebenfalls moderate Evidenz für eine Korrelation von Klinik und Bildgebung nach langsamen hochintensiven Kräftigungsübungen.

Quelle: Rabello LM, et al. 2018. Association between clinical and imaging outcomes after therapeutic loading exercise in patients diagnosed with achilles or patellar tendinopathy at short- and long-term follow-up: a systematic review. Clin. J. Sport Med. Jun 25. [Epub ahead of print]

Link zum Abstract: www.ncbi.nlm.nih.gov/pubmed/29952842

Welche Faktoren erhöhen das Risiko für eine Narkosemobilisation nach Knie-TEP?

Eine Komplikation nach Knie-Totalendoprothese (K-TEP) ist eine postoperative Steifigkeit, die eine Gelenkmobilisation unter Narkose erfordert. Kalifornische Forscher untersuchten, ob dieses Risiko davon abhängt, ob Patienten mit bilateraler Gonarthrose den Gelenkersatz für beide Knie simultan, nacheinander oder nur einseitig (unilateral) erhalten. Dazu werteten sie die California Patient Discharge Database aus. Von 2005 bis 2013 lag die Inzidenz für eine postoperative Narkosemobilisation innerhalb von 90 Tagen bei 2,14 Prozent für Personen mit unilateraler K-TEP, dies entspricht 4.398 von 205.744 Patienten. Bei Personen mit bilateraler K-TEP zu unterschiedlichen Zeitpunkten waren es 2,11 Prozent (724 von 34.352 Patienten) und bei gleichzeitig bilateral versorgten Patienten 1,62 Prozent (195 von 12.013 Patienten). Nach 180 Tagen erhielten bei den unilateralen K-TEPs 3,07 Prozent, bei den bilateralen K-TEPs 2,89 Prozent und bei den gleichzeitig bilateral Operierten 2,29 Prozent eine Mobilisation unter Narkose. Unter Beachtung aller relevanten Risikofaktoren war die Wahrscheinlichkeit (odds ratio) für eine Narkosemobilisation nach 90 oder 180 Tagen für die bilateral operierten Patienten, die den Gelenkersatz in einer Operation erhielten, signifikant geringer als für die anderen beiden Gruppen.

Quelle: Meehan JP, et al. 2017. Postoperative stiffness requiring manipulation under anesthesia is significantly reduced after simultaneous versus staged bilateral total knee arthroplasty. J. Bone Joint Surg. Am. 99, 24:2085 – 93

Link zum Abstract: www.ncbi.nlm.nih.gov/pubmed/29257014

Chronische Sprunggelenksinstabilität: Wie effektiv sind Korrekturübungen?

In einer randomisierten kontrollierten Laborstudie wurden 40 männliche College-Athleten mit chronischer Instabilität des oberen Sprunggelenks per Zufall entweder der Kontrollgruppe (Alter: 20,9 ± 1,8 Jahre) oder der Interventionsgruppe (Alter: 21,2 ± 1,7 Jahre) zugeordnet. Letztere führte acht Wochen lang unter Aufsicht dreimal pro Woche Korrekturübungen durch. Zu Studienbeginn und -ende wurden folgende Parameter getestet, und zwar im ermüdeten Zustand nach einer Belastung auf dem Laufband: Bewegungseffizienz bei Kniebeugen, Kraft, Tiefensensibilität, statische und dynamische posturale Kontrolle sowie die Funktion, gemessen mithilfe der Subskalen der Foot and Ankle Ability Measure. Die Experimentalgruppe war der Kontrollgruppe in den Parametern Funktion und Bewegungseffizienz überlegen, allerdings nur im frischen, nicht ermüdeten Zustand. Nach der Laufbandbelastung (ermüdet) war nur die statische posturale Kontrolle besser als bei den Kontrollpersonen.

Quelle: Bagherian S, et al. 2017. Corrective exercises improve movement efficiency and sensorimotor function but not fatigue sensitivity in chronic ankle instability patients: a randomized controlled trial. Clin. J. Sport Med. Oct 6. [Epub ahead of print]

Link zum Abstract: www.ncbi.nlm.nih.gov/pubmed/29023280

Was ist wirksam in der Behandlung einer Achillodynie?

Forscher aus Dublin sichteten für ihre systematische Übersichtsarbeit die bekannten elektronischen Datenbanken bis Oktober 2017 und inkludierten 22 kontrollierte Studien mit insgesamt 1.137 Teilnehmern. Sie untersuchten, wie sich Übungstherapie, Orthesen oder Schienen auf die Parameter Schmerz, Funktion und Lebensqualität bei Patienten mit Achillodynie (Mid-Portion-Achillodynie oder Insertionstendinopathie) auswirken. Evidenz von moderater Qualität spricht dafür, dass exzentrische Übungen bei Mid-Portion-Achillodynie effektiver zur Schmerzlinderung und Funktionsverbesserung sind als eine Kontrollintervention. Das gleiche Evidenzlevel liegt vor für die Überlegenheit von exzentrischen gegenüber konzentrischen Übungen hinsichtlich Schmerzlinderung. Keine signifikanten Unterschiede gab es hingegen zwischen Exzentrik und hochintensiven, langsam ausgeführten Übungen. Evidenz von geringer Qualität besagt, dass exzentrische Übungen Dehnungen nicht überlegen sind. Die Dosierung der Exzentrik wirkt sich anscheinend auf Funktionsfähigkeit und Schmerzlevel aus (Qualität der Evidenz: mittel bis gering). Verglichen mit einer Kontrollintervention hatten Orthesen keinen wesentlichen Nutzen (Qualität der Evidenz: mittel bis hoch). Eine Kombination aus exzentrischem Training und Schienenversorgung ist wahrscheinlich nicht hilfreich. Die aktuelle Studienlage deutet darauf hin, dass bei Mid-Portion-Achillodynie keine Übungsintervention der anderen überlegen ist. Schienen oder Orthesen werden nicht empfohlen.

Quelle: Wilson F, et al. 2018. Exercise, orthoses and splinting for treating Achilles tendinopathy: a systematic review with meta-analysis. Br. J. Sports Med. Aug 31. [Epub ahead of print]

Link zum Abstract: www.ncbi.nlm.nih.gov/pubmed/30170996

Verbessert Übungstherapie effektiv die Funktionsfähigkeit und Aktivität von Patienten nach Knie-TEP?

Ja, bei geringer bis moderater Qualität dieser Wirksamkeitsnachweise. Zu dem Thema gibt es bereits viele Studien; mit dieser Literaturübersicht mit Meta-Analyse wollten die japanischen Autoren den aktuellen Stand der wissenschaftlichen Literatur abbilden. Eingeschlossen wurden randomisierte kontrollierte Studien, die bis Juli 2017 publiziert worden waren. Die Qualität der Wirksamkeit wurde anhand der GRADE-Kriterien (Grading of Recommendations Assessment, Development and Evaluation) beurteilt. Die Meta-Analyse der 27 eingeschlossenen Studien ergab, dass eine achtwöchige postoperative Übungstherapie ergänzend zur medizinischen Standardtherapie effektiv ist bezüglich Schmerzlinderung, Funktions- und Beweglichkeitsverbesserung, Kräftigung und einer höheren Gehgeschwindigkeit.

Quelle: Umehara T, et al. 2017. Effective exercise intervention period for improving body function or activity in patients with knee osteoarthritis undergoing total knee arthroplasty: a systematic review and meta-analysis. Braz. J. Phys. Ther. Nov 8. [Epub ahead of print]

Link zum Abstract: www.ncbi.nlm.nih.gov/pubmed/29174345

Wann sollte Physiotherapie nach Operationen am Rückfuß beginnen?

In dieser Studie wurden 50 Patienten, die aufgrund von Frakturen am Talus oder Kalkaneus operiert worden waren, zufällig in zwei Gruppen geteilt. Die Experimentalgruppe startete zwei Wochen postoperativ mit Physiotherapie zur Verbesserung der Gelenkbeweglichkeit und mit Manueller Therapie. Die Kontrollgruppe erhielt erst sechs Wochen nach dem Eingriff Therapie. Zu den Assessments gehörten die American Orthopedic Foot and Ankle Society Hindfoot Scale (AOFAS) und die Lower Extremity Functional Scale (LEFS). Erfasst wurden Schmerzintensität, Schwellung und das aktive Bewegungsausmaß drei und sechs Monate nach Studienbeginn sowie Nebenwirkungen in der Nachuntersuchung zwölf Monate später. Letztere waren zahlreicher bei der Kontrollgruppe. Die Experimentalgruppe erzielte signifikant bessere Ergebnisse in AOFAS und LEFS, die anderen klinischen Zielgrößen unterschieden sich nicht zwischen den Gruppen.

Quelle: Albin SR, et al. 2018. Timing of initiating manual therapy and therapeutic exercises in the management of patients after hindfoot fractures: a randomized controlled trial. J. Man. Manip. Ther. 26, 3:147–56

Link zum Abstract: www.ncbi.nlm.nih.gov/pubmed/30042629

1

1.5 SONSTIGE KRANKHEITSBILDER

Foto: con... shutterstock.com

1

CHRONISCHE MUSKULOSKELETTALE ERKRANKUNGEN: DARF DIE THERAPIE SCHMERZEN PROVOZIEREN?

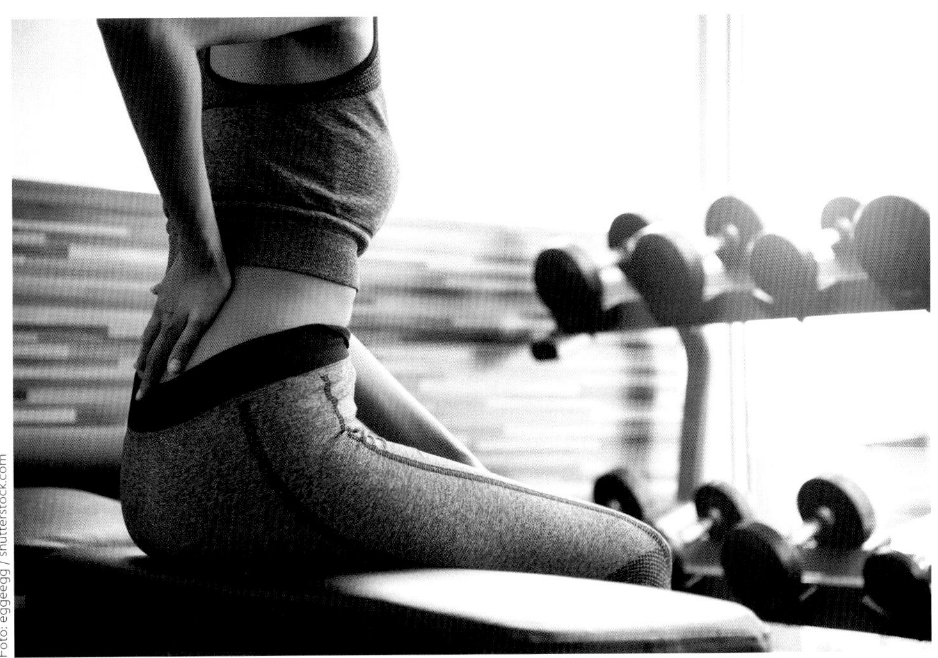

Foto: eggeegg / shutterstock.com

Chronische Schmerzen des Bewegungsapparates sind ein relevantes gesundheitspolitisches Problem, da sie hohe Kosten bedeuten. In Großbritannien ist Schätzungen zufolge jede vierte Person betroffen; der untere Rückenschmerz ist Spitzenreiter hinsichtlich der Lebensjahre, die Betroffene in eingeschränkter Lebensqualität verbringen, noch vor Erkrankungen wie Depression, kardiovaskulären Krankheiten, Krebs oder Diabetes. Beim chronischen Schmerz spielen Faktoren wie Angst-Vermeidungsverhalten, Katastrophisierung und Kinesiophobie eine wichtige Rolle, das Nervensystem ist sensibilisiert und Emotionen können ein Schmerzerleben zusätzlich triggern. Hier erfüllt der Schmerz keine sinnvolle Warnfunktion mehr, die Schmerzempfindung ist vielmehr losgelöst von der Gefahr einer reellen oder drohenden Gewebeschädigung. Neue Trainingsprogramme empfehlen ein schmerzhaftes Training zur Normalisierung der Sensibilität und der Schmerzantwort. Wie effektiv sind diese Übungsprogramme, die ein gewisses Schmerzausmaß tolerieren oder sogar provozieren, im Vergleich zur schmerzfreien Therapie? Forscher aus Großbritannien und Dänemark sichteten die Literatur in den bekannten elektronischen Datenbanken bis Oktober 2016. Eingeschlossen wurden erwachsene Probanden mit muskuloskelettalen Schmerzen jeder Lokalisation seit mindestens drei Monaten. Zu den Ausschlusskriterien gehörten Beschwerden, die höchstwahrscheinlich nicht mit dem muskuloskelettalen System zusammenhängen, zum Beispiel Migräne, Darmerkrankungen, Brustschmerzen, Fibromyalgie oder eine Atemwegssymptomatik. Das Verzerrungsrisiko der Publikationen wurde mithilfe der Cochrane-Empfehlungen und die Qualität der Wirksamkeit mit den GRADE-Kriterien (Grading of Recommendations Assessment, Development and Evaluation) bestimmt. Die Autoren inkludierten neun Publikationen aus sieben randomisierten kontrollierten Studien mit insgesamt 385 Patienten: Eine Studie untersuchte Probanden mit LWS-Schmerzen, drei befassten sich mit Schulterschmerzen, zwei mit Achillodynie und eine mit Plantarfasziitis.

Kurzfristig (Follow-up nach drei Monaten oder früher) zeigte die schmerzhafte Übungstherapie einen signifikanten Vorteil gegenüber einem nicht schmerzhaften Training (geringe bis moderate Evidenz, GRADE). Mittel- und langfristig (nach drei bis zwölf Monaten beziehungsweise später als zwölf Monate) konnte dieser Effekt nicht beobachtet werden (geringe Evidenz, GRADE). Im Hinblick auf die Funktion und wahrgenommene Behinderung durch muskuloskelettale Schmerzen gab es zu keinem Nachbeobachtungszeitpunkt signifikante Unterschiede zwischen den beiden Therapieformen. Die Autoren schlussfolgern, dass Schmerzen bei Patienten mit chronischen Beschwerden am Bewegungsapparat keine Barriere im Training darstellen sollten. Ein Erklärungsansatz für die beobachtete Schmerzlinderung ist die Freisetzung körpereigener Opioide und die Förderung der körpereigenen schmerzhemmenden Systeme. Limitationen der inkludierten Studien sind die teilweise hohen Raten von Studienabbrechern und die fehlende Blindung der Probanden.

Fazit

Weitere Forschung sollte folgen, um die Mechanismen der Wirksamkeit von schmerzhaftem Training genauer zu verstehen.

Quelle: Smith BE, et al. 2017. Should exercises be painful in the management of chronic musculoskeletal pain? A systematic review and meta-analysis. Br. J. Sports Med. 51, 23:1679 – 87 Volltext frei

Link zum Abstract: www.ncbi.nlm.nih.gov/pubmed/28596288

1

IST PHYSIOTHERAPIE EFFEKTIV ZUR VERBESSERUNG DER LEBENSQUALITÄT BEI PATIENTEN MIT MUSKULOSKELETTALEN BESCHWERDEN?

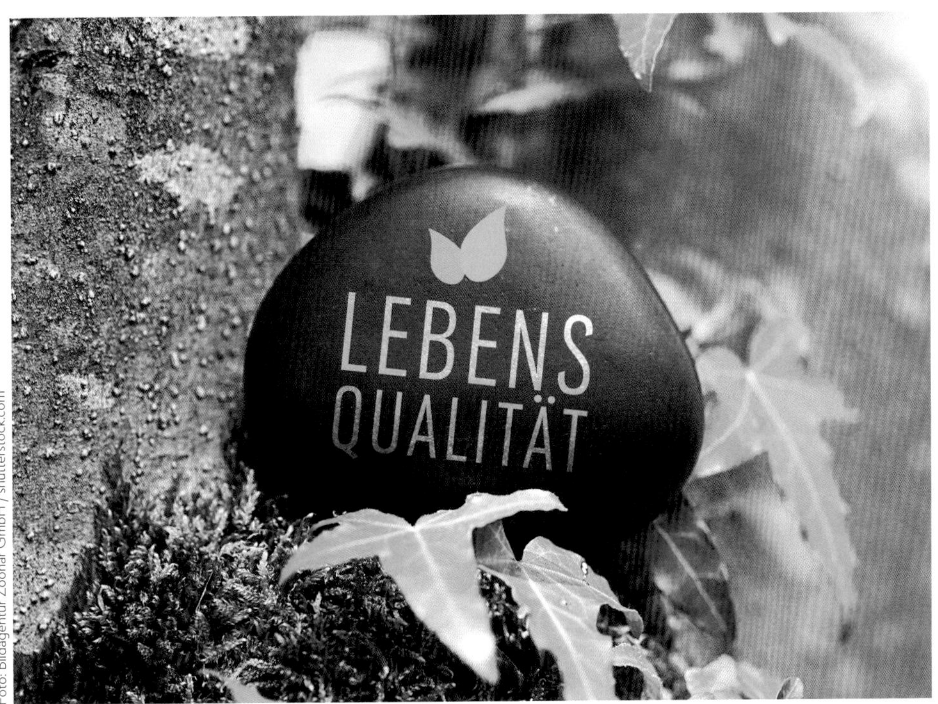

Foto: Bildagentur Zoonar GmbH / shutterstock.com

Zur Beantwortung dieser Frage schlossen Forscher insgesamt 4.136 Patienten ein, die in einem von fünf National-Health-Service-Zentren in den britischen Regionen Camden, Gateshead, Newcastle, Northumberland und South West Essex physiotherapeutisch behandelt wurden. Die Patienten wurden gebeten, einen Fragebogen zur Erfassung der gesundheitsbezogenen Lebensqualität (EQ-5D) auszufüllen – und zwar vor Beginn der Therapie und danach. Die Forscher kategorisierten die Patienten nach Symptomlokalisation und definierten insgesamt 13 Bereiche: Fuß, Sprunggelenk, Knie, Hüfte, Sakroiliakalgelenk, Lendenwirbelsäule, Brustwirbelsäule, Halswirbelsäule, temporomandibulärer Bereich, Schulter, Ellenbogen, Handgelenk und Hand. Hinzu kamen die Kategorien generalisierte Schmerzen und andere Beschwerden. Außerdem wurden die Patienten anhand ihrer Reaktion auf die Behandlung eingeteilt. Verbesserte sich die Lebensqualität um mindestens 0,1 Punkte, wurde der Patient als EQ-5D-Responder bezeichnet (Responder ist in der Medizin ein Begriff für einen Patienten, der positiv auf eine Therapie anspricht).

Die Physiotherapie bestand in der Regel aus Beratung zum Lebensstil, Übungen, Manueller Therapie, Tape, Weichteiltechniken, Elektrotherapie und / oder Akupunktur. Die Wahl der Therapie richtete sich nach den Zielen und Bedürfnissen der Patienten, basierte auf wissenschaftlichen Erkenntnissen und berücksichtigte klinischen Leitlinien und das Prinzip der partizipativen Entscheidungsfindung, bei der Therapeut und Patient auf Augenhöhe kommunizieren. In der Regel erfolgte ein erstes Assessment via Telefon, gefolgt von Untersuchungen und Therapie in Einzelsitzungen, wenn nötig.

In der Gruppe der EQ-5D-Responder verbesserte sich die Mobilität bei allen Beschwerdebereichen, und auch bei den Patienten, deren Lebensqualität sich nicht um mindestens 0,1 Punkte verbesserte (EQ-5D-Non-Responder), kam es zu positiven Effekten in Sprunggelenk, Knie, Hüfte und Lendenwirbelsäule. Eine ähnliche Entwicklung zeigte sich in Bezug auf die normalen Aktivitäten sowie die Dimensionen Schmerz und Beschwerden. In der Dimension Selbstversorgung profitierten nur die EQ-5D-Responder. In der Dimension Angst / Depressionen erreichte die Gruppe der EQ-5D-Responder eine größere Verbesserung, in dieser Gruppe war das Eingangslevel der psychischen Belastung auch höher. Bei den EQ-5D-Non-Respondern gab es keine Verbesserungen in der Dimension Angst / Depressionen.

Fazit

Therapeuten sollten nicht annehmen, dass Patienten mit muskuloskelettalen Beschwerden und Ängsten oder Depressionen keinen positiven Nutzen von der Physiotherapie haben: Sie zeigten in dieser Studie sogar die größte Verbesserung der Lebensqualität.

Quelle: Caplan N, et al. 2018. Changes in health-related quality of life (EQ-5D) dimensions associated with community-based musculoskeletal physiotherapy: a multi-centre analysis. Qual. Life Res. Jun 9. [Epub ahead of print]

Link zum Abstract: www.ncbi.nlm.nih.gov/pubmed/29948600

1

MUSKULOSKELETTALE BESCHWERDEN: WIE HÄNGT DIE INANSPRUCHNAHME VON PHYSIOTHERAPIE MIT DER GESUNDHEITS-KOMPETENZ ZUSAMMEN?

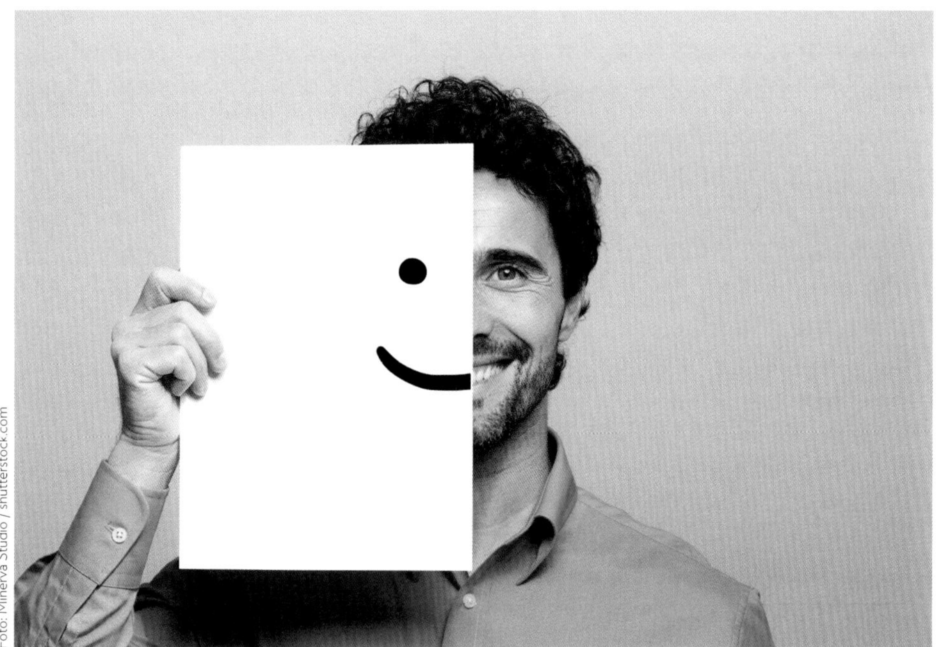

Foto: Minerva Studio / shutterstock.com

Hier die Ergebnisse aus einer physiotherapeutischen Privatklinik in Oslo: Obwohl Dauerpatienten aktiver waren im Hinblick auf Maßnahmen zum Erhalt oder zur Verbesserung der Gesundheit (Reha- und Präventionsangebote), hatten sie geringere interne Kontrollüberzeugungen und größeren emotionalen Distress als Patienten, die nur unregelmäßig Physiotherapie beanspruchten. Die internen Gesundheitskontrollüberzeugungen und die Selbstwirksamkeit standen dabei in engem Zusammenhang: Je schlechter die Kontrollüberzeugungen waren, umso geringer war auch die festgestellte Selbstwirksamkeit.

In dieser Studie wurden 507 Patienten zwischen 18 und 70 Jahren (durchschnittlich 46 Jahre, 70 Prozent weiblich, mehr als 61 Prozent mit chronischen Schmerzen) mit muskuloskelettalen Beschwerden im Bereich von Nacken, Schulter, Rumpf und Beinen untersucht. Verwendete Assessments waren der Health Education Impact Questionnaire (heiQ) zur Feststellung der Selbstkompetenz und die Health Locus of Control Scale (HLCS) zur Erhebung der subjektiven Gesundheitskontrollüberzeugung (siehe Kasten).

Es zeigte sich, dass die internen Kontrollüberzeugungen bei jüngeren Patienten höher waren als bei Älteren. Zudem wurde festgestellt, dass der Bildungsstand eine Auswirkung darauf hat, ob jemand den äußeren Umständen mehr Einfluss zuspricht als der eigenen Person: Je geringer der Bildungsgrad, umso mehr wurde an äußere oder zufällige Lebensumstände und Einflüsse geglaubt.

Fazit

Aus den Ergebnissen lässt sich schließen, dass die Selbstwirksamkeit von Dauerpatienten in der Therapie gestärkt werden sollte.

Glossar

Health Education Impact Questionnaire (heiQ)
Der Fragebogen ist ein Instrument zur Bewertung von Patientenschulungen und Selbstmanagementprogrammen. Er wurde 2007 von Osborne und Kollegen an der Universität Melbourne entwickelt und besteht aus den drei Fragebogen heiQ-Core, heiQ-Program und heiQ-Perspective. Der zentrale Fragebogen (heiQ-Core) misst mittels 40 Items auf acht Skalen die Aspekte gesundheitsförderliches Verhalten, aktive Beteiligung am Leben, emotionales Wohlbefinden, Selbstüberwachung und Krankheitsverständnis, konstruktive Einstellungen, Erwerb von Fertigkeiten und Handlungsstrategien, soziale Integration und Unterstützung sowie Kooperation und Zurechtfinden im Gesundheitswesen.

Quelle: www.forschung-patientenorientierung.de/index.php/projekte/erste-foerderphase/modul-vier-phase-1/heiq-schwarze.html

Health Locus of Control Scale (HLCS)
Mit diesem Fragebogen werden die Gesundheitskontrollüberzeugungen der Patienten festgestellt. Er wurde in den 1970er-Jahren entwickelt und erhebt die Einstellungen einer Person zur eigenen Gesundheit und Krankheit sowie deren Auswirkungen. Anhand von 18 Aussagen wird überprüft, ob die Patienten davon überzeugt sind, ihre Gesundheit selbst beeinflussen zu können oder nicht (interne Kontrolle) und welche Rolle sie dem Zufall oder Schicksal zuschreiben (externe Kontrolle).

Quelle: Wahl AK, et al. 2018. Is regular use of physiotherapy treatment associated with health locus of control and self-management competency? A study of patients with musculoskeletal disorders undergoing physiotherapy in primary health care. Musculoskelet. Sci. Pract. 36:43 – 7

Link zum Abstract: www.ncbi.nlm.nih.gov/pubmed/29729545

WELCHE ERFAHRUNGEN MACHEN CHRONISCHE SCHMERZPATIENTEN BEI KÖRPERLICHER AKTIVITÄT UND ÜBUNGEN?

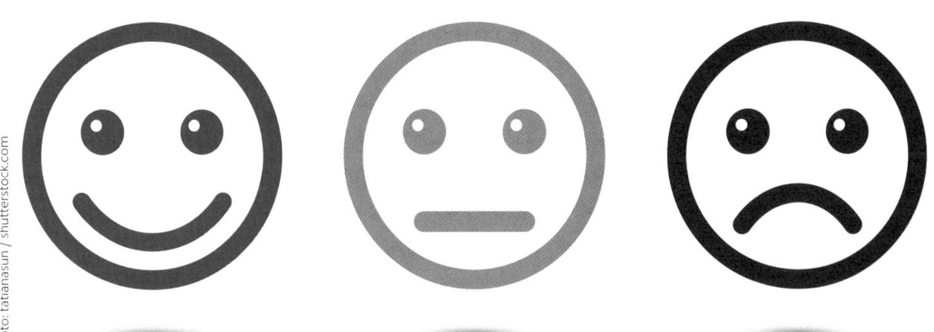

Körperliche Aktivität und Übungen sind wichtig für Patienten mit chronischen Schmerzen. Dazu gehören Ausdauer- und Krafttraining sowie Übungen für die motorische Kontrolle. Bekannt ist, dass sich diese aktiven Interventionen positiv auf Schmerzintensität, körperliche Einschränkungen und psychologische Probleme auswirken. Die wichtige Frage ist, wie chronische Schmerzpatienten dies umsetzen können und wie sich die Übungsadhärenz langfristig verbessern lässt. Eine qualitative Studie zu diesem Thema kommt aus Schweden. 16 Frauen und zwei Männer mit chronischen Schmerzen, die ein multimodales Rehabilitationsprogramm absolvierten, nahmen an semistrukturierten Interviews teil. Die Patienten waren durchschnittlich 47 Jahre alt. Vor Durchführung der Interviews dokumentierten die Forscher verschiedene Anamnesedaten, unter anderem Intensität, Lokalisation und Dauer der Schmerzen. Über Fragebogen wurden das derzeitige Aktivitätslevel der Patienten (International Physical Activity Questionnaire – IPAQ) sowie psychologische Aspekte (Hospital Anxiety and Depression Scale – HADS) im Zusammenhang mit Schmerzen abgefragt. Darüber hinaus wurden die Selbstwirksamkeit (Pain Self-Efficacy Questionnaire – PSEQ) und das Angst-Vermeidungsverhalten (Fear Avoidance Beliefs Questionnaire – FABQ) evaluiert. Ein Forscher führte alle Interviews durch und sprach mit den Patienten über drei Hauptthemen:

- Erfahrungen mit körperlicher Aktivität und Übungen
- Motivation zur Durchführung von körperlicher Aktivität und Übungen
- Erfahrungen mit körperlicher Aktivität und Übungen zur Behandlung der Schmerzen

Wenn nötig, fragte der Forscher auch nochmals nach. Die Gespräche dauerten in der Regel zwischen 30 und 45 Minuten. Sie wurden aufgezeichnet, transkribiert und ins Englische übersetzt. Die so generierten Texte waren anonymisiert. Zur Auswertung wurde eine qualitative Inhaltsanalyse durchgeführt. Die Ergebnisse deuten auf ein wichtiges Hauptthema für diese Zielgruppe hin: Barrieren überwinden und Gelegenheiten für körperliche Aktivitäten sicherstellen – trotz chronischer Schmerzen.

Dazu gehörten fünf Unterpunkte:

- ein Leben mit körperlicher Aktivität wertschätzen
- körperliche Aktivität und Übungen – vor und nach Beginn der Schmerzen
- Anstrengung – Schwierigkeiten und Herausforderungen
- körperliche Aktivität ermöglichen
- Bedarf an kontinuierlicher und aktiver Unterstützung

Obwohl die Patienten dieser Studie körperlicher Aktivität und Übungen positiv gegenüberstanden, erreichten sie nur selten ein ausreichendes Aktivitätslevel. Zudem beeinflussten Schwierigkeiten und Misserfolge die Durchführung negativ.

Fazit

Die Diskrepanz zwischen „wollen" und „machen" könnte im Zusammenhang stehen mit Motivation, Selbstwirksamkeitserwartung und Handlungskontrolle. Die befragten Studienpatienten wünschten sich zudem eine qualitativ gute Interaktion mit Gesundheitsexperten.

Quelle: Karlsson L, et al. 2018. Experiences and attitudes about physical activity and exercise in patients with chronic pain: a qualitative interview study. J. Pain Res. 5, 11:133 – 44 Volltext frei

Link zum Abstract: www.ncbi.nlm.nih.gov/pubmed/29379314

1

RHEUMATOIDE ARTHRITIS: IST INDIVIDUELLE THERAPIE ODER GRUPPENTHERAPIE EFFEKTIVER?

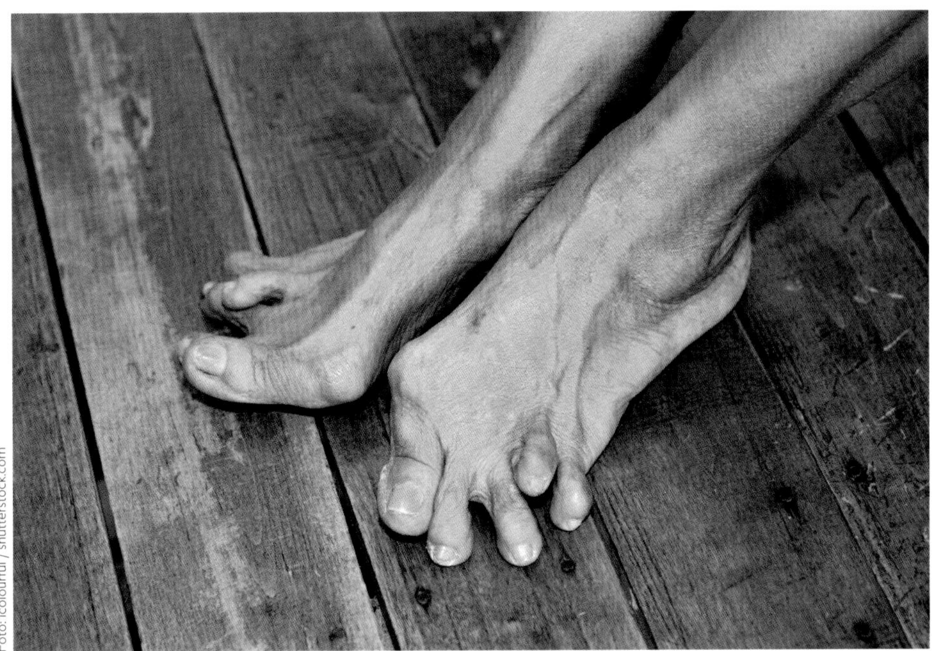

Foto: icolourful / shutterstock.com

Brasilianische Forscher verglichen ein individuelles Physiotherapieprogramm mit einer Gruppenintervention und untersuchten die Parameter Schmerz, Balance, Mobilität und die subjektiv beurteilte Therapiewirksamkeit. Probanden dieser Studie waren 30 Patienten mit chronischer rheumatoider Arthritis, die Fußdeformitäten aufwiesen (zum Beispiel Hallux valgus, Hammerzehen, Hohlfuß), seit mindestens fünf Jahren Beschwerden hatten und einen Funktionsstatus von eins bis drei laut American Rheumatism Association aufwiesen. Zu den Ausschlusskriterien gehörten unter anderem Operationen am Bein oder Rumpf, neurologische oder Atemwegserkrankungen und kognitive Einschränkungen. Die Studienteilnehmer wurden randomisiert entweder der Individualtherapie (Gruppe 1, Alter: 54,3 ± 9,28 Jahre, 73,3 Prozent Frauen) oder der Gruppentherapie zugeordnet (Gruppe 2, Alter: 62,5 ± 4,35 Jahre, 100 Prozent Frauen). Die Teilnehmer der Gruppen ähnelten sich zu Studienbeginn, nur waren die Probanden der Gruppe 2 älter und hatten ein geringeres Körpergewicht. Beide Gruppen erhielten vier Wochen lang zweimal wöchentlich für 60 Minuten dieselbe Therapie, bestehend aus Hinweisen zu Fußpflege und Schuhwerk, Fußmobilisationen, funktionellen Übungen zur Kräftigung der Fuß-, Bein- und Rumpfmuskulatur, Gleichgewichtsübungen und Aktivitäten des täglichen Lebens (zum Beispiel Treppensteigen, Haushaltstätigkeiten). Die Effekte wurden mit folgenden Assessments gemessen: Numerische Ratingskala (NRS) zur Erfassung der Schmerzintensität, Berg Balance Scale (BBS), Functional Reach Test (FR) und Timed-Up-and-Go-Test (TUG) zur Beurteilung der Mobilität sowie Foot Health Status Questionnaire (FHSQ), ein Fragebogen zur Beurteilung der wahrgenommenen Therapieeffekte (siehe Infokasten).

Beide Gruppen verbesserten sich in der NRS und BBS. Gruppe 1 verbesserte sich ebenfalls im FR und TUG. Die Probanden der Gruppe 2 hatten bessere Werte im FHSQ; außerdem erreichten sie gute Ergebnisse in acht der insgesamt zehn abgefragten Bereiche, die Probanden der Gruppe 1 nur in vier.

Fazit

Die Autoren ziehen das Fazit, dass chronische Patienten mit rheumatoider Arthritis und Fußdeformitäten sowohl von einem individuellen als auch von einem Gruppenprogramm zur Verbesserung der Mobilität, Balance und zur Schmerzlinderung profitieren. Ein Gruppensetting führte in dieser Untersuchung zu einer besseren Einschätzung der Therapiewirksamkeit durch die Betroffenen.

Foot Health Status Questionnaire (FHSQ)

Ein in Australien entwickelter und validierter Fragebogen mit zehn Bereichen und einem Score von null (schlechtestes Ergebnis) bis 100 (volle Funktion). Der FHSQ wird vom Patienten ausgefüllt und wird postoperativ oder zur Erfassung von Einschränkungen infolge orthopädischer oder neurologischer Probleme eingesetzt. Themenfelder sind unter anderem Fußschmerz, Fußfunktion, Schuhwerk, allgemeine Gesundheit, soziale Interaktion und Vitalität. Der FHSQ besitzt eine gute Sensitivität und Reliabilität.

Quelle: Ferreira AFB, et al. 2008. Brazilian version of the Foot Health Status Questionnaire (FHSQ-Br): cross-cultural adaptation and evaluation of measurement properties. Clinics 63:595-600

Quelle: Do Carmo CM, et al. 2017. Effects of individual and group exercise programs on pain, balance, mobility and perceived benefits in rheumatoid arthritis with pain and foot deformities. J. Phys. Ther. Sci. 29, 11:1893 – 8 Volltext frei

Link zum Abstract: www.ncbi.nlm.nih.gov/pubmed/29200618

CRPS TYP 1: DARF DIE PHYSIOTHERAPIE SCHMERZHAFT SEIN UND WELCHER ANSATZ IST KOSTENEFFEKTIVER?

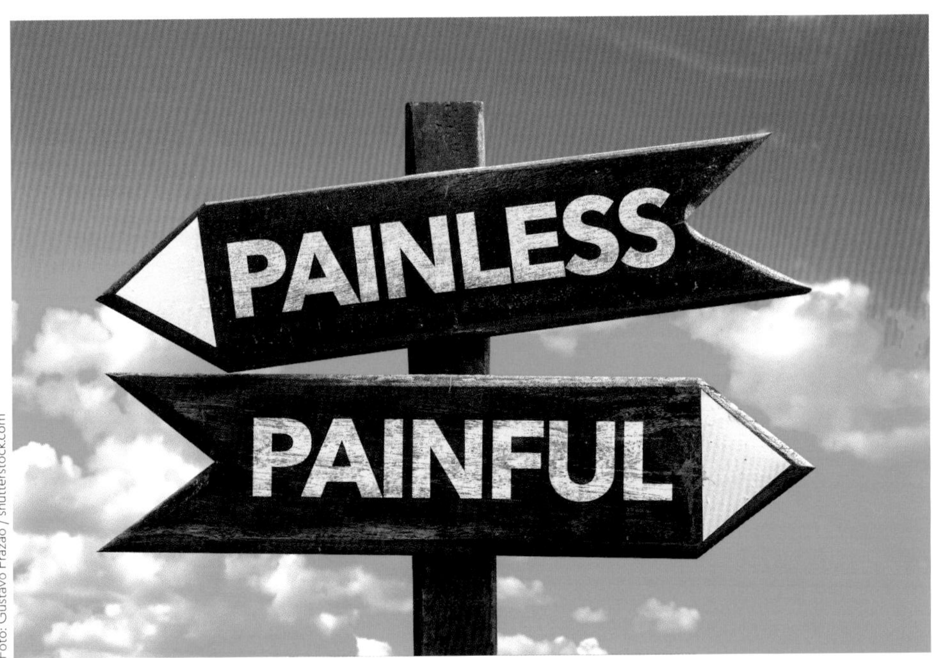

Foto: Gustavo Frazao / shutterstock.com

Die sogenannte Pain Exposure Physical Therapy (PEPT) ist ein neuer Ansatz, bei dem der Therapeut im Gegensatz zur herkömmlichen Vorgehensweise mit der Behandlung an die Schmerzgrenze oder auch darüber hinaus geht. Im Rahmen einer randomisierten kontrollierten Studie konnten Forscher aus den Niederlanden bereits zeigen, dass es zwischen PEPT und der herkömmlichen Vorgehensweise keine Unterschiede gab. Dafür hatten sie 56 Patienten, davon 45 Frauen, aus verschiedenen Einrichtungen per Zufall in eine der beiden Therapiegruppen eingeteilt. Bei 37 der Patienten war die obere Extremität betroffen. Im Verlauf der Studie entschieden vier Patienten der PEPT-Gruppe und elf Patienten der Kontrollgruppe, zu wechseln. Die PEPT-Maßnahme fand bis zu fünfmal statt, dauerte jeweils 40 Minuten und wurde von zwei speziell ausgebildeten Physiotherapeuten gemeinsam durchgeführt. Die Medikation im Zusammenhang mit CRPS sowie die Anwendung von Gehhilfen, Schienen oder Bandagen wurden ausgesetzt. Wichtig zu Beginn der PEPT war es, die Ziele für den Patienten zu formulieren. Zudem erhielten die Patienten Informationen zum Krankheitsbild, zu Schmerzphysiologie und -pathophysiologie und schmerzbedingtem Vermeidungsverhalten. Sie wurden über Hintergründe und Inhalt der PEPT aufgeklärt. Während der PEPT wurden die Patienten bewusst schmerzhaften Reizen ausgesetzt (zum Beispiel bestimmten Aktivitäten) sowie darüber aufgeklärt, dass ihr Schmerz aufgrund der Dauer der Beschwerden mittlerweile ein falsches Warnsignal geworden und daher zu ignorieren sei. Die herkömmliche Therapie richtete sich nach den Vorgaben der holländischen multidisziplinären Leitlinie zur Therapie des CRPS und bestand aus Schmerzmittelgabe in Kombination mit Physio- und Ergotherapie zur Kontrolle von Schmerzen und anderen Symptomen. Die Leistungsfähigkeit wurde unter Berücksichtigung der Schmerzgrenze Schritt für Schritt gesteigert.

In einem Folgeprojekt analysierten die Forscher nun, welche Methode kosteneffektiver ist. Dazu werteten sie die Ergebnisse hinsichtlich Lebensqualität, Funktion sowie Schmerzen aus und verglichen die entstandenen Kosten. Diese beinhalteten nicht nur die mit der Behandlung einhergehenden Ausgaben, sondern auch Reisekosten.

Fazit

In Bezug auf QUALYs und klinische Parameter gab es keine signifikanten Unterschiede. Die Kosten-Minimierungs-Analyse zeigte jedoch, dass die herkömmliche Versorgung 64 Prozent mehr kostete als die PEPT.

Quality-Adjusted Life Year (QALY)

Das qualitätskorrigierte Lebensjahr ist ein Parameter aus der Gesundheitsökonomie, mit dem ein Lebensjahr in Relation zur Gesundheit bewertet wird. Je höher der QALY-Wert, desto mehr Lebenszeit verbleibt dem Patienten mit hoher Lebensqualität. Mehr Informationen zum QALY: www.aerzteblatt.de/archiv/70329/Was-ist-ein-Qaly

Quelle: Barnhoorn K, et al. 2018. Pain exposure physical therapy versus conventional treatment in complex regional pain syndrome type 1-a cost-effectiveness analysis alongside a randomized controlled trial. Clin. Rehabil. 32, 6:790 – 8 Volltext frei

Link zum Abstract: www.ncbi.nlm.nih.gov/pubmed/29430970

KOMPLEXES REGIONALES SCHMERZSYNDROM: IST VERHALTENSTHERAPIE ODER PHYSIOTHERAPIE KOSTENEFFEKTIVER?

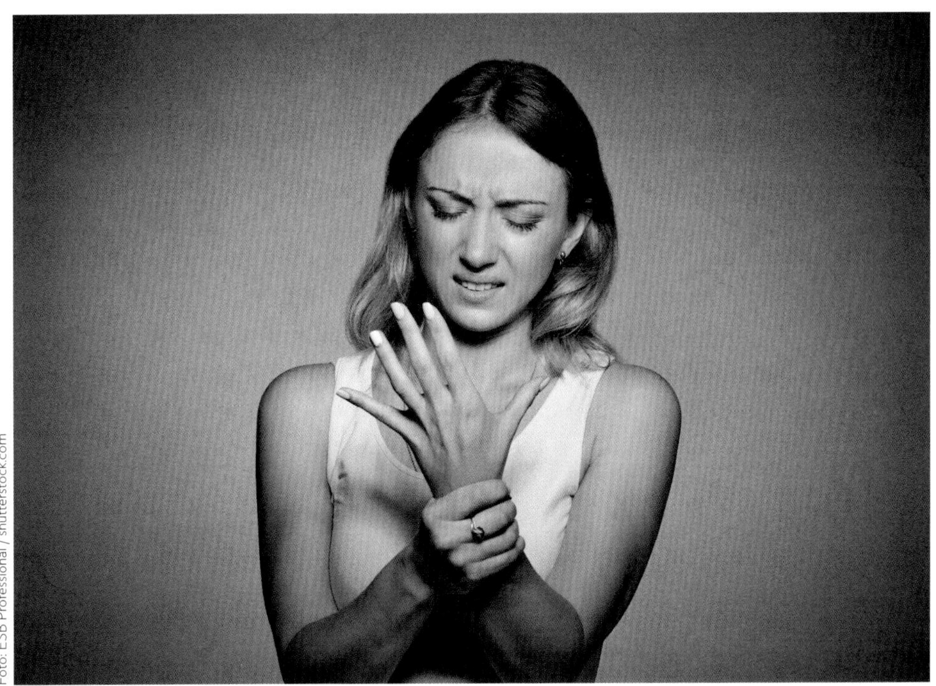

Foto: ESB Professional / shutterstock.com

Therapeuten aus Maastricht verglichen im Detail die Expositionstherapie bei schmerzbedingter Angst als eine Form der Verhaltenstherapie mit schmerzabhängiger Physiotherapie. Letztere umfasst laut Leitlinienempfehlung Schmerzkontrolle und -bewältigung durch Symptomverringerung, Funktions- und Aktivitätssteigerung. Die Autoren überprüften die Kosteneffektivität der beiden aktiven Therapieansätze und setzten die Ergebnisse einer zuvor durchgeführten randomisierten Studie in Bezug zu den Gesamtkosten der ambulanten Rehabilitation (Therapie, allgemeine Kosten Gesundheitswesen, Kosten, die den Patienten und deren Familien entstehen, Arbeitsunfähigkeit). Die 38 Patienten waren durchschnittlich 44 Jahre alt und zu 84 Prozent weiblich. Sie litten im Schnitt seit mehr als fünf Jahren unter einem komplexen regionalen Schmerzsyndrom Typ 1, entsprechend den Orlando-Kriterien (siehe Kasten). Ausschlusskriterien waren unter anderem unzureichende niederländische Sprachkenntnisse, Schwangerschaft, bilaterales CRPS, generalisiertes Schmerzsyndrom, Dystonie, laufende Rechtsstreitigkeit in Bezug auf die Erkrankung sowie eine schwere Psychopathologie. Ergebnisparameter waren die Lebensqualität (SF-36) und die Lebensjahre in Relation zur Gesundheit (QALY).

Fazit

Innerhalb von sechs Monaten wies die Expositionstherapie größere Erfolge auf (SF-36, QALY). Sie war zwar zu Beginn mit höheren Kosten verbunden, konnte jedoch alle weiteren Krankheitskosten deutlicher reduzieren als die Physiotherapie, da die Patienten schneller arbeitsfähig waren und geringere Sozialkosten verursachten. Die Sensitivitätsanalyse mit verschiedenen Parametern bestätigte den robusten Effekt und gibt Hinweise auf die Generalisierbarkeit der Ergebnisse. Diese sollten jedoch noch in weiteren Studien mit größerer Fallzahl bestätigt werden.

CRPS

Auf einer Konsensuskonferenz wurde 1993 in Orlando, USA, offiziell der Begriff „komplexes regionales Schmerzsyndrom" (Complex Regional Pain Syndrome – CRPS) eingeführt. Der Grund hierfür liegt in verschiedenen pathophysiologischen Ursachen, die nicht im Namen genannt werden sollten. Unterschieden werden CRPS Typ 1, das ohne klinisch offensichtliche Nervenläsion auftritt (frühere Bezeichnung: Morbus Sudeck oder Sudeck'sche Erkrankung) und CRPS Typ 2, das sich nach einer Nervenläsion entwickeln kann (frühere Bezeichnung: Kausalgie).

Quelle: dgschmerzmedizin.de/download/schmerzmedizin/2015_4_Schmerzmedizin.pdf

Quelle: Den Hollander M, et al. 2018. Exposure in vivo versus pain-contingent physical therapy in complex regional pain syndrome type 1: a cost-effectiveness analysis. Int. J. Technol. Assess. Health Care. Jul 26. [Epub ahead of print]

Link zum Abstract: www.ncbi.nlm.nih.gov/pubmed/30047357

Muskuloskelettale Schmerzen: Welche Prädiktoren gibt es für eine anhaltende Inanspruchnahme von Physiotherapie?

Diese Studie stammt aus den USA und nutzt die Daten der vorangegangenen longitudinalen Kohortenstudie „Optimal Screening for Prediction of Referral and Outcome" (OSPRO): Daran nahmen insgesamt 440 Probanden teil, die aufgrund von Schmerzen im Bereich Schulter, Nacken, Knie oder Lendenwirbelsäule einen Physiotherapeuten aufgesucht hatten. Als klinische Zielgrößen wurden zu Therapiebeginn und vier Wochen später Schmerzintensität, Behinderung und schmerzbezogener Disstress gemessen. Weitere Zielgrößen, die sechs und zwölf Monate nach der Erstuntersuchung abgefragt wurden, waren Medikation (Gebrauch von Opioiden), Injektionen, Operationen, weiterführende Diagnostik oder das Aufsuchen einer Notaufnahme aufgrund von Schmerzen. 43 Prozent (n = 106) der insgesamt 246 Probanden, die für das Follow-up nach zwölf Wochen noch verfügbar waren, nutzten weiterhin Leistungen des Gesundheitssystems wegen ihrer Schmerzen. Folgende Faktoren waren wichtige Prädiktoren dafür, ob jemand das Gesundheitssystem auch nach Ende der Physiotherapie weiterhin in Anspruch nahm: Ausmaß der Behinderung zu Therapiebeginn, Veränderungen in Schmerzintensität, Behinderung und Disstress in den ersten vier Wochen der Therapie.

Quelle: Lentz TA, et al. 2018. Prediction of healthcare utilization following an episode of physical therapy for musculoskeletal pain. BMC Health Serv. Res. 18, 1:648 **Volltext frei**

Link zum Abstract: www.ncbi.nlm.nih.gov/pubmed/30126409

Muskuloskelettaler Schmerz: Wie kann die Therapieadhärenz verbessert werden?

Obwohl Übungstherapie für Menschen mit chronischen muskuloskelettalen Schmerzen sinnvoll ist, setzen viele Betroffene das Training nicht konsequent fort. Forscher aus London erstellten zu diesem Thema eine systematische Übersichtsarbeit der Literatur bis August 2017 und inkludierten acht randomisierte kontrollierte Studien. Einschlusskriterien waren, dass die Patienten seit mindestens drei Monaten Schmerzen haben mussten, die regelmäßige Übungsdurchführung (Adhärenz) evaluiert wurde und in den Experimentalgruppen mindestens eine Technik aus der Verhaltenstherapie verwendet wurde. In fünf der gefundenen Studien waren die Experimentalgruppen den Kontrollgruppen in der Adhärenz überlegen.
Eine mittlere Evidenz sprach dafür, dass eine Intervention aus fünf Techniken zur Verhaltensänderung (Zielsetzung, Instruktion, Demonstration und Üben des Verhaltens sowie soziale Unterstützung) die Therapieadhärenz verbessert.

Quelle: Meade LB, et al. 2018. Behaviour change techniques associated with adherence to prescribed exercise in patients with persistent musculoskeletal pain: systematic review. Br. J. Health Psychol. Jun 17. [Epub ahead of print]

Link zum Abstract: www.ncbi.nlm.nih.gov/pubmed/29911311

Welche Eigenschaften führen zu einer guten therapeutischen Beziehung?

In dieser qualitativen Studie wurden elf Physiotherapeuten (sechs Frauen, fünf Männer) mit mindestens fünf Jahren Berufserfahrung sowie sieben Erwachsene mit muskuloskelettalen Beschwerden aus einer physiotherapeutischen Privatpraxis in Kanada interviewt. Die Patienten (drei Frauen, vier Männer) hatten weder Komorbiditäten mit kognitiven / kommunikativen Einschränkungen noch neurologische oder entzündliche Erkrankungen. Die semistrukturierten Interviews wurden im selbstgewählten Umfeld aufgenommen und transkribiert. Die qualitative Inhaltsanalyse erfasste sprachliche Inhalte und führte mit vergleichenden Techniken zur Bildung von (Sub-)Kategorien. Daraus ergaben sich vier förderliche Bedingungen für eine gute therapeutische Beziehung: Präsenz, Aufgeschlossenheit, Authentizität und Verbindlichkeit. Diese Aspekte waren eng mit den Absichten und Einstellungen der befragten Physiotherapeuten und Patienten verbunden. Präsenz und aufgeschlossenes Auftreten scheinen die Grundlage für authentisches und verbindliches Handeln zu sein. Den Autoren zufolge sind diese vier Eigenschaften die Basis für eine gute Therapeuten-Patienten-Beziehung.

Quelle: Miciak M, et al. 2018. The necessary conditions of engagement for the therapeutic relationship in physiotherapy: an interpretive description study. Arch. Physiother. 8:3 Volltext frei

Link zum Abstract: www.ncbi.nlm.nih.gov/pubmed/29468089

Erfassen Therapeuten im Gespräch das Anliegen ihrer Patienten?

Kommunikation ist anspruchsvoll: Nur wenn die Wünsche, Vorstellungen und Bedürfnisse des Patienten klar sind, kann eine bio-psycho-soziale Therapie gelingen. In dieser qualitativen Studie untersuchten britische Wissenschaftler die Fähigkeit von Patienten, ihr Anliegen strukturiert in der physiotherapeutischen Konsultation zu formulieren, und die Fähigkeit der Therapeuten, dieses Anliegen zu erkennen und aufzugreifen. Dazu zeichneten sie 15 therapeutische Gespräche auf. Es zeigte sich, dass es Patienten oft schwerfällt, ihre Bedürfnisse strukturiert zu formulieren. Drei Hauptthemen wiederholten sich: 1) klare versus unklare Ziele, 2) der Wunsch nach Informationen und Verständnis, 3) Entwicklung einer Zusammenarbeit zwischen Therapeut und Patient. Diese Ergebnisse unterstreichen die Wichtigkeit, sich als Therapeut im Gespräch zu bemühen, die genauen Beweggründe des Patienten für die Konsultation eines Physiotherapeuten zu erfragen, damit eine für alle Seiten sinnvolle Therapieerfahrung entstehen kann.

Quelle: Stenner R, et al. 2018. What matters most to people in musculoskeletal physiotherapy consultations? A qualitative study. Musculoskelet. Sci. Pract. 35:84 – 9

Link zum Abstract: www.ncbi.nlm.nih.gov/pubmed/29550697

Dehnung oder Kräftigung: Was ist bei Fibromyalgie-Patientinnen wirksamer?

Übungen sind ein wichtiger Bestandteil in der Therapie des Fibromyalgie-Syndroms. Brasilianische Wissenschaftler überprüften in einer randomisierten kontrollierten Studie, ob Dehnungs- oder Kräftigungsübungen hinsichtlich Symptomlinderung und Steigerung der Lebensqualität wirksamer sind. Dazu teilten sie 44 Frauen zufällig in drei Gruppen ein: eine Dehnungsgruppe (n = 14), eine Kräftigungsgruppe (n = 16) und eine Kontrollgruppe (n = 14). Alle Gruppen erhielten für zwölf Wochen die übliche medizinische Betreuung, die beiden Übungsgruppen führten zusätzlich zweimal pro Woche ihre Therapie durch. Untersucht wurden die Parameter Schmerz (Visuelle Analogskala – VAS), Druckschmerzschwelle (Fischer-Dolorimeter), Symptome (Fibromyalgia Impact Questionnaire – FIQ) und Lebensqualität (SF-36). Nach zwölf Wochen wies die Dehnungsgruppe die höchste Lebensqualität und geringste Druckschmerzschwelle auf. Dagegen hatte die Kräftigungsgruppe eine signifikante Verringerung der Fibromyalgie-Symptome und niedrige Depressionswerte im FIQ. Im Vergleich dazu zeigte die Kontrollgruppe die stärkste Symptomatik und geringste Lebensqualität. In ihrer Schlussfolgerung empfehlen die Autoren die Kombination aus Dehnung und Kräftigung, um die Lebensqualität zu verbessern sowie Symptome zu verringern.

Quelle: Assumpção A, et al. 2017. Muscle stretching exercises and resistance training in fibromyalgia: which is better? A three-arm randomized controlled trial. Eur. J. Phys. Rehabil. Med. Nov 29. [Epub ahead of print] Volltext frei

Link zum Abstract: www.ncbi.nlm.nih.gov/pubmed/29185675

Sturzrisiko bei Rheumatoider Arthritis: Ist das Otago-Programm kosteneffizient?

Forscher aus Manchester schlossen 535 erwachsene Patienten mit Rheumatoider Arthritis in ihre Studie ein; das Follow-up betrug ein Jahr. Als Assessments kamen unter anderem Sturztagebücher und Fragebogen zum Einsatz. Die durch Stürze verursachten Gesundheitskosten wurden geschätzt und ins Verhältnis gesetzt zu den Kosten für die Implementierung des Otago-Programmes zur Sturzprophylaxe. Das Programm umfasst Übungen zur Muskelkräftigung und Verbesserung des Gleichgewichtes. 195 Probanden berichteten über insgesamt 598 Stürze. Basierend auf der bekannten Effektivität des Otago-Programms hätten schätzungsweise 209 der 598 Stürze verhindert werden können. Aufgrund der dadurch eingesparten Gesundheitskosten wäre der Einsatz dieses Sturzpräventionsprogrammes somit auch kosteneffizient.

Quelle: Abdulrazaq S, et al. 2018. A prospective cohort study measuring cost-benefit analysis of the Otago exercise programme in community dwelling adults with rheumatoid arthritis. BMC Health Serv. Res. 18, 1:574 Volltext frei

Link zum Abstract: www.ncbi.nlm.nih.gov/pubmed/30029649

Was hilft Fibromyalgie-Patienten mehr: Aerobic oder Tai-Chi?

US-amerikanische Forscher testeten in ihrer randomisierten kontrollierten Studie, ob Patienten mit Fibromyalgie-Syndrom mehr von Tai-Chi oder einem aeroben Trainingsprogramm profitieren. Dazu ließen sie insgesamt 226 erwachsene Probanden trainieren, die in fünf Gruppen aufgeteilt wurden: Eine Gruppe trainierte 24 Wochen lang zweimal wöchentlich Aerobic (n = 75). Die restlichen vier Gruppen übten Tai-Chi, entweder einmal wöchentlich für zwölf oder 24 Wochen (pro Gruppe n = 39) oder zweimal wöchentlich für zwölf oder 24 Wochen (n = 37 beziehungsweise n = 36). Das primäre Outcome nach 24 Wochen war der revidierte Fibromyalgia Impact Questionnaire (FIQR). Die Interventionen fanden im Gruppensetting statt und dauerten 60 Minuten. Die Aerobic-Gruppe durchlief ein Warm-up, gefolgt von einem choreografierten Hauptteil und einem Cool-down, die Tai-Chi-Probanden übten den klassischen Yang-Stil. Telefonanrufe sollten die Therapietreue stärken und den Teilnehmern wurde empfohlen, auch nach Interventionsende weiter zu üben. Alle fünf Gruppen verbesserten sich im FIQR, mit einem statistischen Vorsprung für die Tai-Chi-Gruppen im Vergleich zur Aerobic-Gruppe. Bei gleicher Dauer und Häufigkeit (24 Monate, zweimal wöchentlich) war die Tai-Chi-Gruppe der Aerobic-Gruppe überlegen. Die Gruppen, die 24 Wochen lang Tai-Chi geübt hatten, verbesserten sich mehr als die Probanden mit nur zwölf Wochen. Auch war die Therapietreue bei den Tai-Chi-Gruppen größer als bei der Aerobic-Gruppe.

Quelle: Wang C, et al. 2018. Effect of Tai Chi versus aerobic exercise for fibromyalgia: comparative effectiveness randomized controlled trial. BMJ 360:k851 Volltext frei

Link zum Abstract: www.ncbi.nlm.nih.gov/pubmed/29563100

Wie können Physiotherapeuten Personen mit Rheumatoider Arthritis zu körperlicher Aktivität bewegen?

Per Videoanalyse untersuchten schwedische Wissenschaftler, mit welchen Methoden elf Physiotherapeutinnen Patienten mit Rheumatoider Arthritis zu gesundheitsförderlicher körperlicher Aktivität motivierten. Die Gruppenstunden fanden zweimal in der Woche in öffentlichen Turnhallen statt, ergänzt von 150-minütigem Ausdauertraining bei moderater Intensität. Aus der Videoanalyse kristallisierten sich drei Kategorien herausfordernder Situationen heraus. Sie traten auf, wenn die Teilnehmer Barrieren für die Durchführung körperlicher Aktivität erklärten, wenn sie die im Programm vermittelte Planungshilfe vernachlässigten und wenn sie in körperlichen Leistungstests nur schlechte Ergebnisse erreichten. Die Therapeuten verwendeten verschiedene Strategien im Umgang mit den Hindernissen: Sie informierten oder nutzten die Gruppendynamik.

Quelle: Nessen T, et al. 2018. Physiotherapists' management of challenging situations in guiding people with rheumatoid arthritis to health-enhancing physical activity. Physiother. Theory Pract. Feb 15. [Epub ahead of print]

Link zum Abstract: www.ncbi.nlm.nih.gov/pubmed/29447492

Welche Faktoren beeinflussen ein erfolgreiches Krafttraining bei Fibromyalgie?

Dass Krafttraining effektiv ist in der Behandlung von Fibromyalgie, ist bekannt. Schwedische Wissenschaftler fragten sich nun, welche Parameter wichtig sind, damit Frauen mit Fibromyalgie einen Kraftzuwachs erreichen. Dazu untersuchten sie 67 Patientinnen zwischen 25 und 64 Jahren, die zweimal wöchentlich für 15 Wochen ein Krafttraining absolvierten. Zur Messung der klinischen Parameter Schmerz, Angst-Vermeidungs-Verhalten und körperliche Aktivität dienten die Visuelle Analogskala (VAS), der Fear Avoidance Beliefs Questionnaire (FABQ) und der Leisure Time Physical Activity Index (LTPAI, misst Anzahl der körperlich aktiv verbrachten Stunden pro Woche). Außerdem wurden Body-Mass-Index (BMI), Muskelkraft während Knieextension, Ellenbogenflexion und die Greifkraft erfasst.
Der generelle Kraftzuwachs hing zusammen mit einer Schmerzlinderung und weniger Angstvermeidungsverhalten zu Studienbeginn. Im Bereich der Kniestrecker und Ellenbogenbeuger waren zudem auch die Ausgangskraft, das Alter und der BMI relevant.
Die Autoren schlussfolgern, dass die Parameter Schmerz und Angst-Vermeidungs-Überzeugung wichtige Faktoren sind, die Kliniker in der Rehabilitation von Patientinnen mit Fibromyalgie beachten sollten.

Quelle: Larsson A, et al. 2017. Pain and fear avoidance partially mediate change in muscle strength during resistance exercise in women with fibromyalgia. J. Rehabil. Med. Oct 25. [Epub ahead of print] Volltext frei

Link zum Abstract: www.ncbi.nlm.nih.gov/pubmed/29068036

Welche Rolle spielen Trainingsparameter für die Schmerzlinderung bei Fibromyalgie?

Brasilianische Forscher untersuchten in ihrer Cross-over-Studie die Relevanz von Trainingsparametern für die Schmerzlinderung bei Patienten mit Fibromyalgie. 32 Patienten durchliefen nacheinander vier Übungsmodalitäten: 1) Standardtraining (definierte Wiederholungszahl bei 60 Prozent des Einwiederholungsmaximums), 2) selbstgewählte Intensität bei festgelegter Wiederholungszahl, 3) selbstgewählte Intensität mit einer über die Sätze beziehungsweise die Wiederholungszahl gesteuerten Gesamtbelastung, die der des Standardtrainings entsprach, 4) selbstgewählte Belastung und Wiederholungszahl, bis auf einer zehnstufigen Belastungsskala der Wert sieben erreicht wird (sehr anstrengend). Assessments waren die Visuelle Analogskala (VAS) und der Short-Form McGill Pain Questionnaire nach jeder Intervention sowie 24, 48, 72 und 96 Stunden später. Unabhängig von der Intervention erhöhten sich die VAS-Werte und verringerten sich sukzessive wieder. Nach 96 Stunden waren sie noch höher als die Ausgangswerte.

Quelle: Da Cunha Ribeiro RP, et al. 2018. Prescribed versus preferred intensity resistance exercise in fibromyalgia pain. Front. Physiol. 9:1097 Volltext frei

Link zum Abstract: www.ncbi.nlm.nih.gov/pubmed/30158876

Reduzieren Übungen auch die Ängste von Patienten mit Arthritis, Fibromyalgie und rheumatischen Erkrankungen?

Zur Beantwortung dieser Frage erstellte ein amerikanisches Forscherteam eine systematische Übersichtsarbeit mit Meta-Analyse, entsprechend den PRISMA-Leitlinien. Eingeschlossen wurden randomisierte kontrollierte Studien. Die Interventionsgruppe sollte ein wohnortnahes Übungsprogramm zur Verbesserung von Kraft und / oder Ausdauer für mindestens vier Wochen durchgeführt haben. Die Angst der Erwachsenen mit Rheumatoider Arthritis, Fibromyalgie und anderen rheumatischen Erkrankungen musste erfasst worden sein. Die sprachenunabhängige Recherche berücksichtigte Studien vom 1. Januar 1981 bis zum 6. Januar 2017 in den elektronischen Datenbanken PubMed, SPORTDiscus, CENTRAL, CINAHL, PsycINFO, Web of Science, Scopus und ProQuest sowie weitere Referenzen. Von 639 gesichteten Studien konnten 14 mit insgesamt 926 Teilnehmern (539 Übende) eingeschlossen werden. Das Training dauerte im Schnitt 28,8 ± 14,3 Minuten und fand über 15,8 ± 6,7 Wochen statt, bei einer wöchentlichen Frequenz von 3,3 ± 1,3 Einheiten. Die statistische Auswertung ergab, dass sich durch die Übungen bei den Teilnehmern tatsächlich die Ängste verringerten. Die Number Needed to Treat (NNT) beträgt sechs, das heißt, sechs Patienten müssen Übungen durchführen, damit bei einem ein positiver Effekt in Bezug auf die Angstreduktion erreicht wird. Die Forscher schätzen, dass 5,3 Millionen betroffene inaktive Amerikaner von Übungen profitieren würden.

Quelle: Kelley GA, et al. 2018. Community-deliverable exercise and anxiety in adults with arthritis and other rheumatic diseases: a systematic review with meta-analysis of randomised controlled trials. BMJ Open 8, 2:e019138

Link zum Abstract: www.ncbi.nlm.nih.gov/pubmed/29455165

Wovon profitieren Patienten mit Rheumatoider Arthritis mehr: neuromuskulärer elektrischer Stimulation oder Krafttraining?

Diese Frage stellten sich US-amerikanische Wissenschaftler in ihrer einfach verblindeten kontrollierten Studie. Sie teilten 59 Erwachsene mit Rheuma zufällig in zwei Gruppen: eine Experimentalgruppe mit neuromuskulärer elektrischer Stimulation (NMES, n = 31, Trainingsintensität: 31 Prozent der maximalen Kraftanstrengung) und eine Kontrollgruppe mit hochintensivem Krafttraining (n = 28, Trainingsintensität: 77 Prozent der maximalen Kraftanstrengung). Die Interventionen umfassten jeweils 36 Einheiten innerhalb von 16 Wochen. Die untersuchten klinischen Zielgrößen waren die Muskelstruktur und -zusammensetzung, die subjektive und objektive körperliche Funktion, die Durchführbarkeit der Interventionen hinsichtlich Schmerzen, Adhärenz, Ausfallquote und Krankheitsaktivität und myozytenbezogene Parameter (zum Beispiel Verhältnis zwischen Typ-I- und Typ-II–Muskelfasern). In beiden Gruppen verbesserten sich Muskelstruktur und -funktion signifikant. Es gab keine ernsten unerwünschten Nebenwirkungen der Trainingstherapie, wie eine Schmerzverstärkung oder einen Anstieg der Krankheitsaktivität. Die Ausfallquote betrug bei der NMES-Gruppe 29 Prozent und in der Kraftgruppe sieben Prozent. Die Autoren schlussfolgern, dass beide Maßnahmen effektiv sind, um die Muskulatur von Personen mit Rheumatoider Arthritis zu verbessern.

Quelle: Piva SR, et al. 2018. Neuromuscular electrical stimulation compared to volitional exercise in improving muscle function in rheumatoid arthritis: a randomized pilot study. Arthritis Care Res. (Hoboken). May 21. [Epub ahead of print]

Link zum Abstract: www.ncbi.nlm.nih.gov/pubmed/29781580

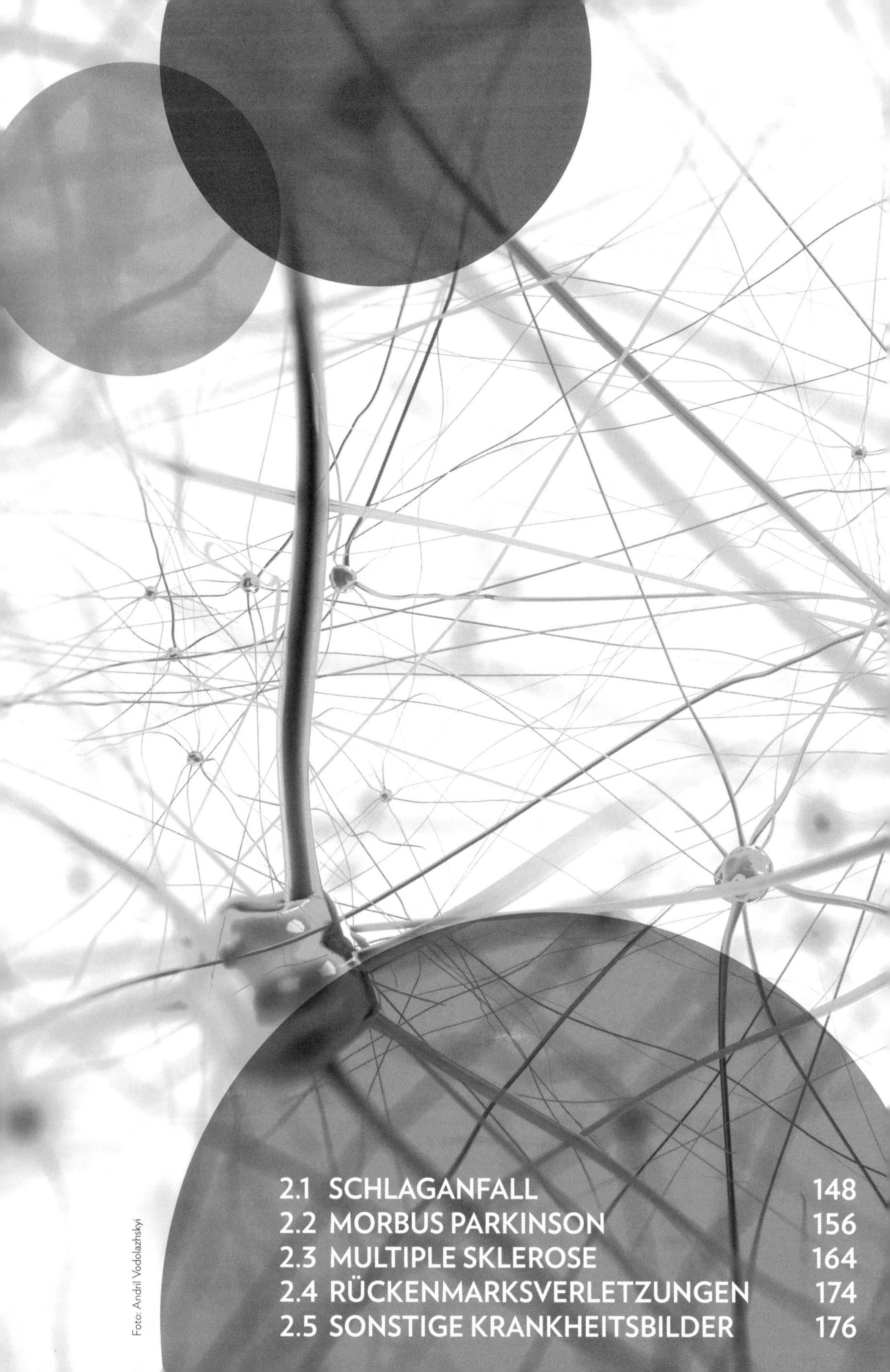

2.1 SCHLAGANFALL 148
2.2 MORBUS PARKINSON 156
2.3 MULTIPLE SKLEROSE 164
2.4 RÜCKENMARKSVERLETZUNGEN 174
2.5 SONSTIGE KRANKHEITSBILDER 176

Foto: Andrii Vodolazhskyi

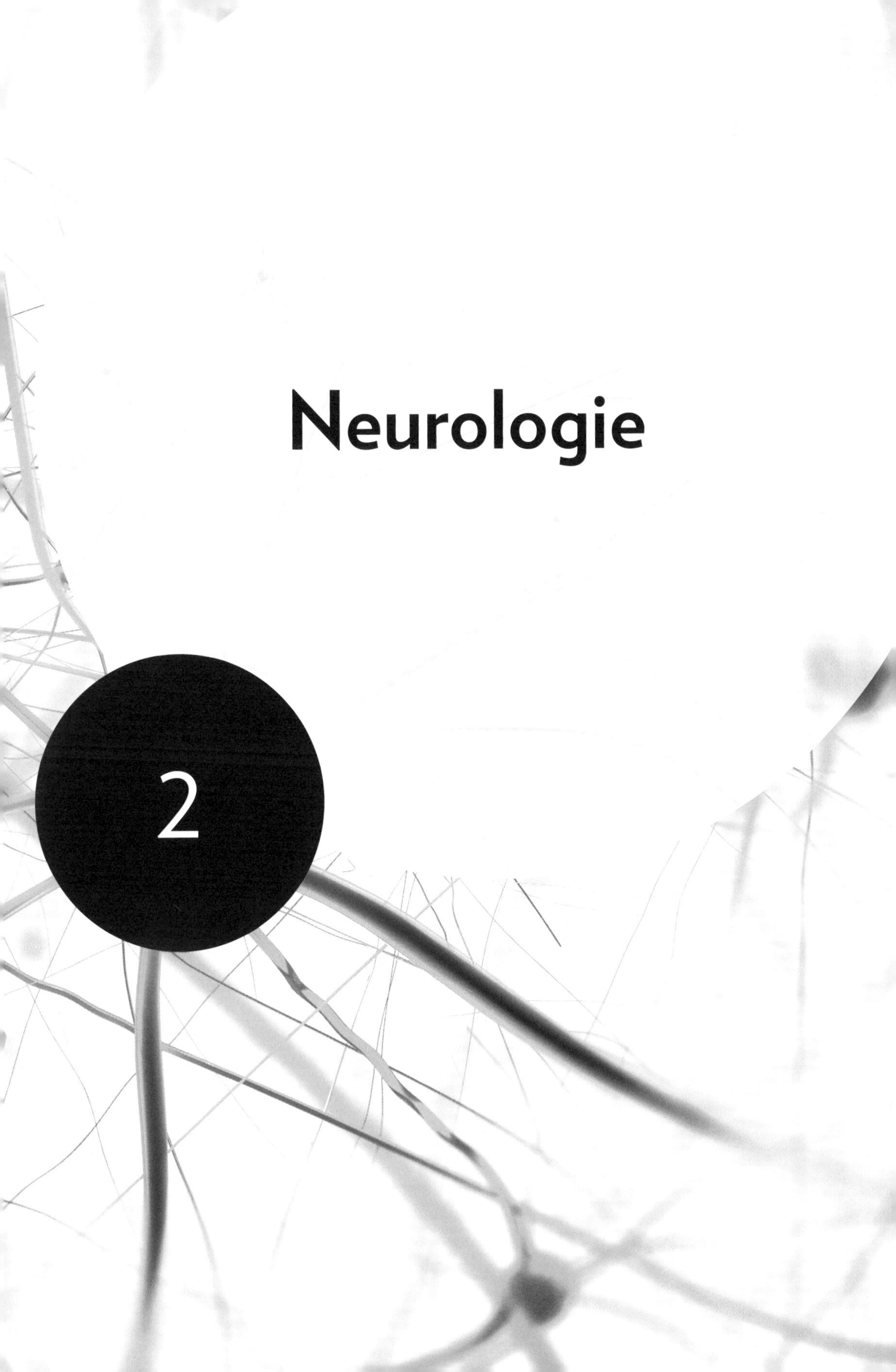

Neurologie

2

2.1 SCHLAGANFALL

Foto: conn… shutterstock.com

2

SCHLAGANFALL: KANN MAN MIT AUSDAUER-TRAINING EINEM RÜCKFALL VORBEUGEN?

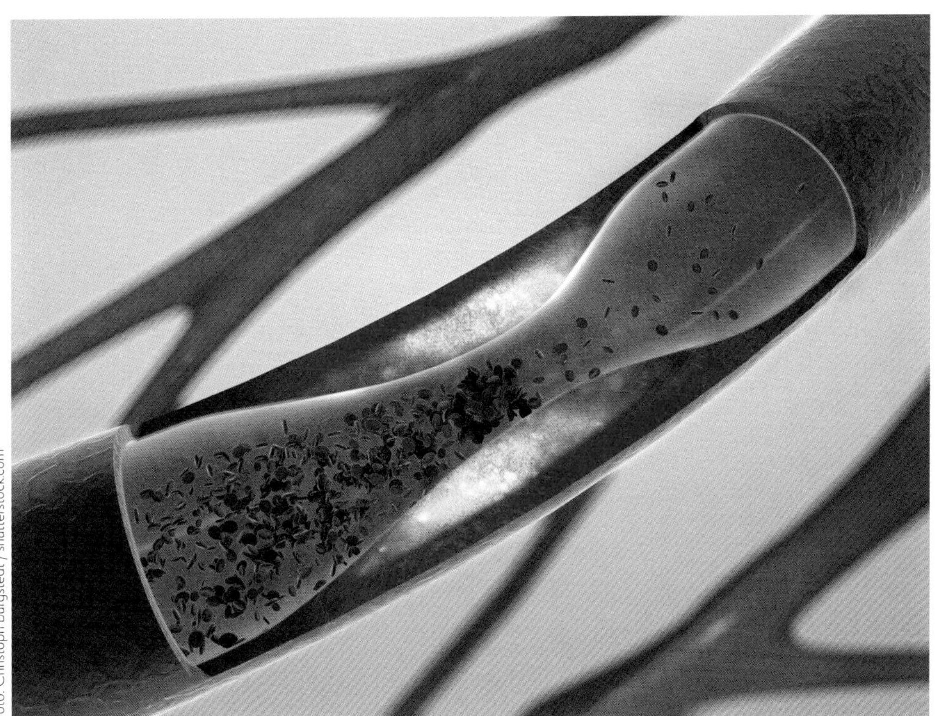

Foto: Christoph Burgstedt / shutterstock.com

Die Sekundärprävention, also die Vermeidung eines erneuten Schlaganfalls, ist ein wichtiges Ziel. Daher suchten Forscher im Rahmen einer systematischen Übersichtsarbeit mit Meta- Analyse bis Oktober 2017 in den bekannten wissenschaftlichen Datenbanken nach Studien zum Thema. Geeignet für die Analyse waren randomisierte kontrollierte Studien mit Patienten nach einem Schlaganfall oder nach einer transitorischen ischämischen Attacke (TIA). Zu den geprüften Interventionen gehörten Ausdauer- oder Krafttraining – immer im Vergleich mit Kontrollgruppen – und es wurden die Effekte auf vaskuläre Risikofaktoren analysiert. Die Forscher schlossen 20 Studien mit insgesamt 1.031 Patienten in die Auswertung ein. Zehn Studien hatten ein geringes Risiko von Verzerrungen, bei sieben Studien war das Risiko moderat und bei drei Studien hoch. Das Durchschnittsalter der Teilnehmer in den Studien reichte von 52 bis 69 Jahren. In 16 Studien waren ausschließlich Patienten nach Schlaganfall eingeschlossen, zwei Untersuchungen konzentrierten sich auf Patienten nach einer TIA und zwei Studien schlossen beide Krankheitsbilder ein. In elf Studien begannen die Patienten innerhalb der ersten sechs Monate nach dem Ereignis mit dem Training, in neun Studien erst nach einem halben Jahr. In zwölf Studien wurden die Trainingsinterventionen mit der herkömmlichen Versorgung verglichen, in vier Studien mit anderen therapeutischen Ansätzen (zum Beispiel Gleichgewichtstraining), in drei Studien mit Stretching und in einer Studie mit Edukation. Die Dauer der Trainingsinterventionen reichte von sechs Wochen bis hin zu sechs Monaten, die wöchentliche Frequenz lag zwischen einem und fünf Terminen (30 bis 90 Minuten). Die Trainingsinterventionen führten zu einer signifikanten Verminderung des systolischen und diastolischen Blutdrucks. Diese Effekte waren vor allem in Studien messbar, die mit dem Übungsprogramm innerhalb der ersten sechs Monate nach Schlaganfall oder TIA begannen und eine edukative Komponente beinhalteten. Außerdem führten die Interventionen zu einer Reduktion des Gesamtcholesterinwerts. Nüchternglukose und Body-Mass-Index änderten sich hingegen nicht.

Fazit

Die Autoren schlussfolgern, dass Trainingsinterventionen, am besten in Kombination mit edukativen Elementen, bei Patienten nach Schlaganfall oder TIA zu einer klinisch relevanten Reduktion des Blutdrucks beitragen.

Quelle: Wang C, et al. 2018. Aerobic exercise interventions reduce blood pressure in patients after stroke or transient ischaemic attack: a systematic review and meta-analysis. Br. J. Sports Med. May 9. [Epub ahead of print]

Link zum Abstract: www.ncbi.nlm.nih.gov/pubmed/29743171

WIE EFFEKTIV IST EIN ZIRKELTRAINING FÜR SCHLAGANFALL-PATIENTEN?

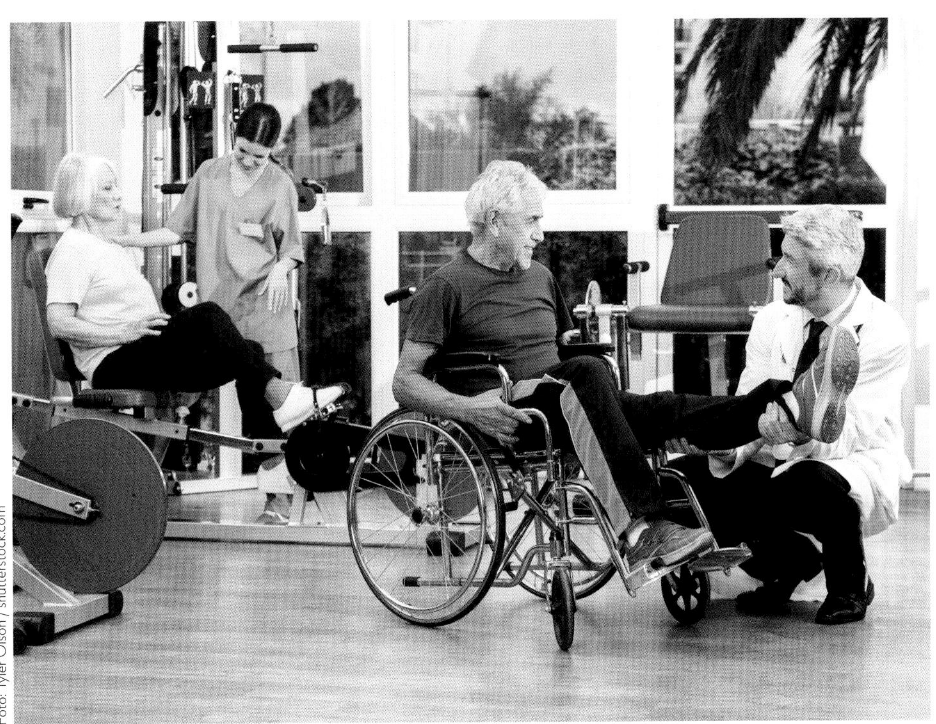

Foto: Tyler Olson / shutterstock.com

Die neurologische Rehabilitation ist gut erforscht, es gibt viele effektive Maßnahmen zur Therapie von Schlaganfall-Patienten. Das Zirkeltraining wird noch nicht flächendeckend angewandt; brasilianische Wissenschaftler prüften nun mit einer Meta-Analyse, ob es auch wirksam ist. Sie führten eine Literaturrecherche in den Datenbanken PubMed, Embase, Cochrane Library und PEDro bis März 2017 durch. Auf der Grundlage der PRISMA-Kriterien und unter Befolgung der definierten Einschlusskriterien (randomisierte Studien, Konsens der unabhängigen Untersucher) schlossen sie elf Studien mit 750 Patienten (38 bis 91 Jahre) ein, deren Schlaganfälle zwischen einem und 93 Monaten zurücklagen. Das Zirkeltraining dauerte jeweils 30 bis 90 Minuten und fand an drei bis 15 Stationen mit einer jeweiligen Übungszeit von drei bis fünf Minuten statt. Es wurde vier bis 19 Wochen lang zwei- bis siebenmal wöchentlich durchgeführt. Die Ergebnisse von acht Studien wurden in einer Meta-Analyse zusammengefasst; die quantitative Auswertung zeigte, dass Übungen im Zirkeltraining für Patienten nach Schlaganfall zur Verbesserung der Gehgeschwindigkeit wirksamer sein können als konventionelle Physiotherapie mit ähnlicher Übungsvariation, aber ohne Stationentraining. Dagegen gab es keine Gruppenunterschiede in den klinischen Zielgrößen Gleichgewicht und Funktion.

Fazit

Die Autoren schlussfolgern, dass der therapeutische Einsatz von Zirkeltraining bei Schlaganfall-Patienten in Betracht gezogen werden sollte.

Zirkeltraining in der neurologischen Rehabilitation

Das Zirkeltraining kann wie die Einzeltherapie gleiche Übungen zur Verbesserung von Beweglichkeit, Kraft, Koordination, Funktion, Alltagsfähigkeit, Gleichgewicht, Stand und Gang an mehreren Stationen enthalten. Im Setting des Zirkeltrainings wechseln sich die Übungen je nach Muskelgruppe oder aerob-anaerober Belastung zeitlich festgelegt ab.

Quelle: Bonini-Rocha AC, et al. 2017. Effectiveness of circuit-based exercises on gait speed, balance and functional mobility in people affected by stroke: a meta-analysis. PM R. Oct 27. [Epub ahead of print]

Link zum Abstract: www.ncbi.nlm.nih.gov/pubmed/29111465

Muskuläre Rehabilitation nach Schlaganfall: Ist eine zusätzliche funktionelle Elektrostimulation sinnvoll?

Ja, so das Ergebnis einer multizentrischen Studie. Die Forscher randomisierten 82 akute und chronische Schlaganfall-Patienten entweder in eine konventionelle Übungsgruppe mit zielgerichteten Bewegungen (Task-Oriented Therapy – TOT) oder eine Experimentalgruppe mit der gleichen Therapie plus Myoelectrically Controlled Functional Electrical Stimulation (MeCFES). Dabei handelt es sich um ein System, bei dem der Patient bestmöglich die paretische Muskulatur willkürlich kontrahiert; die resultierende, wenn auch schwache elektrische Aktivität der betreffenden Muskulatur im EMG triggert dann eine zusätzliche elektrische Stimulation durch das Gerät. Auch die synergistisch arbeitende Muskulatur soll dadurch besser rekrutiert werden.

Beide Gruppen erhielten 25 Therapieeinheiten zu je 45 Minuten, die innerhalb von fünf bis sechs Wochen stattfanden. Die klinischen Zielgrößen wurden mithilfe folgender Assessments gemessen: Action-Research-Arm-Test (ARAT), Fugl-Meyer-Assessment für die obere Extremität (FMA-UE) und Disability of the Arm, Shoulder and Hand Questionnaire (DASH). 68 Probanden im durchschnittlichen Alter von 66,2 Jahren, deren Apoplex zwischen 0,8 und 19,1 Monaten zurücklag, beendeten die Studie. Für die Nachuntersuchung fünf Wochen später standen 45 von ihnen zur Verfügung. In beiden Gruppen gab es Verbesserungen im ARAT und FMA-UE. Die subakuten Probanden, bei denen der Schlaganfall weniger als sechs Monate zurücklag, profitierten mehr von der Experimentalintervention (57,9 Prozent) als von der Standardversorgung (33,2 Prozent). Die Autoren weisen darauf hin, dass die Studie nicht die geplante Stichprobengröße erreichte und somit nur eingeschränkt aussagekräftig ist.

Quelle: Jonsdottir J, et al. 2017. Arm rehabilitation in post stroke subjects: a randomized controlled trial on the efficacy of myoelectrically driven FES applied in a task-oriented approach. PLoS One 12, 12:e0188642 Volltext frei

Link zum Abstract: www.ncbi.nlm.nih.gov/pubmed/29200424

Kognitive Einschränkungen nach Schlaganfall: Welche Therapie hilft?

An dieser randomisierten Studie aus Shanghai nahmen 225 Patienten nach Schlaganfall im Alter von durchschnittlich rund 65 Jahren teil. Alle hatten vaskulär bedingte kognitive Einschränkungen und wurden für zwölf Wochen einer der folgenden Gruppen zugeteilt: 1) Übungstherapie (n = 56), 2) kognitives Training (n = 57), 3) Kombination aus Übungstherapie und kognitivem Training (n = 55), 4) Kontrollgruppe (n = 57). Insgesamt gab es 36 Therapieeinheiten, die an drei Terminen pro Woche stattfanden. Zur Untersuchung der Effekte kamen verschiedene kognitive und mentale Tests und Assessments zum Einsatz; gemessen wurde vor und nach der Intervention sowie sechs Monate später. 179 Patienten waren für das Follow-up noch verfügbar (rund 80 Prozent).
In allen Aufgaben hatten sich die Probanden der kombinierten Therapiegruppe am deutlichsten verbessert. Daher empfehlen die Autoren die Kombinationstherapie anstelle von Einzelinterventionen.

Quelle: Bo W, et al. 2018. Effects of combined intervention of physical exercise and cognitive training on cognitive function in stroke survivors with vascular cognitive impairment: a randomized controlled trial. Clin. Rehabil. Aug 1. [Epub ahead of print]

Link zum Abstract: www.ncbi.nlm.nih.gov/pubmed/30064268

Profitieren Schlaganfall-Überlebende von einem Laufbandtraining im Wasser?

In einer koreanischen Studie wurden Patienten im subakuten Stadium nach Schlaganfall zufällig entweder einem vierwöchigen aeroben Training an Land (n = 18) oder der Wassertherapie zugeordnet (n = 19). Klinische Zielgrößen waren die kardiorespiratorische Fitness, die isometrische Kraft der knieumgebenden Muskulatur (evaluiert durch isokinetische Kraftmessung) sowie die Balance (Berg-Balance-Scale – BBS), Motorik (Fugl-Meyer-Assessment – FMA), Lebensqualität (EQ-5D) und Alltagsaktivitäten (koreanische Version des modifizierten Barthel-Index – K-MBI). Nach der Intervention hatte die Gruppe mit Wasser-Laufbandtraining bessere Ergebnisse in der maximalen Sauerstoffaufnahme und isometrischen Kraft der Knieextensoren beider Beine sowie der Knieflexoren der paretischen Seite; auch die Resultate in FMA, BBS, K-MBI und EQ-5D waren im Vergleich zur anderen Gruppe besser. Innerhalb beider Gruppen wurden Verbesserungen der isometrischen Kraft der Knieextensoren und -flexoren festgestellt. Die Autoren schließen mit dem Fazit, dass Laufbandtraining im Wasser sich günstig auf die isometrische Beinkraft bei subakuten Schlaganfall-Überlebenden auswirkt.

Quelle: Lee SY, et al. 2018. The effects of a motorized aquatic treadmill exercise program on muscle strength, cardiorespiratory fitness, and clinical function in subacute stroke patients – a randomized controlled pilot trial. Am. J. Phys. Med. Rehabil. Mar 12. [Epub ahead of print]

Link zum Abstract: www.ncbi.nlm.nih.gov/pubmed/29533252

Vermindern Übungen die kardiovaskulären Risiken von Patienten nach Schlaganfall oder TIA?

Diese Fragestellung untersuchten Wissenschaftler der kanadischen McMaster University in einem systematischen Review mit Meta-Analyse. Die Recherche in den Datenbanken MEDLINE, EMBASE, PsycINFO und CINAHL bis 8. Dezember 2016 erzielte 18 randomisierte kontrollierte Studien mit insgesamt 930 Patienten. Eingeschlossen wurden alle Altersgruppen mit der Diagnose Schlaganfall oder transitorische ischämische Attacke (TIA), bei denen Informationen zu kardiovaskulären Risiken vorlagen, unabhängig vom Zeitpunkt der Diagnosestellung und dem Schweregrad der Erkrankung. 14 Studien konnten für die quantitative Auswertung herangezogen werden. Alle durchgeführten Interventionen bewirkten eine Reduzierung des systolischen Blutdrucks, des Nüchterninsulins und der Nüchternglukose sowie eine Zunahme des HDL–Cholesterins (High-Density Lipoprotein). Langfristige Effekte konnten nur bei der Übungstherapie beobachtet werden.

Quelle: D'Isabella NT, et al. 2017. Effects of exercise on cardiovascular risk factors following stroke or transient ischemic attack: a systematic review and meta-analysis. Clin. Rehabil. 31, 12:1561 – 72

Link zum Abstract: www.ncbi.nlm.nih.gov/pubmed/28523989

Wie wirkt sich Übungstherapie auf die Dual-Task-Gehgeschwindigkeit bei Patienten nach einem Schlaganfall aus?

Wissenschaftler aus North Carolina interessierten sich für die Auswirkungen von Übungs- und / oder Gehtraining auf die Fähigkeit von Schlaganfall-Überlebenden, zu gehen und währenddessen noch eine weitere Aufgabe zu lösen (Dual Task). Dazu durchsuchten sie systematisch die Literatur in den Datenbanken PubMed, CINAHL, EMBASE, Web of Science, Cochrane Central Register of Controlled Trials und PEDro bis Juli 2017. Sie inkludierten sowohl randomisierte, kontrollierte Studien (RCTs) als auch nicht randomisierte, nicht kontrollierte Studien. Sieben Studien mit zwölf Interventionen und insgesamt 124 Probanden wurden eingeschlossen. Nach Ende der Interventionen gab es eine signifikante Erhöhung der einfachen Gehgeschwindigkeit und der Gehgeschwindigkeit unter Dual-Task-Bedingungen. Fand während der Interventionen auch explizit ein Training mit zusätzlichen Aufgaben statt, erhöhte dies die Dual-Task-Gehgeschwindigkeit stärker als bei einfacheren Interventionen. Die Ergebnisse aus drei RCTs liefern Hinweise darauf, dass ein Dual-Task-Gehtraining einem einfachen Gehtraining überlegen ist, was die Erhöhung der Gehgeschwindigkeit unter Dual-Task-Bedingungen angeht.

Quelle: Plummer P, et al. 2018. Effects of physical exercise interventions on dual-task gait speed after stroke: a systematic review and meta-analysis. Arch. Phys. Med. Rehabil. May 5. [Epub ahead of print]

Link zum Abstract: www.ncbi.nlm.nih.gov/pubmed/29738743

2.2 MORBUS PARKINSON

PARKINSON: IST DIE THERAPIE DURCH SPEZIALISIERTE PHYSIOTHERAPEUTEN BESSER UND KOSTENEFFEKTIVER?

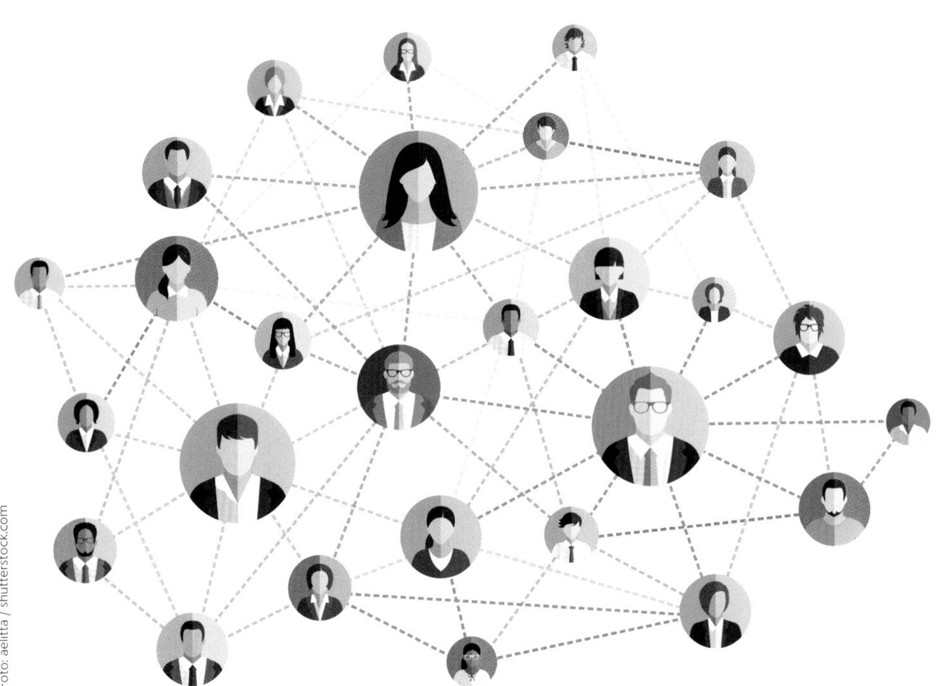

Foto: aelitta / shutterstock.com

In den Niederlanden gibt es ein Netzwerk (ParkinsonNET) von Physiotherapeuten, die sich auf die Parkinson-Erkrankung spezialisiert haben (siehe Kasten). Im Dezember 2017 wurden die Ergebnisse zur Wirksamkeit und Kosteneffektivität dieses Netzwerkes publiziert. Die niederländischen Wissenschaftler erfassten dazu retrospektiv von Januar 2013 bis Dezember 2015 die Daten von Parkinson-Patienten der Krankenversicherung CZ Groep, bei der 21 Prozent aller Niederländer versichert sind. Die Patienten wurden entweder von allgemein ausgebildeten Physiotherapeuten oder von spezialisierten Kollegen des ParkinsonNET behandelt – dies hing von der Wahl der Patienten und der ärztlichen Empfehlung ab. Eine Therapiesitzung dauerte 30 Minuten. Analysiert wurden die Behandlungsergebnisse und die Behandlungskosten. Als primäre Zielgröße wurde der Prozentsatz von Patienten mit gesundheitlichen Komplikationen erfasst, wie zum Beispiel Arzt- oder Krankenhausbesuche aufgrund von Frakturen, weitere orthopädische Verletzungen oder Pneumonie. Außerdem verglichen die Wissenschaftler die Anzahl der behandelten Patienten und Therapieeinheiten, Therapiekosten sowie angefallene Gesundheitskosten insgesamt (inklusive Krankenhausaufenthalte). Von allen versicherten Patienten mit einer Parkinson-Erkrankung hatten insgesamt 58 Prozent Physiotherapie erhalten (2.129 Patienten von spezialisierten Physiotherapeuten, 2.252 Patienten von Therapeuten ohne Spezialisierung). Es zeigte sich, dass mit der spezifischen Therapie deutlich weniger Komplikationen einhergingen (17 Prozent gegenüber 21 Prozent). Die Experten behandelten pro Jahr wesentlich mehr Parkinson-Patienten und es waren weniger Behandlungseinheiten nötig, woraus geringere Therapiekosten und Gesamtausgaben resultierten.

Fazit

Die Autoren schlussfolgern, dass Neurologen spezialisierte Therapeuten für Parkinson-Patienten empfehlen können, da weniger krankheitsbedingte Begleiterscheinungen auftreten und die Therapie kosteneffektiver ist.

ParkinsonNET

Das Netzwerk wurde 2004 in den Niederlanden durch Zusammenschluss von 20 Physiotherapeuten gegründet. Nach mittlerweile zehn Jahren findet es in Form von Versorgungsnetzwerken auch Verbreitung in Deutschland. Die Teilnehmer erhalten unter anderem spezifische Informationen und Fortbildungen zur Parkinson-Krankheit sowie Unterstützung in der interdisziplinären Zusammenarbeit.

Quelle: Ypinga JHL, et al. 2017. Effectiveness and costs of specialised physiotherapy given via ParkinsonNet: a retrospective analysis of medical claims data. Lancet Neurol. Dec 12. [Epub ahead of print]

Link zum Abstract: www.ncbi.nlm.nih.gov/pubmed/29246470

Gehtraining oder allgemeine Übungsinterventionen: Was verbessert Gangparameter bei Morbus Parkinson?

Diese Frage untersuchten US-amerikanische Forscher in ihrem im September 2018 publizierten systematischen Literaturreview mit Meta-Analyse. Sie verglichen Gehtraining mit anderen Übungsinterventionen oder Kontrollgruppen ohne Übungen. Eingeschlossen wurden 40 randomisierte kontrollierte Studien mit insgesamt 1.656 erwachsenen Patienten mit Morbus Parkinson. Das Gehtraining erzielte bessere Ergebnisse im Timed-Up-and-Go-Test als die allgemeine Übungsgruppe oder die nicht übende Kontrollgruppe. Zusätzlich zeigten die Patienten, die explizit das Gehen trainiert hatten, im Vergleich zu den nicht übenden Kontrollpersonen signifikant höhere Werte sowohl bei der schnellen als auch bei der als angenehm empfundenen Gehgeschwindigkeit und der Schrittlänge. Die Schrittfrequenz war höher als bei den übenden Kontrollprobanden. Keine wesentlichen Unterschiede zwischen Interventions- und Kontrollgruppen gab es hingegen beim Dynamic Gait Index (DGI), Sechs-Minuten-Gehtest, Freezing of Gait Questionnaire (FOG-Q) und der Zeit, in der beide Füße Bodenkontakt haben. Die Autoren schlussfolgern, dass ein spezifisches Gehtraining wirksamer ist zur Verbesserung des Gehens als allgemeine Übungsinterventionen.

Quelle: Ni M, et al. 2018. Exercise guidelines for gait function in Parkinson's disease: a systematic review and meta-analysis. Neurorehabil. Neural. Repair. Sep 28. [Epub ahead of print]

Link zum Abstract: www.ncbi.nlm.nih.gov/pubmed/30265211

Morbus Parkinson: aerobes Training oder zielorientierte Therapie?

Bei Personen mit Morbus Parkinson besteht die Gefahr, kognitiv abzubauen. Wissenschaftler aus Kanada untersuchten nun, welche Übungsintervention dies verlangsamen kann. Dazu teilten sie 76 Patienten mit und ohne kognitive Einschränkungen zufällig in drei Gruppen ein: 1) aerobes Training, 2) zielorientierte Übungen und 3) Kontrollgruppe. Die ersten beiden Gruppen übten für zwölf Wochen dreimal wöchentlich eine Stunde lang. Die Kontrollpersonen setzten ihre alltäglichen Aktivitäten fort. Die kognitiven Funktionen wurden mit neuropsychologischen Tests gemessen. Unabhängig von der Ausgangssituation (kognitiv eingeschränkt oder nicht) verbesserten die Probanden der Gruppe mit aerobem Training ihre inhibitorische Kontrolle, also die Fähigkeit, impulsive Reaktionen zu hemmen; die anderen beiden Gruppen zeigten keine Verbesserung. Während sich die Kontrollpersonen im Follow-up verschlechterten, bewahrten sich die kognitiv beeinträchtigten Probanden in der Gruppe mit aerobem Training ihre Fähigkeit, flexibel zwischen verschiedenen Aufgaben zu wechseln (Set-Shifting).

Quelle: Silveira CRA, et al. 2018. Aerobic exercise is more effective than goal-based exercise for the treatment of cognition in Parkinson's disease. Brain Cogn. Jan 10. [Epub ahead of print]

Link zum Abstract: www.ncbi.nlm.nih.gov/pubmed/29331916

Sind hochintensive Übungen effektiv für Parkinson-Patienten?

Hochintensives Training wird für viele Patientengruppen empfohlen. US-amerikanische Wissenschaftler untersuchten die Durchführbarkeit und Sicherheit eines hochintensiven Laufbandtrainings für Patienten mit erstmalig diagnostiziertem Morbus Parkinson, die noch keine Parkinson-spezifische Therapie erhalten hatten.
Dazu randomisierten sie in ihrer multizentrischen Studie 128 Personen zwischen 40 und 80 Jahren mit idiopathischer Parkinson-Erkrankung, Stadium eins oder zwei nach Hoehn und Yahr, die zum Studienzeitpunkt keine Medikation (Dopamin) erhielten. Es gab drei Gruppen: hochintensives Training (80 bis 85 Prozent der maximalen Herzfrequenz – HFmax), moderat intensives Training (60 bis 65 Prozent HFmax) und Kontrollgruppe (Warteliste). Die Intervention dauerte sechs Monate, vier Tage pro Woche sollte trainiert werden. Die primäre klinische Zielgröße war das Ergebnis im Unified Parkinson's Disease Rating Scale Motor Score (UPDRS-MS).
In der hochintensiven Gruppe trainierten die Probanden durchschnittlich an 2,8 Tagen pro Woche bei 80,2 Prozent der HFmax, in der moderat intensiven Gruppe an 3,2 Tagen pro Woche bei 65,9 Prozent. Die durchschnittliche Änderung im UPDRS-MS betrug 0,3 in der hochintensiven und 3,2 in der moderat intensiven Gruppe. Es wurden keine ernsten unerwünschten Nebenwirkungen beobachtet. Die Autoren schlussfolgern, dass hochintensives Laufbandtraining für Patienten mit erstmalig diagnostiziertem Morbus Parkinson machbar und sicher ist.

Quelle: Schenkman M, et al. 2017. Effect of high-intensity treadmill exercise on motor symptoms in patients with de novo Parkinson disease: a phase 2 randomized clinical trial. JAMA Neurol. Dec 11. [Epub ahead of print]

Link zum Abstract: www.ncbi.nlm.nih.gov/pubmed/29228079

Wie wirkt sich körperliches Training auf die Gehirnaktivität von Parkinson-Patienten aus?

Bei gesunden Personen erhöht Training die Ruheaktivität des Gehirns. Eine Forschergruppe aus Birmingham, USA, ging nun der Frage nach, ob auch Patienten mit Morbus Parkinson eine verstärkte Gehirnaktivität nach Übungstherapie zeigen. Dazu untersuchten sie 17 Betroffene, die gerade ein 16-wöchiges hochintensives Trainingsprogramm abgeschlossen hatten, vor und nach einer einzelnen Einheit Trainingstherapie (Erwärmung, Gerätetraining: drei Sätze mit acht bis zwölf Wiederholungen an Beinpresse, Beinstrecker, Brustpresse, Schulterpresse, Lat-Zug, insgesamt 35 bis 45 Minuten). Im funktionellen MRT (fMRT) beurteilten sie die Amplituden von niedrigfrequenten Fluktuationen des BOLD-Signals (amplitude of low frequency fluctuation – ALFF); diese Amplitude beschreibt die Gehirnaktivität in Ruhe. Auch untersuchten die Wissenschaftler Korrelationen zwischen der Lebensqualität (Fragebogen PDQ-39), der Symptomschwere (gemessen mit der Movement Disorders Society Unified Parkinson's Disease Rating Scale – MDS-UPDRS) und der Gehirnaktivität. Das Ergebnis zeigte, dass eine einzelne Trainingseinheit das ALFF-Signal im fMRT erhöhte, und zwar bilateral in der Substantia nigra, rechts im ventromedialen präfrontalen Kortex (PFC) und links im ventrolateralen PFC. Auch wurden positive Zusammenhänge festgestellt zwischen der Lebensqualität und den ALFF-Werten im ventromedialen und -lateralen PFC. Die Autoren vermuten, dass sich der positive Effekt eines körperlichen Trainings bei idiopathischer Parkinson-Erkrankung wahrscheinlich durch eine Erhöhung der Ruhe-Gehirnaktivität erklärt.

Quelle: Kelly NA, et al. 2017. High-intensity exercise acutely increases substantia nigra and prefrontal brain activity in Parkinson's disease. Med. Sci. Monit. 23:6064 – 71 Volltext frei

Link zum Abstract: www.ncbi.nlm.nih.gov/pubmed/29273705

Wirkt sich Übungstherapie auf den Wachstumsfaktor BDNF bei Parkinson-Patienten aus?

Der Brain-Derived Neurotrophic Factor (BDNF) ist ein wichtiges Protein für den Schutz von Neuronen und spielt sowohl im zentralen als auch im peripheren Nervensystem eine Rolle. In Tierversuchen konnte gezeigt werden, dass Übungstherapie sich positiv auf die BDNF-Konzentration im Blut auswirkt. Ein systematischer Literaturreview untersuchte nun den Einfluss von Bewegungstherapie auf die Symptomatik von erwachsenen Parkinson-Patienten. Die Suche in den bekannten Datenbanken bis Juni 2017 erbrachte zwei randomisierte kontrollierte Studien und vier präexperimentelle Studien mit insgesamt 100 gehfähigen Personen mit idiopathischem Morbus Parkinson (Hoehn / Yahr ≤ 3). Die Probanden in den Studien waren relativ homogen hinsichtlich Alter, Zeit seit Diagnosestellung, Gehfähigkeit und Parkinson-Stadium, die Interventionen waren unterschiedlich (Physiotherapie, Fahrradergometer, Laufband, Ellipsentrainer, Krafttraining, Nintendo Wii Fit und weitere). In allen sechs Studien stieg die BDNF-Konzentration im Blut durch die Übungstherapie. Die Autoren weisen darauf hin, dass die inkludierten Studien geringe Teilnehmerzahlen hatten und die methodische Qualität mittel bis gering war. Zukünftige, groß angelegte Studien sollten den Effekt von Bewegungstherapie auf die BDNF-Konzentration bei Morbus Parkinson weiter untersuchen.

Quelle: Hirsch MA, et al. 2018. Exercise-induced increase in brain-derived neurotrophic factor in human Parkinson's disease: a systematic review and meta-analysis. Transl. Neurodegener. 7:7 Volltext frei

Link zum Abstract: www.ncbi.nlm.nih.gov/pubmed/29568518

2.3 MULTIPLE SKLEROSE

Foto: conn… hutterstock.com

IST DIE PHYSIOTHERAPIE BEI PATIENTEN MIT MULTIPLER SKLEROSE IN EUROPA VERGLEICHBAR?

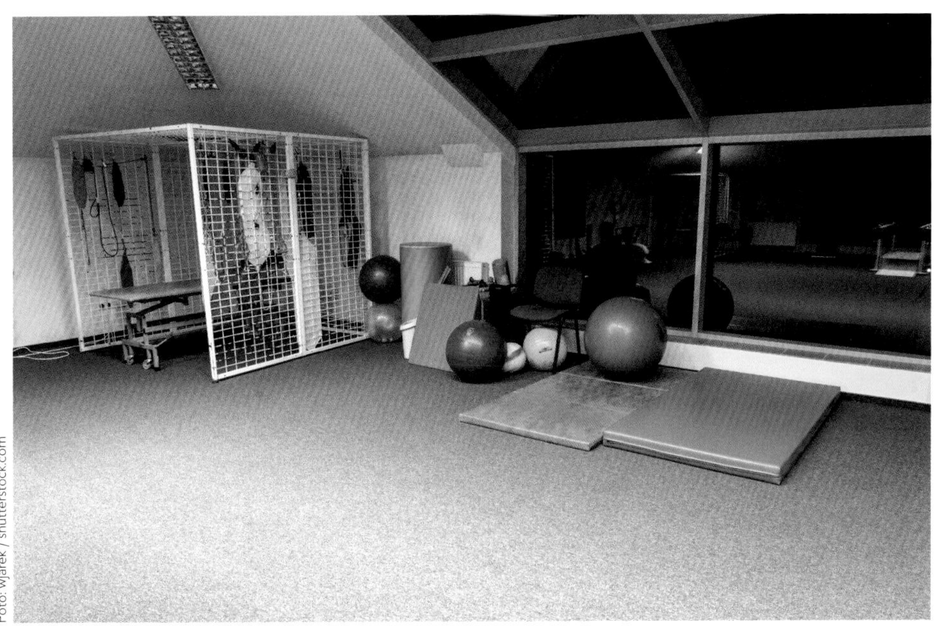

Foto: wjarek / shutterstock.com

Dieser Frage ging ein internationales Forscherteam nach. Sie befragten 212 spezialisierte Physiotherapeuten in 26 Ländern und insgesamt 115 europäischen Therapieeinrichtungen, wie sie Patienten mit Multipler Sklerose (MS) therapieren. Insgesamt wurden 45 Behandlungsansätze für die MS-Therapie genannt. Drei Viertel der Therapiezentren verwendeten 13 der am häufigsten aufgeführten Interventionen, wie Gang-, Gleichgewichts-, Dehn-, Kräftigungs-, Atem-, Entspannungs-, aerobe und aufgabenorientierte Übungen und Transfers. Sie nannten zusätzlich die Anregung zur Eigenbehandlung, orthopädische Einlagen und die Therapie von Fatigue, Schmerz und Einschränkungen. Neun Maßnahmen wurden nur von einem Viertel der Einrichtungen eingesetzt, dazu gehörten unter anderem Brügger, Hippotherapie, Voijta, Feldenkrais und robotergestützte Therapie. Zwölf Maßnahmen wurden in bestimmten Regionen verwendet, beispielsweise Voijta in Osteuropa, während in westeuropäischen Ländern gezielt Fatigue behandelt wurde, in ost- und südeuropäischen Regionen weniger. Die durchgeführte Clusteranalyse brachte folgende Ergebnisse: Die Anwendung von speziellen Maßnahmen war abhängig von der Region, der Größe der Einrichtung sowie Anzahl, Geschlecht und Berufserfahrung der Therapeuten. Letztendlich konnten die Interventionen in vier Gruppen kategorisiert werden: Training körperlicher Aktivität, neuropropriozeptive Therapie, motorisches Lernen und technologiebasierte Therapie. Gerade die größeren Einrichtungen mit einer höheren Anzahl an erfahrenen Therapeuten wiesen mehr Therapieangebote auf. Promovierte Physiotherapeuten und nordeuropäische Einrichtungen beschränkten sich auf wenige Maßnahmen, während vor allem Praktiker in osteuropäischen Ländern eine Vielzahl an Therapieinterventionen verwendeten. Den Autoren zufolge spiegelt sich in der häufigen Nennung bestimmter Maßnahmen die Studienlage wider.

Fazit

Zu den 13 meistgenannten Therapien gibt es verschiedenste wissenschaftliche Nachweise, wohingegen diese bei den selten genannten nicht immer vorhanden sind. Natürlich spielt auch die technische Ausstattung eine Rolle, denn robotergestützte Therapiesysteme sind trotz guter Evidenz nicht überall finanzierbar. Die regionalen Unterschiede verdeutlichen zudem die evidenzbasierte Therapie und Verbreitung spezieller therapeutischer Konzepte.

Quelle: Martinková P, et al. 2018. Physiotherapeutic interventions in multiple sclerosis across Europe: regions and other factors that matter. Mult. Scler. Relat. Disord. 14, 22:59 – 67

Link zum Abstract: www.ncbi.nlm.nih.gov/pubmed/29579644

2

MULTIPLE SKLEROSE: SIND GLEICHGEWICHTSÜBUNGEN UND EIN TRAINING DER AUGENBEWEGUNGEN EFFEKTIV?

Diese Frage wurde im Rahmen einer randomisierten kontrollierten Studie an 88 Patienten mit Multipler Sklerose untersucht. Die Probanden wurden hinsichtlich des Vorliegens einer Hirnstamm- / Kleinhirnläsion stratifiziert. Um für die Studie geeignet zu sein, mussten die Patienten mindestens 100 Meter gehen können, zwischen 18 und 60 Jahre alt sein und Gleichgewichtsdefizite sowie Fatiguesymptome aufweisen. Ausschlusskriterien waren Orthesen der unteren Extremität, eine Spastizität von mehr als eins auf der Modified Ashworth Spasticity Scale, andere neurologische Erkrankungen oder Kontraindikationen für körperliche Aktivität. Eine Hälfte der Studienteilnehmer erhielt ein standardisiertes Programm mit Gleichgewichtsübungen und einem Training der Augenbewegungen, die andere Hälfte stand auf der Warteliste und bekam keine Behandlung.

Die Effekte wurden mit verschiedenen Assessments und Testverfahren gemessen. Zur Überprüfung des Gleichgewichts kam der Computerized-Dynamic-Posturography-Sensory-Organization-Test (CDP-SOT) zum Einsatz, die Schwindelsymptome wurden mit dem Dizziness Handicap Index (DHI) dokumentiert und das Ausmaß der Fatigue mit der Modified Fatigue Impact Scale (MFIS) erfasst. Darüber hinaus fragten die Forscher die Lebensqualität ab (Multiple Sclerosis Quality of Life Inventory) und setzten verschiedene Tests zur Überprüfung der Blickstabilität ein.

Das Trainingsprotokoll für die Interventionsgruppe (n = 44) bestand aus drei Hauptkomponenten:

1) Stehbalance auf verschiedenen Untergründen

2) Balance beim Gehen – mit und ohne Kopfbewegungen

3) visuelle Stabilität, zum Beispiel willkürliche schnelle Augenbewegungen (Sakkaden), Folgebewegung und dynamische Blickfixation

Baseline-Phase:	Phase 1:	Phase 2:
2 Wochen	6 Wochen	8 Wochen
Kein Training	Training 2x / Woche unter Supervision, plus Heimübungen täglich	Training 1x / Woche unter Supervision, plus Heimübungen täglich

16 Wochen

Grafik: Tanja Boßmann

Fazit

Das Ergebnis: Unabhängig davon, ob eine Hirnstamm- / Kleinhirnläsion vorlag oder nicht, erwies sich das geprüfte Programm für diese Patientengruppe in zahlreichen der gemessenen Parameter als effektiv im Vergleich zu keiner Behandlung.

Quelle: Hebert JR, et al. 2018. Efficacy of balance and eye-movement exercises for persons with Multiple Sclerosis (BEEMS). Neurology. Jan 31. [Epub ahead of print]

Link zum Abstract: www.ncbi.nlm.nih.gov/pubmed/29386274

Führt körperliche Aktivität bei Patientinnen mit Multipler Sklerose zu einem Anstieg von Entzündungsparametern?

30 Frauen mit Multipler Sklerose nahmen an der Studie teil. Sie hatten entweder einen Schub oder befanden sich in der remittierenden Phase mit nachlassenden Symptomen. 15 gematchte Personen dienten als Kontrollgruppe – dies bedeutet, sie waren den Patienten hinsichtlich relevanter Eigenschaften wie Geschlecht oder Alter ähnlich. Die Teilnehmer führten eine Ausdauerbelastung mit 60 bis 70 Prozent der maximalen Herzfrequenz durch. Zudem wurden fünf Frauen während eines Schubs als zusätzliche Kontrollgruppe rekrutiert. Sie erhielten keine Intervention. Die Forscher nahmen vor Beginn der Belastung, sofort danach und eine sowie sechs Stunden später Blutproben. Patientinnen in der remittierenden Phase wiesen nach der Belastung ähnliche Blutkonzentrationen der Parameter Interleukin-10 (IL-10) sowie Tumornekrosefaktor-α(TNF-α) auf wie die gesunden Kontrollpersonen. Bei den Patientinnen mit Schub kam es sofort nach der Belastung zu einer signifikanten Verminderung von TNF-α. Die Autoren schlussfolgern, dass eine Ausdauerbelastung nach einem Schub nicht zu einem Anstieg von Entzündungsparametern führt, sondern das Gleichgewicht unter anderem von Zytokinen temporär sogar verbessern kann.

Quelle: Majdinasab N, et al. 2018. Acute responses of cytokines and adipokines to aerobic exercise in relapsing vs. remitting women with multiple sclerosis. Complement. Ther. Clin. Pract. 31:295 – 301

Link zum Abstract: www.ncbi.nlm.nih.gov/pubmed/29705471

Was halten Patienten mit Multipler Sklerose von Übungstherapie?

In ihrer qualitativen Erhebung wollten Wissenschaftler aus Sheffield, England, die Empfindungen und Erfahrungen von Patienten mit Multipler Sklerose (MS) bezüglich Übungstherapie erfragen. In Fokusgruppen und semistrukturierten telefonischen Interviews befragten sie insgesamt 33 MS-Patienten zwischen 39 und 56 Jahren vor, während und nach der Teilnahme an einer dreimonatigen randomisierten kontrollierten Studie mit angeleiteten Übungen und Heimübungen. Die Analyse ergab vier Themen: Übergang in die körperliche Inaktivität, mangelndes Wissen und Selbstvertrauen, positive Übungseffekte sowie die Einstellung zu regelmäßigem Üben. Die Autoren schlussfolgern, dass für MS-Patienten eine hohe Übungsbarriere besteht, wenn Wissensdefizite, geringes Selbstvertrauen und eine negative Übungswahrnehmung vorliegen. Diese Faktoren werden noch zu wenig in der Therapie beachtet. Zu den Vorteilen der Übungstherapie zählten hingegen die wahrgenommene Haltungsverbesserung, bessere Alltagsfähigkeiten, Stimmungsaufhellungen und soziale Kontakte.

Quelle: Crank H, et al. 2017. Qualitative investigation of exercise perceptions and experiences in people with multiple sclerosis before, during, and after participation in a personally tailored exercise program. Arch. Phys. Med. Rehabil. 98, 12:2520 – 5

Link zum Abstract: www.ncbi.nlm.nih.gov/pubmed/28648682

Ist eine leitliniengerechte Edukation praktikabel für inaktive Patienten mit Multipler Sklerose?

65 körperlich inaktive Patienten mit Multipler Sklerose (MS) wurden in diese multizentrische, randomisierte und kontrollierte Pilotstudie eingeschlossen. Einschlusskriterien waren unter anderem, dass die Personen selbstständig gehen konnten und keinen Schub sowie keine Änderung der Medikation in den vergangenen drei Monaten gehabt hatten. Auch interessierten sich die Wissenschaftler dafür, ob eine ergänzend zum zehnwöchigen Übungsprogramm durchgeführte Edukation – angelehnt an die sozial-kognitive Lerntheorie (verhaltenstherapeutischer Ansatz zur Verbesserung der Selbstwirksamkeit im Umgang mit der Erkrankung) – zusätzliche Verbesserungen bewirkte (Experimentalgruppe, n = 32). Die Kontrollgruppe (n = 33) erhielt eine Edukation zur allgemeinen Gesundheitsförderung (Ernährung, Schlaf, Erholung). Beide Gruppen verbesserten sich nach Ende der Intervention vergleichbar im Sechs-Minuten-Gehtest (6MWT), im Timed-Up-and-Go-Test und in der Multiple Sclerosis Walking Scale-12. 68 Prozent der Experimentalgruppe und 50 Prozent der Kontrollgruppe erfüllten nach Therapieende die Übungsleitlinien. Eine sekundäre Analyse mit 21 Patienten der Experimental- und 20 Probanden der Kontrollgruppe, die an mindestens drei Nachuntersuchungen teilgenommen hatten, zeigte marginale signifikante Unterschiede zugunsten der Experimentalgruppe: Diese verbesserte sich leicht im 6MWT nach zwölf und 36 Wochen. Das Fazit der Untersuchung lautet, dass für inaktive Patienten mit MS ein zehnwöchiges Übungsprogramm praktikabel ist. Die Kombination mit einer sozial-kognitiven Edukation zeigte einen geringen langfristigen Therapieeffekt nach zwölf und 36 Wochen.

Quelle: Hayes S, et al. 2017. Randomised controlled pilot trial of an exercise plus behaviour change intervention in people with multiple sclerosis: the Step it Up study. BMJ Open 7, 10:e016336 Volltext frei

Link zum Abstract: www.ncbi.nlm.nih.gov/pubmed/29025830

Ist Übungstherapie bei Multipler Sklerose relevant für Kognition und Mobilität?

Brasilianische Wissenschaftler randomisierten 28 Erwachsene mit Multipler Sklerose (MS) entweder in eine Kontrollgruppe, die beobachtet wurde, oder eine Experimentalgruppe, die sechs Monate lang ein Therapieprogramm für Motorik und Kognition erhielt. Als klinische Zielgrößen wurde die Mobilität mit dem Timed-Up-and-Go-Test mit und ohne Ablenkung durch zusätzliche Aufgaben (Dual Task) gemessen sowie die Kognition mit der Mini-Mental State Examination und der Frontal Assessment Battery erhoben. Die Patienten der Experimentalgruppe zeigten im Follow-up bessere Ergebnisse bei Mobilität und Kognition. Im Gegensatz dazu verschlechterten sich die Kontrollprobanden in der Mobilität und erreichten keine kognitiven Verbesserungen.

Quelle: Felippe LA, et al. 2018. A controlled clinical trial on the effects of exercise on cognition and mobility in adults with multiple sclerosis. Am. J. Phys. Med. Rehabil. Jun 21. [Epub ahead of print]

Link zum Abstract: www.ncbi.nlm.nih.gov/pubmed/29927751

Multiple Sklerose: Sind Übungen gegen Fatigue auch für Patienten sinnvoll, die medikamentös mit Fingolimod therapiert werden?

Dieser Frage gingen deutsche Wissenschaftler in einer multizentrischen Studie nach. Fingolimod ist ein orales Medikament für Patienten mit schubförmiger Multipler Sklerose (MS). Bisher wurden dessen immunsuppressive Wirkungen vor allem in der Reduktion von Schüben und Behinderungen beschrieben – jedoch mit erhöhtem Infektionsrisiko als unerwünschte Nebenwirkung. Bezüglich des Erschöpfungssyndroms (Fatigue) wurde in der Literatur bereits der Effekt von aktivierenden Übungen nachgewiesen. Das Forscherteam aus Würzburg und Erlangen untersuchte nun, ob Übungen gegen Fatigue auch während der Einnahme von Fingolimod wirksam sind. Dazu teilten sie 178 Patienten mit schubförmig remittierender MS (18 bis 65 Jahre, maximal 3,5 Punkte auf der Expanded Disability Status Scale – EDSS) in zwei Gruppen: Die eine führte ein internetbasiertes, strukturiertes Übungsprogramm durch, die andere übte nicht (n = 84, Warteliste). Vor der Intervention und nach sechs Monaten wurde die Fatigue-Symptomatik mit der Modified Fatigue Impact Scale (mFIS) erhoben. In der primären Analyse fanden die Forscher keine statistisch signifikanten Unterschiede zwischen den Gruppen; auftretende Nebenwirkungen waren vergleichbar. Laut der Subgruppenanalyse wirkten sich die Übungen vor allem positiv auf Probanden mit geringer Sauerstoffkapazität (VO2max < 27 l / min / kg) aus; dies zeigte sich ebenso bei Patienten, die zusätzlich unter schwerwiegender Erschöpfung litten (VO2max ≤ 30 l / min / kg, mFIS > 32). Aus den Ergebnissen dieser Studie geht hervor, dass Patienten unter der Einnahme von Fingolimod einen individuellen Übungsbedarf haben, abhängig vom körperlichen Ausgangszustand. Vor allem bei geringer körperlicher Leistungsfähigkeit und ausgeprägtem Erschöpfungssyndrom scheint die Übungstherapie indiziert zu sein. Es gab im Zusammenhang mit der Übungstherapie keine Hinweise auf ein erhöhtes Risiko für unerwünschte Nebenwirkungen.

Quelle: Mäurer M, et al. 2018. A randomized study to evaluate the effect of exercise on fatigue in people with relapsing-remitting multiple sclerosis treated with Fingolimod. Mult. Scler. J. Exp. Transl. Clin. 4, 1:2055217318756688 Volltext frei

Link zum Abstract: www.ncbi.nlm.nih.gov/pubmed/29479457

Welchen Wert messen Patienten mit Multipler Sklerose Übungstherapie bei?

Diese qualitative Analyse stammt aus London. Aus insgesamt 16 semistrukturierten Einzelinterviews ergaben sich folgende übergeordnete Themen zu den Ansichten der Patienten: 1) Übungen als Bewegungsform, 2) Effekt von Übungen und körperlicher Aktivität, 3) Veränderungen, 4) Verlustgefühl, 5) Zurechtkommen mit der Krankheit Multiple Sklerose (MS). Die Ergebnisse zeigen, dass Patienten sich von Übungstherapie und körperlicher Aktivität mehr versprechen als allein die Verbesserung der körperlichen Belastbarkeit; es ging ihnen auch um die Umgebungsfaktoren und persönliche Faktoren. Kliniker sollten verstehen und berücksichtigen, dass MS-Patienten Therapie nicht nur in Anspruch nehmen, um ihre Symptome zu lindern, sondern auch, um sich mit anderen Patienten auszutauschen und mit der Variabilität der Erkrankung besser zurechtzukommen.

Quelle: Stennett A, et al. 2018. The meaning of exercise and physical activity in community dwelling people with multiple sclerosis. Disabil. Rehabil. Aug 20. [Epub ahead of print]

Link zum Abstract: www.ncbi.nlm.nih.gov/pubmed/30125511

2

2.4 RÜCKENMARKS-VERLETZUNGEN

Verbessert ein Heimübungsprogramm für die obere Extremität die Lebensqualität von Personen mit Rückenmarksverletzungen?

Um diese Frage zu beantworten, untersuchten Forscher insgesamt 21 körperlich inaktive Patienten mit einer Querschnittlähmung unterhalb von BWK 4, die seit mindestens einem Jahr bestand. 13 Patienten wurden randomisiert der Heimübungsgruppe zugeteilt: Sie trainierten sechs Wochen lang viermal wöchentlich für jeweils 45 Minuten am Ergometer für die obere Extremität, bei einer Intensität von 60 bis 65 Prozent der maximalen Sauerstoffaufnahme. Die Kontrollgruppe (n = 8) behielt ihre normalen Aktivitäten bei. Folgende klinische Zielgrößen wurden gemessen: gesundheitsbezogene Lebensqualität, Fatigue, Schulterschmerzen, kardiorespiratorische Fitness, körperliche Aktivität im Alltag und Selbstwirksamkeit im Hinblick auf Übungen.

Es gab mittlere bis große Effektgrößen für signifikante Unterschiede zwischen den beiden Gruppen in der gesundheitsbezogenen Lebensqualität (SF-36, körperliche Subskala), Selbstwirksamkeit bezüglich Übungen und Fatigue. Die Veränderungen der wahrgenommenen Selbstwirksamkeit für Übungen standen auch in signifikantem Zusammenhang mit Veränderungen von Fatigue und Lebensqualität (mentale und körperliche Subskalen). Die Autoren schlussfolgern, dass eine sechswöchige Übungsintervention für Patienten mit Rückenmarksverletzung unterhalb BWK 4 die gesundheitsbezogene Lebensqualität verbessert.

Quelle: Nightingale TE, et al. 2018. Home-based exercise enhances health-related quality of life in persons with spinal cord injury: a randomized controlled trial. Arch. Phys. Med. Rehabil. 99, 10:1998 – 2006

Link zum Abstract: www.ncbi.nlm.nih.gov/pubmed/29902472

2.5 SONSTIGE KRANKHEITS-BILDER

Chorea Huntington: Wie steht es um die Leistungsfähigkeit der Patienten in verschiedenen Krankheitsstadien?

Derzeit ist unklar, inwiefern eine veränderte metabolische und kardiorespiratorische Reaktion auf körperliche Belastung die Leistungsfähigkeit von Menschen mit Chorea Huntington beeinflusst. 31 Patienten mit genetisch bestätigter Diagnose (verschiedene Stadien) und 29 gesunde Kontrollpersonen führten einen Belastungstest auf dem Fahrradergometer bis zur Erschöpfung durch. Im Vergleich zu den gesunden Personen kam es bei den Patienten zu einem größeren Anstieg von metabolischen und kardiorespiratorischen Markern während submaximaler Belastung. Bei den Patienten mit nicht manifester Erkrankung war speziell die Laktatkonzentration erhöht. Die Belastungsfähigkeit war in beiden Krankheitsstadien reduziert. Die Ergebnisse zeigen, dass es bereits in einer frühen Phase der Erkrankung zu metabolischen und kardiorespiratorischen Defiziten kommt, welche die Leistungs- und Erholungsfähigkeit beeinflussen. Eine veränderte Bewegungsökonomie spielt ebenfalls eine Rolle.

Quelle: Steventon JJ, et al. 2018. Alterations in the metabolic and cardiorespiratory response to exercise in Huntington's Disease. Parkinsonism Relat. Disord. Apr 14. [Epub ahead of print]

Link zum Abstract: www.ncbi.nlm.nih.gov/pubmed/29705557

Ist ein frühzeitig einsetzendes Ausdauertraining effektiv zur Unterstützung der Genesung nach Gehirnerschütterung im Sport?

Zur Beantwortung dieser Frage führten Forscher aus Kanada eine retrospektive Analyse von 253 akuten Fällen von durchschnittlich 17-jährigen jungen Erwachsenen mit Gehirnerschütterung durch. 148 der Patienten waren männlich. Der Unfall durfte nicht länger als 14 Tage her sein. Betrachtet wurden die Anzahl der Tage bis zum Beginn des Ausdauertrainings sowie die Zeit bis zur Rückkehr in den Sport und zur Schule oder zum Arbeitsplatz. Die Analyse zeigte, dass ein frühzeitiger Beginn des Ausdauertrainings mit einer schnelleren Rückkehr zu Sport, Schule oder Arbeitsplatz assoziiert war. Mit jedem Tag, an dem die Patienten nicht trainierten, entwickelte sich der Genesungsverlauf weniger positiv. Begannen die Patienten erst am dritten Tag nach dem Unfall mit dem Training, reduzierte sich die Wahrscheinlichkeit für eine schnelle Rückkehr zum Sport um 36,5 Prozent, bei Start am siebten Tag sank dieser Wert sogar um 73,2 Prozent. Als Vergleich dienten die Patienten, die schon am ersten Tag nach dem Trauma trainierten. Weitere Faktoren, die den Genesungsprozess beeinflussen, sind Anamnese, Schwere der Symptome und Bewusstlosigkeit.

Quelle: Lawrence DW, et al. 2018. Earlier time to aerobic exercise is associated with faster recovery following acute sport concussion. PLoS One 13, 4:e0196062 Volltext frei

Link zum Abstract: www.ncbi.nlm.nih.gov/pubmed/29668716

Wie intensiv sollte das Ausdauertraining von Migräne-Patienten sein?

Ausdauertraining ist eine gängige Therapieempfehlung für Migräne-Patienten. Doch wie intensiv sollte es ausgeführt werden? Dieser Frage ging ein schweizerisch-deutsches Forscherteam in einer randomisierten kontrollierten Studie nach. Die Patienten wurden entweder in die hochintensive Trainingsgruppe (HIT), moderate Ausdauergruppe oder Kontrollgruppe stratifiziert randomisiert. Das Training erfolgte im dreimonatigen Untersuchungszeitraum zweimal in der Woche. Von insgesamt 45 Probanden (28 weiblich, durchschnittliches Alter: 36 Jahre) beendeten nur 36 die Studie; die Ausfallrate betrug 20 Prozent. Untersucht wurden die Netzhautdurchblutung und Leistungsfähigkeit (Stufentest Laufband) im Kontext der im Migränetagebuch aufgeführten Symptomatik. Bei allen Probanden reduzierte sich die Anzahl der Tage mit Migräne, die Teilnehmer der HIT-Gruppe berichteten sogar zu 89 Prozent von Verbesserungen, die anderen Gruppen weniger. Die HIT-Gruppe zeigte im Vergleich zur Kontrollgruppe außerdem bessere Durchblutungsverhältnisse des Gehirns.

Quelle: Hanssen H, et al. 2017. Effects of different endurance exercise modalities on migraine days and cerebrovascular health in episodic migraineurs: a randomized controlled trial. Scand. J. Med. Sci. Sports. Nov 21. [Epub ahead of print]

Link zum Abstract: www.ncbi.nlm.nih.gov/pubmed/29161767

2

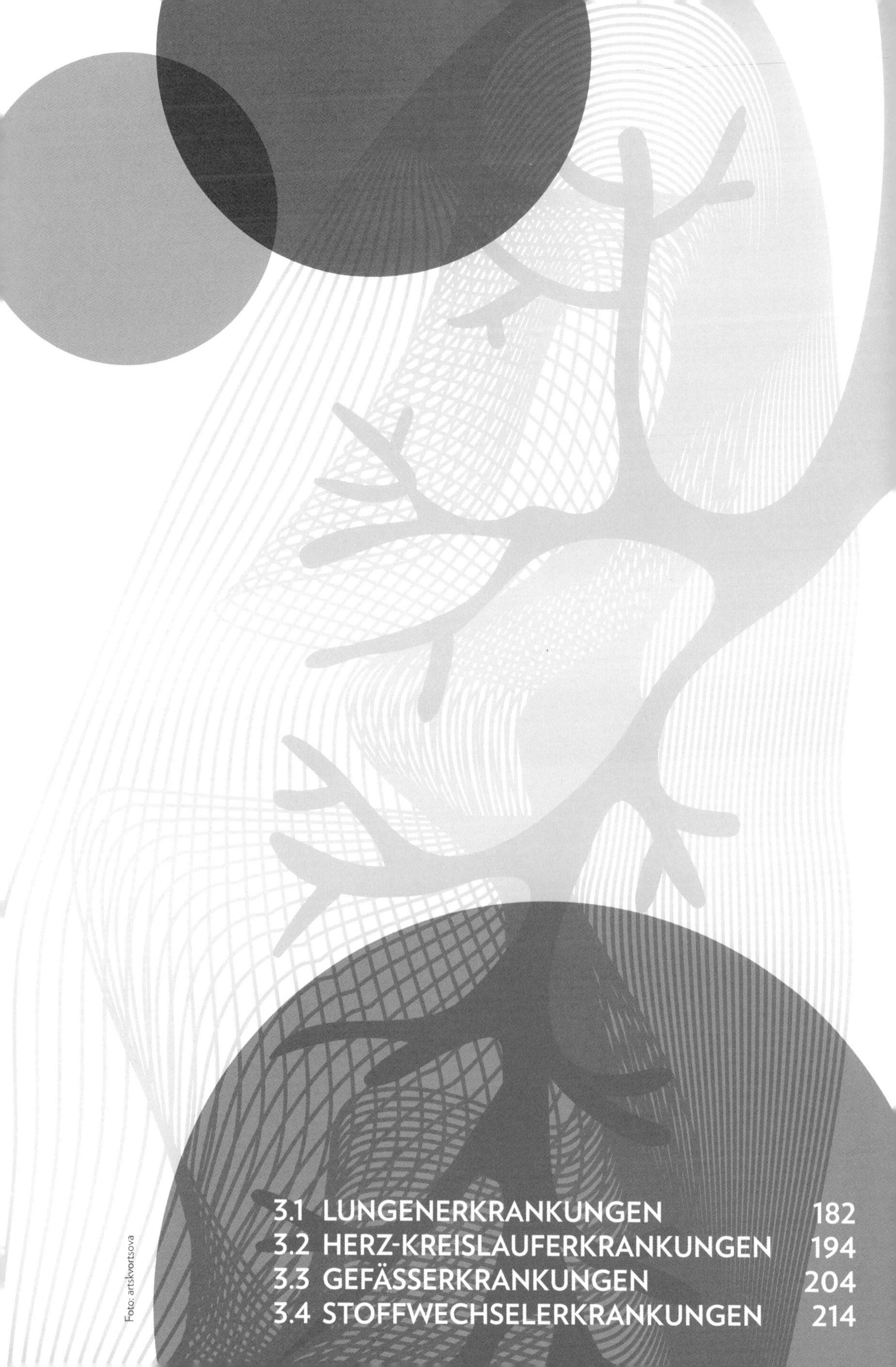

3.1 LUNGENERKRANKUNGEN 182
3.2 HERZ-KREISLAUFERKRANKUNGEN 194
3.3 GEFÄSSERKRANKUNGEN 204
3.4 STOFFWECHSELERKRANKUNGEN 214

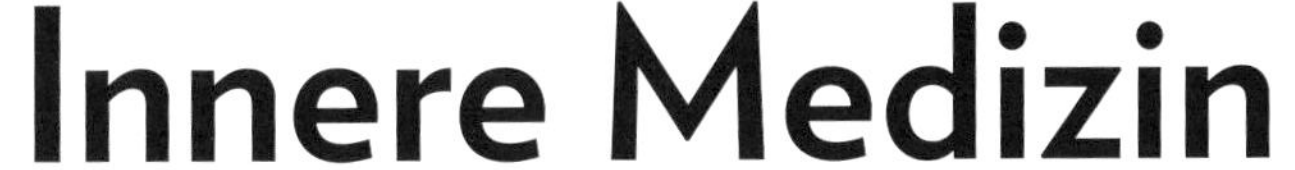

Innere Medizin

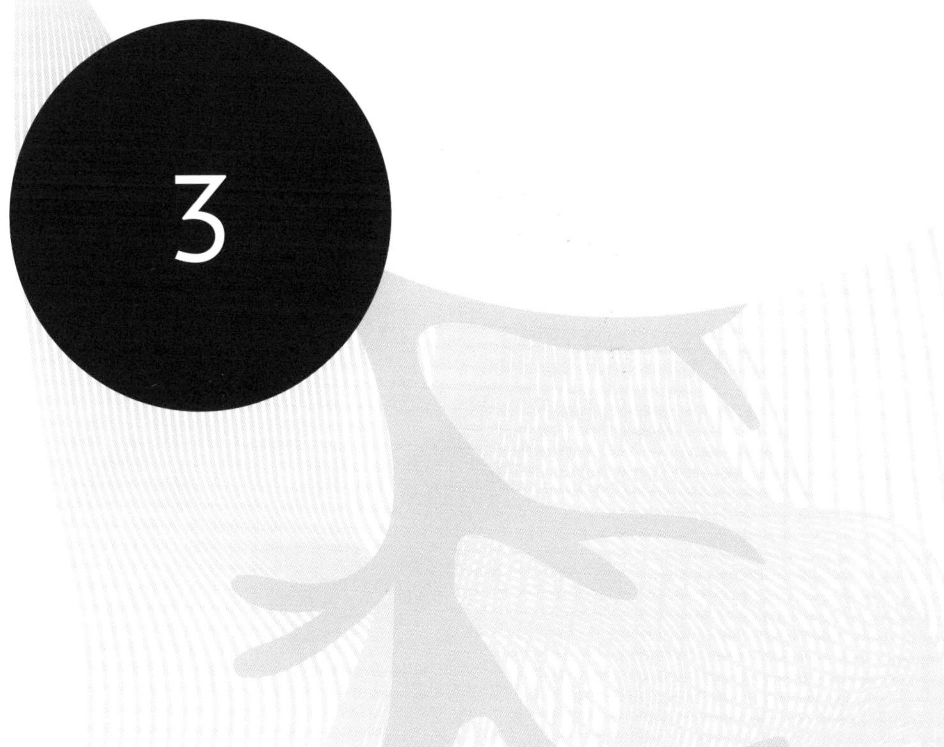

3.1 LUNGENERKRANKUNGEN

SIND BADUANJIN-ÜBUNGEN ALS ERGÄNZENDE MASSNAHME EFFEKTIV FÜR COPD-PATIENTEN?

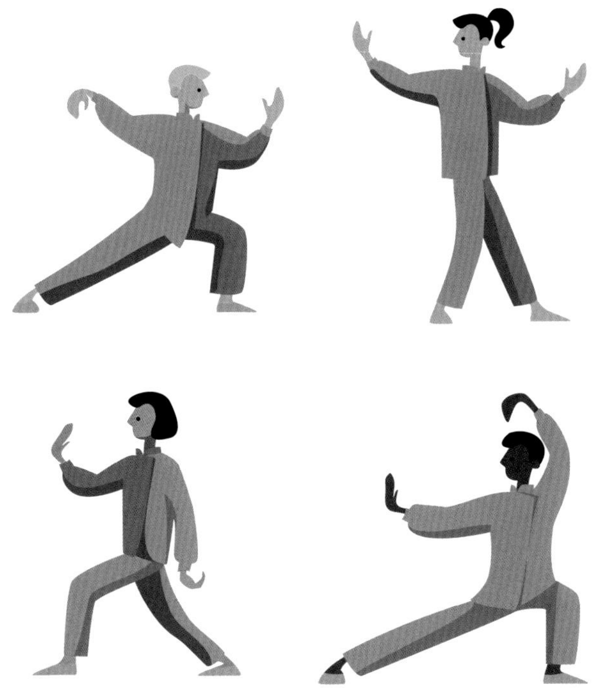

Fernöstliche Bewegungskonzepte halten zunehmend Einzug in die Therapie von Patienten mit chronisch obstruktiver Lungenerkrankung (COPD). Eine spezielle Abfolge von insgesamt acht Übungen nennt sich Baduanjin und kommt aus dem Qigong. Die Intensität ist gering bis moderat, weshalb sich die Übungen möglicherweise gut für Patienten eignen. Daher führten Forscher aus China einen systematischen Literaturreview mit Meta-Analyse durch. Sie recherchierten bis Mai 2018 in sechs Datenbanken nach geeigneten Studien. Es galten folgende Einschlusskriterien:

- randomisierte kontrollierte Studie
- Patienten mit der Diagnose COPD
- Baduanjin-Übungen als eine primäre Komponente der Intervention
- Vergleichsgruppen mit oder ohne andere Therapiemaßnahmen
- mindestens eine Zielgröße zu klinischen Symptomen oder gesundheitsbezogener Lebensqualität

Nach einem Screening durch den Erstautor wurden alle weiteren Auswahlschritte von zwei Gutachtern unabhängig voneinander durchgeführt – bei Unstimmigkeiten wurde noch ein dritter Reviewer einbezogen. Analysiert wurden die Effekte auf Belastungsfähigkeit (Sechs-Minuten-Gehtest), Lungenfunktion (Einsekundenkapazität, forcierte Vitalkapazität et cetera) und Lebensqualität.

Die Forscher schlossen 20 randomisierte kontrollierte Studien ein, die zwischen 2009 und 2018 publiziert worden waren. Die methodische Qualität lag zwischen fünf und neun auf der PEDro-Skala. Insgesamt waren in diesen 20 Studien 1.975 COPD-Patienten eingeschlossen, die Größe der Studien variierte zwischen 24 und 320 Teilnehmern mit einer Altersspanne von 60 bis 73 Jahren. Die Patienten in den Studien hatten ihre Beschwerden seit 1,6 bis 16,2 Jahren, das Ausmaß der Symptome reichte von gering bis schwerwiegend. Die Baduanjin-Übungen wurden in der Regel mit anderen Maßnahmen kombiniert, dazu gehörten Medikamente, die herkömmliche Versorgung und Atemtherapie. Es gab nur zwei Studien, in denen die Baduanjin-Übungen als alleinige Therapie eingesetzt wurden. Die Dauer der Interventionsphase betrug zwischen drei und zwölf Monaten, die Patienten trainierten drei- bis siebenmal pro Woche für jeweils 30 bis 60 Minuten.

Die Auswertung zeigte, dass die Baduanjin-Übungen in Bezug auf alle Parameter zu positiven Effekten im Vergleich zu den Kontrollgruppen führten.

Fazit

Die Autoren schlussfolgern, dass diese Übungen insbesondere in Kombination mit einer konventionellen Rehabilitation für COPD-Patienten effektiv sein könnten.

Quelle: Liu SJ, et al. 2018. Mind-body (Baduanjin) exercise prescription for chronic obstructive pulmonary disease: a systematic review with meta-analysis. Int. J. Environ. Res. Public Health 15, 9:1830 Volltext frei

Link zum Abstract: www.ncbi.nlm.nih.gov/pubmed/30149535

WIE EFFEKTIV SIND ANGELEITETE ÜBUNGSPROGRAMME NACH PULMONALER REHABILITATION BEI COPD?

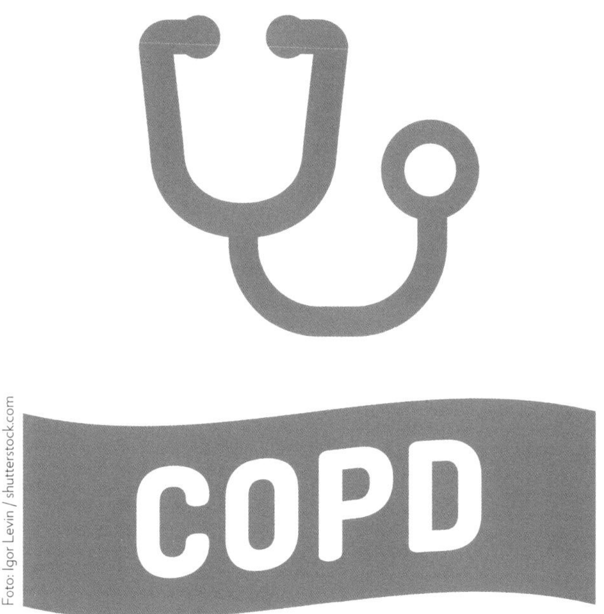

Foto: Igor Levin / shutterstock.com

Zur pulmonalen Rehabilitation gehören unter anderem körperliches Training, Beratung und Aufklärung sowie Anleitung zur Verhaltensänderung. Ziel ist eine Verbesserung der physischen und psychischen Verfassung der Patienten sowie die Unterstützung der langfristigen Umsetzung von gesundheitsförderlichem Verhalten. Dies ist insbesondere für Patienten mit lang andauernden Beschwerden wichtig, beispielsweise bei chronisch obstruktiver Lungenerkrankung (COPD). Forscher aus Großbritannien suchten in verschiedenen wissenschaftlichen Datenbanken bis August 2017 nach geeigneten Studien. Eingeschlossen wurden Studien mit erwachsenen COPD-Patienten, die an einem pulmonalen Rehabilitationsprogramm teilgenommen hatten. Die Interventionen mussten ein angeleitetes Trainingsprogramm beinhalten, das auch nach der Reha-Maßnahme fortgesetzt wurde. In den Vergleichsgruppen fand nach der Rehabilitation hingegen nur noch die übliche Versorgung statt. Primäre Zielgrößen waren durch die Lungenerkrankung bedingte Krankenhauseinweisungen, Exazerbationen, die eine Behandlung mit Antibiotika oder Kortikosteroiden erforderten, und die Gesamtmortalität. Zu den sekundären Zielgrößen gehörten Krankenhauseinweisungen insgesamt, auch wegen anderer Gründe, ambulante Termine, die Länge des Krankenhausaufenthaltes sowie die Anzahl der Besuche beim Hausarzt.

Acht Studien mit insgesamt 790 COPD-Patienten konnten eingeschlossen werden, sechs davon waren für eine Meta-Analyse geeignet. Im Vergleich zur herkömmlichen Versorgung reduzierte ein langfristig durchgeführtes Übungsprogramm die durch die Lungenerkrankung bedingten Krankenhauseinweisungen signifikant.

Fazit

Das Risiko für mindestens eine Einweisung reduzierte sich um 38 Prozent; die Häufigkeit mehrfacher Aufnahmen ins Krankenhaus verminderte sich um 28 Prozent. Ebenfalls positiv beeinflusst wurde das Risiko für Exazerbationen und Mortalität. Die methodische Qualität der analysierten Studien war allerdings variabel, sodass weitere randomisierte kontrollierte Studien zu dieser Fragestellung erforderlich sind.

Quelle: Jenkins AR, et al. 2018. Efficacy of supervised maintenance exercise following pulmonary rehabilitation on health care use: a systematic review and meta-analysis. Int. J. Chron. Obstruct. Pulmon. Dis. 13:257 – 73 Volltext frei

Link zum Abstract: www.ncbi.nlm.nih.gov/pubmed/29391784

3

WIE EFFEKTIV IST EIN TRAINING IN KOMBINATION MIT GEWICHTSREDUKTION FÜR ASTHMATIKER MIT ADIPOSITAS?

Dass körperliches Training für Patienten mit Asthma wichtig ist, steht außer Frage. Wenn jedoch weitere Probleme hinzukommen, wie etwa starkes Übergewicht, hat dies zusätzliche negative Einschränkungen zur Folge und stellt letztendlich eine Barriere für ein regelmäßiges Training dar. Brasilianische Forscher untersuchten daher speziell diese Zielgruppe und teilten 55 adipöse Asthma-Patienten (30 bis 60 Jahre alt, BMI zwischen 35 und 40) per Zufall einer von zwei Gruppen zu. Zu den Ausschlusskriterien gehörten unter anderem kardiovaskuläre, muskuloskelettale oder chronische Lungenerkrankungen sowie Bluthochdruck und Diabetes.

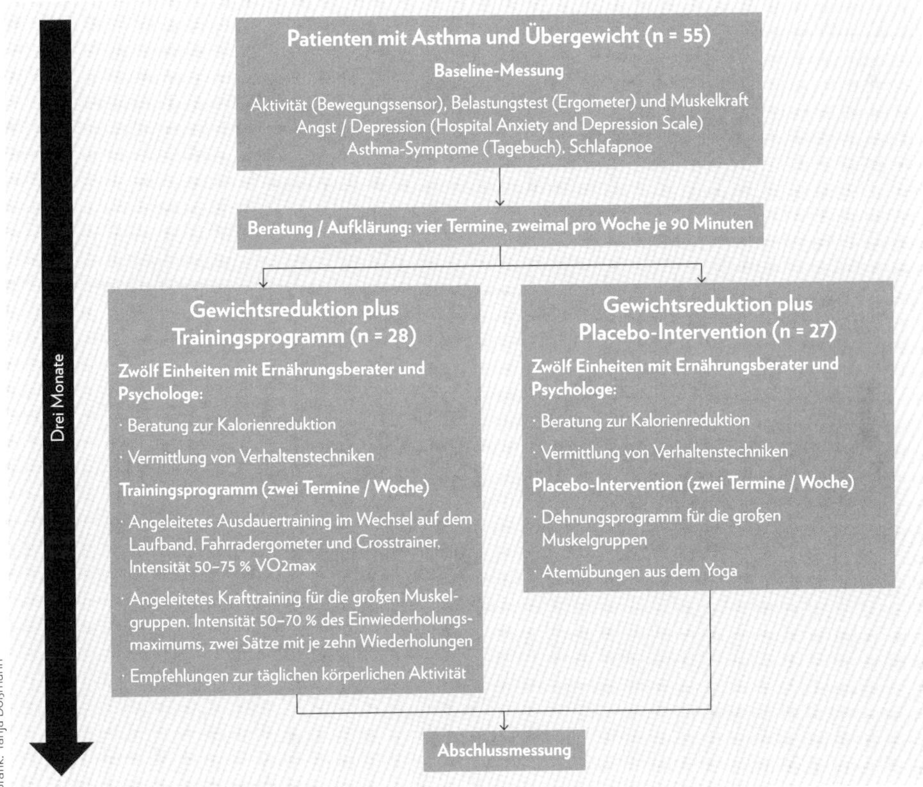

Grafik: Tanja Boßmann

Gemessen wurden nicht nur asthmaspezifische Symptome und Belastungsfähigkeit, sondern auch das tägliche Aktivitätspensum sowie psychosoziale Probleme. Nach drei Monaten schnitten die Patienten, die zusätzlich unter Anleitung von Physiotherapeuten trainiert hatten, signifikant besser ab als die Kontrollgruppe mit Placebo-Intervention: Sie waren aktiver, schliefen besser, hatten mehr asthmafreie Tage, weniger depressive Symptome und ein geringeres Risiko für eine Schlafapnoe.

Fazit

Die Ergebnisse sprechen dafür, dass übergewichtige Asthma-Patienten neben einem Gewichtsreduktionsprogramm auch unbedingt ein Training absolvieren sollten.

Quelle: Freitas PD, et al. 2018. Exercise improves physical activity and comorbidities in obese adults with asthma. Med. Sci. Sports Exerc. Feb 9. [Epub ahead of print]

Link zum Abstract: www.ncbi.nlm.nih.gov/pubmed/29432326

COPD: Training mit oder ohne nichtinvasive Beatmung?

Brasilianische Wissenschaftler untersuchten, ob Patienten mit einer mittel- bis hochgradigen chronischen obstruktiven Lungenerkrankung (COPD) von einer zusätzlichen nichtinvasiven Beatmung während des Trainings profitieren. Die gemessenen klinischen Zielgrößen waren unter anderem Leistungsfähigkeit, maximale Sauerstoffaufnahme und Symptome. 47 Patienten mit COPD erhielten ein körperliches Training – die Kontrollgruppe ohne und die Interventionsgruppe mit zusätzlicher nichtinvasiver Beatmung. Das sechswöchige Programm bestand aus aerobem Laufbandtraining dreimal pro Woche. 43 Patienten beendeten die Intervention wie geplant. Während beide Gruppen sich signifikant in den Parametern maximaler Einatemdruck, gesundheitsbezogene Lebensqualität, Sechs-Minuten-Gehtest und BODE-Index verbesserten, waren die Probanden der Interventionsgruppe in weiteren Zielgrößen leicht überlegen, zum Beispiel in der maximalen Sauerstoffaufnahme oder dem maximalen Ausatemdruck.

Quelle: Marrara KT, et al. 2018. Noninvasive ventilation as an important adjunct to an exercise training program in subjects with moderate to severe COPD. Respir. Care. Jun 26. [Epub ahead of print]

Link zum Abstract: www.ncbi.nlm.nih.gov/pubmed/29945905

COPD: Erhöhung der Übungsintensität durch Ergometertraining plus funktionelle Elektrostimulation?

An dieser Studie nahmen 23 Patienten mit chronisch obstruktiver Lungenerkrankung (COPD) der Stadien 2 bis 4 nach der Klassifikation der Global Initiative for Chronic Obstructive Lung Disease teil. Sie fuhren zweimal für jeweils 30 Minuten auf einem Fahrradergometer, einmal mit funktioneller Elektrostimulation am M. quadriceps und einmal ohne (Placebo). Klinische Zielgrößen waren primär die Sauerstoffaufnahme unter Belastung und sekundär die muskuläre Fatigue, Laktatwerte und Atemnot (Dyspnoe) am Ende der Belastung. Verglichen mit dem Placebo hatte das Ergometertraining mit funktioneller Elektrostimulation eine höhere Sauerstoffaufnahme und höhere Laktatwerte zur Folge. Das Ergometertraining mit zusätzlicher funktioneller Elektrostimulation könnte eine Möglichkeit zur Intensivierung des Trainings bei COPD-Patienten bieten.

Quelle: Medrinal C, et al. 2018. Functional electrical stimulation – a new therapeutic approach to enhance exercise intensity in chronic obstructive pulmonary disease patients: a randomized, controlled crossover trial. Arch. Phys. Med. Rehabil. 99, 8:1454–61

Link zum Abstract: www.ncbi.nlm.nih.gov/pubmed/29524398

COPD: Verbessert Musik das Durchhaltevermögen bei aerobem Training?

Patienten mit chronisch-obstruktiver Lungenerkrankung (COPD) leiden unter Dyspnoe (Atemnot) – ein Faktor, der die Leistungsfähigkeit einschränkt. Wissenschaftler aus Toronto in Kanada untersuchten nun, ob das Musikhören während körperlicher Belastung zu einer Symptomlinderung führt. Dazu ließen sie Patienten mit COPD (71 ± 8 Jahre alt) einen Ausdauer-Gehtest machen, einmal mit und einmal ohne selbstgewählte Musik. Die primäre klinische Zielgröße war, wie lange die Teilnehmer beim Test durchhielten. Zusätzlich wurden vor und nach den Tests Parameter wie Puls, Sauerstoffsättigung, Atemnot und die subjektiv empfundene Anstrengung dokumentiert. 19 Patienten beendeten die Studie. Bei dem Testdurchlauf mit Musik hielten die Probanden durchschnittlich 1,10 Minuten länger durch (7 ± 3,1 Minuten) als ohne Musik (5,9 ± 2,6 Minuten). Auch die Atemnot war nach dem Test mit Musik geringer. Die anderen Parameter, wie zum Beispiel die Herzfrequenz, unterschieden sich nicht signifikant zwischen den Gruppen.

Quelle: Lee AL, et al. 2017. The impact of listening to music during a high-intensity exercise endurance test in people with COPD. Chest. Dec 16. [Epub ahead of print]

Link zum Abstract: www.ncbi.nlm.nih.gov/pubmed/29253555

COPD: Wie hängen Atemparameter, psychosoziale Faktoren und die Übungskapazität zusammen?

Wie erleben Patienten mit chronisch obstruktiver Lungenerkrankung (COPD) ihr Vermögen, regelmäßig Übungen durchzuführen? Diese Frage untersuchten nigerianische Forscher und schlossen insgesamt 125 Patienten im Alter von 62 ± 7,1 Jahren ein, davon 60 Prozent Männer. Klinische Zielgrößen waren die Einsekundenkapazität (FEV1) und die forcierte Vitalkapazität (FVC), gemessen mit dem Spirometer. Die Übungskapazität wurde mit dem Sechs-Minuten-Gehtest ermittelt, die Gehgeschwindigkeit mit der zurückgelegten Strecke in sechs Minuten. Die Überzeugung der Patienten, die Übungen durchführen zu können (Selbstwirksamkeit), und die Anstrengung wurden ebenfalls gemessen (Borg-Skala).

Die Übungskapazität korrelierte mit den Durchschnittswerten für FEV1 und FVC. Übungskapazität und Selbstwirksamkeit korrelierten jeweils mit der Gehgeschwindigkeit und der wahrgenommenen Anstrengung. Die Selbstwirksamkeit stand nicht im Zusammenhang mit den Atemparametern. Die Autoren schlussfolgern, dass Patienten mit COPD trotz reduzierter Atemfunktion und geringer Übungskapazität eine moderate Selbstwirksamkeit aufweisen.

Quelle: Awotidebe TO, et al. 2017. Relationships between respiratory parameters, exercise capacity and psychosocial factors in people with chronic obstructive pulmonary disease. Ann. Phys. Rehabil. Med. 60, 6:387 – 92

Link zum Abstract: www.ncbi.nlm.nih.gov/pubmed/28797622

Sagt die körperliche Leistungsfähigkeit etwas über das körperliche Aktivitätslevel von COPD-Patienten aus?

Nicht unbedingt, so das Ergebnis der vorliegenden Studie. An dieser longitudinalen Untersuchung nahmen 202 Patienten mit unterschiedlich stark ausgeprägter chronisch obstruktiver Lungenerkrankung (COPD) teil. Jedes Jahr wurden zwei Belastungstests durchgeführt: der Sit-to-Stand-Test (STS) und der Sechs-Minuten-Gehtest (6MWT). Die körperliche Aktivität wurde mit der Schrittzahl pro Tag gemessen. Die durchschnittliche Nachuntersuchungszeit betrug 2,4 Jahre (0,9 bis 6,8 Jahre). Die tägliche Schrittzahl verringerte sich jedes Jahr, während die Ergebnisse im STS und 6MWT unverändert stabil blieben. Die Autoren schlussfolgern, dass Tests der körperlichen Leistungsfähigkeit keine Aussage über das tägliche körperliche Aktivitätslevel von COPD-Patienten erlauben.

Quelle: Sievi NA, et al. 2018. Physical activity declines in COPD while exercise capacity remains stable: a longitudinal study over 5 years. Respir. Med. 141:1 – 6

Link zum Abstract: www.ncbi.nlm.nih.gov/pubmed/30053953

Vorhersage eines schlechten Ergebnisses im Sechs-Minuten-Gehtest: Welcher Sit-to-Stand-Test eignet sich?

Es gibt verschiedene Formen des Sit-to-Stand-Tests; alle ermöglichen Aussagen über die Leistungsfähigkeit. Diese chinesische Studie untersuchte, inwieweit zwei verschiedene Varianten – der Five-Repetition-Sit-To-Stand-Test (5STS) und der 30-Second-Sit-To-Stand-Test (30STS) – mit dem Sechs-Minuten-Gehtest (6MWT) korrelieren. Zusätzlich wurden die COPD-Patienten anschließend anhand einer Borg-Skala nach dem Ausmaß der Luftnot gefragt. Weitere Outcomes waren unter anderem die Quadrizepskraft und die Lungenfunktion. Die Daten von 128 Patienten mit einer stabilen COPD (chronisch obstruktive Lungenerkrankung) gingen in die Abschlussanalyse ein. Beide Tests (5STS und 30STS) korrelierten moderat mit dem 6MWT, Gleiches gilt für die Korrelation der beiden Tests mit der Quadrizepskraft. Die meisten Patienten bevorzugten den 5STS, da sie ihn als weniger belastend empfanden als den 30STS. Die Autoren schlussfolgern, dass beide Tests sich als primäres Screening eignen, um ein schlechtes Ergebnis im 6MWT (< 350 Meter) vorauszusagen; der 5STS wird aber von den Patienten besser angenommen.

Quelle: Zhang Q, et al. 2018. A comparative study of the five-repetition sit-to-stand test and the 30-second sit-to-stand test to assess exercise tolerance in COPD patients. Int. J. Chron. Obstruct. Pulmon. Dis. 13:2833 – 9 Volltext frei

Link zum Abstract: www.ncbi.nlm.nih.gov/pubmed/30237707

Telehealth bei Asthma – besser als die Standardversorgung?

Asthma bronchiale beeinträchtigt die Lebensqualität stark. Daher untersuchten britische Forscher in ihrer randomisierten kontrollierten Studie die Wirksamkeit eines digitalen Atemtherapie-Heimprogramms. Insgesamt wurden 655 Asthma-Patienten im Alter zwischen 16 und 70 Jahren inkludiert und randomisiert für zwölf Monate einer von drei Gruppen zugeteilt: Eine Interventionsgruppe erhielt ein speziell entwickeltes Eigenübungsprogramm inklusive DVD und Übungsbuch (Gruppe 1), eine weitere Gruppe absolvierte drei Atemtherapie-Termine mit einem Therapeuten (Gruppe 2) und die Kontrollgruppe bekam eine Standardversorgung mit Medikamenten. Hauptoutcome war die Lebensqualität, gemessen mit dem Asthma Quality of Life Questionnaire (AQLQ). Nach zwölf Monaten hatten die Teilnehmer der Gruppen 1 und 2 eine vergleichbar höhere Lebensqualität im AQLQ als die Kontrollpersonen. Andere Parameter, wie die Einsekundenkapazität, unterschieden sich nicht wesentlich zwischen den drei Gruppen. Die Autoren schlussfolgern, dass sich, obwohl die Lungenfunktion weitgehend gleichblieb, die Atemtherapieprogramme positiv auf die Lebensqualität auswirkten und somit empfehlenswert und kosteneffektiv sind für Personen mit Asthma bronchiale.

Quelle: Bruton A, et al. 2018. Physiotherapy breathing retraining for asthma: a randomised controlled trial. Lancet Respir. Med. 6, 1:19 – 28 Volltext frei

Link zum Abstract: www.ncbi.nlm.nih.gov/pubmed/29248433

Wie wirkt sich Übungstherapie bei Erwachsenen mit Mukoviszidose aus?

Mukoviszidose (Zystische Fibrose) ist bisher nicht heilbar und beeinträchtigt die Lebensqualität der Betroffenen erheblich. Italienische Forscher untersuchten daher, wie sich regelmäßige sportliche Betätigung auf verschiedene Gesundheitsparameter auswirkt. Dazu verglichen sie 59 erwachsene Patienten, die in den letzten drei Jahren regelmäßig Übungstherapie unter Anleitung absolviert hatten, mit 59 unsportlichen Patienten, die ansonsten vergleichbar waren im Hinblick auf Alter und Geschlecht. Bewegungstherapie führte zu besseren Ergebnissen in der Lungenfunktion, gemessen mit der Einsekundenkapazität (forciertes Expirationsvolumen in einer Sekunde). Die Übenden hatten bessere Werte beim Body-Mass-Index, einen besseren Fett- und Glukosestoffwechsel und eine höhere Vitamin-D-Konzentration im Blutserum. Daher befürworten die Autoren Übungstherapie für Mukoviszidose-Patienten.

Quelle: Elce A, et al. 2018. Supervised physical exercise improves clinical, anthropometric and biochemical parameters in adult cystic fibrosis patients: a three years evaluation. Clin. Respir. J. Mar 30. [Epub ahead of print]

Link zum Abstract: www.ncbi.nlm.nih.gov/pubmed/29601147

3

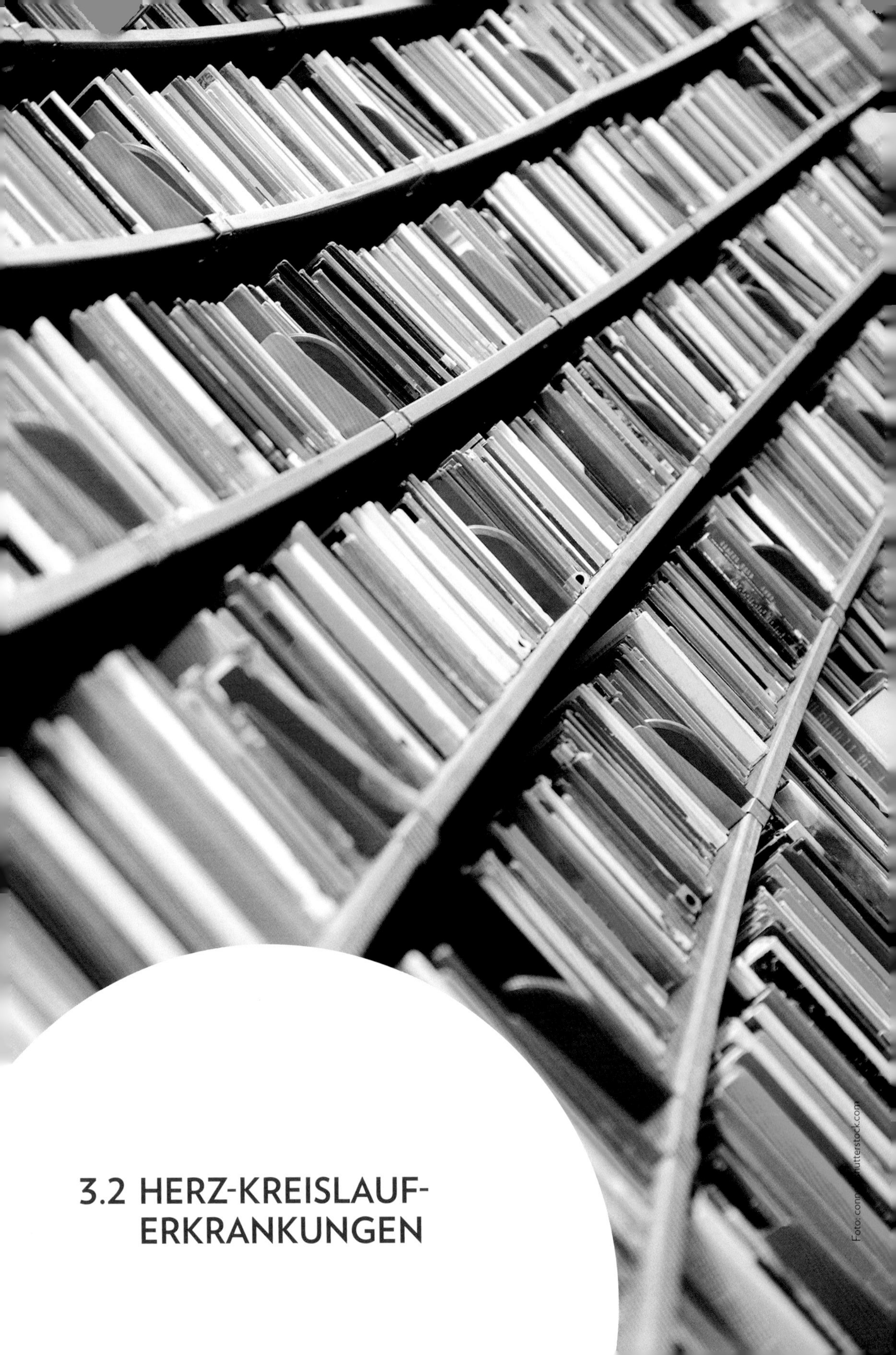

3.2 HERZ-KREISLAUF-ERKRANKUNGEN

3

GIBT ES EINEN ZUSAMMENHANG ZWISCHEN FRÜHMOBILISATION UND VERWEILDAUER AUF DER HERZ-THORAX-INTENSIVSTATION?

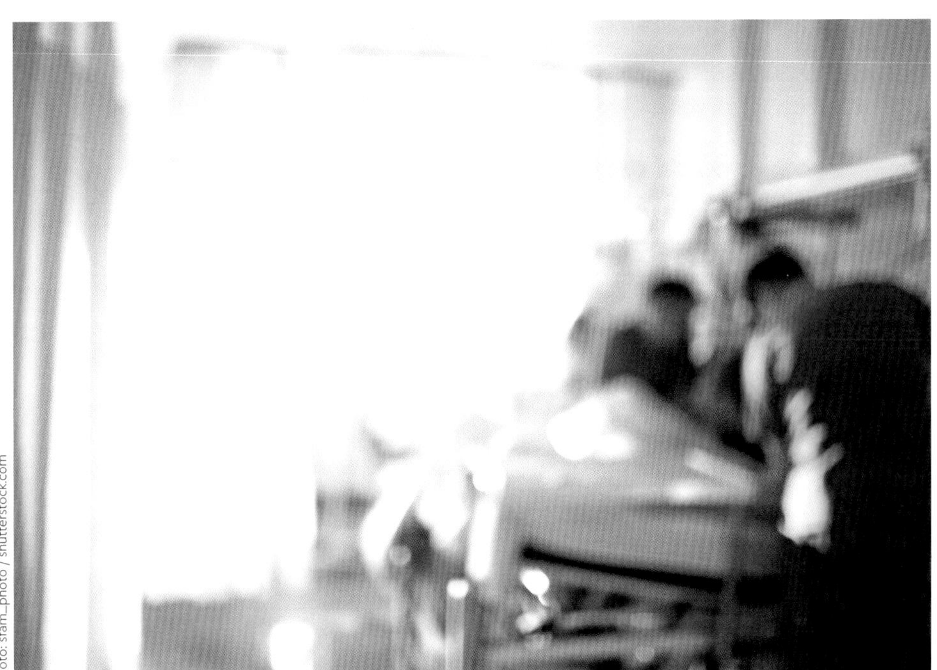

Foto: sfam_photo / shutterstock.com

Die physiotherapeutische Frühmobilisation auf der Intensivstation hat viele Vorteile für die Nachbehandlung. Verringert sich dadurch auch die Verweildauer dort und insgesamt im Krankenhaus? Diese Fragestellung überprüften Wissenschaftler an der Kentucky-Universität in Großbritannien in einer retrospektiven Studie von März 2012 bis Mai 2015. Sie werteten die Daten von 2.568 Erwachsenen aus, die auf der Herz-Thorax-Intensivstation behandelt worden waren. Die Physiotherapeuten führten mit den beatmeten Patienten beispielsweise Lagerungen, Bewegungsübungen (aktiv, resistiv), Transfers, Steh- und Gangtraining durch. Voraussetzung dafür war die stabile hämodynamische Situation, entsprechend den leitliniengerechten Vorgaben für die Frühmobilisation. Ausgeschlossen wurden unter anderem Schwangere. Die Patienten wurden folgenden krankheitsspezifischen Subgruppen zugeordnet:

- Koronararterienbypass (n = 638)
- Herzklappenersatz (n = 339)
- Implantation eines Herzunterstützungssystems (ventricular assist device – VAD, n = 53)

- extrakorporale Lungenunterstützung (extracorporeal membrane oxygenation – ECMO, n = 27)
- Lungenversagen (n = 186)
- Herztransplantation (n = 35)
- Lungentransplantation (n = 32)

Die restlichen 1.258 Patienten litten an sonstigen Erkrankungen. Die Patienten mit Koronararterienbypass und Herzklappenersatz hatten weniger Komorbiditäten und benötigten mit durchschnittlich vier Tagen die kürzeste Frühmobilisation; sie wurden im Durchschnitt bereits nach zehn Tagen entlassen. Im Gegensatz dazu erhielten die Transplantationspatienten für durchschnittlich etwa acht Tage Physiotherapie auf der Intensivstation. Personen nach Lungenversagen konnten erst nach rund sieben Tagen mit der Frühmobilisation beginnen, die dann auch durchschnittlich zwölf Tage andauerte. Zudem hatten sie die längste Krankenhausverweildauer von allen untersuchten Patientengruppen.

Fazit

Die Regressionsanalyse verdeutlichte den Zusammenhang von spätem Beginn und langer Dauer der Frühmobilisation, großer Anzahl von Begleiterkrankungen sowie ausgedehnter Beatmungsdauer mit einer hohen Verweildauer auf der ITS und im Krankenhaus insgesamt. Zukünftige Studien sollten untersuchen, ob ein schnellerer Beginn der physiotherapeutischen Behandlung die Verweildauer auf der Intensivstation verkürzen kann.

Quelle: Johnson AM, et al. 2017. Timing and amount of physical therapy treatment are associated with length of stay in the cardiothoracic ICU. Sci Rep. 7, 1:17591 Volltext frei

Link zum Abstract: www.ncbi.nlm.nih.gov/pubmed/29242519

WELCHE TRAININGSFORM EIGNET SICH FÜR PATIENTEN MIT HERZINSUFFIZIENZ?

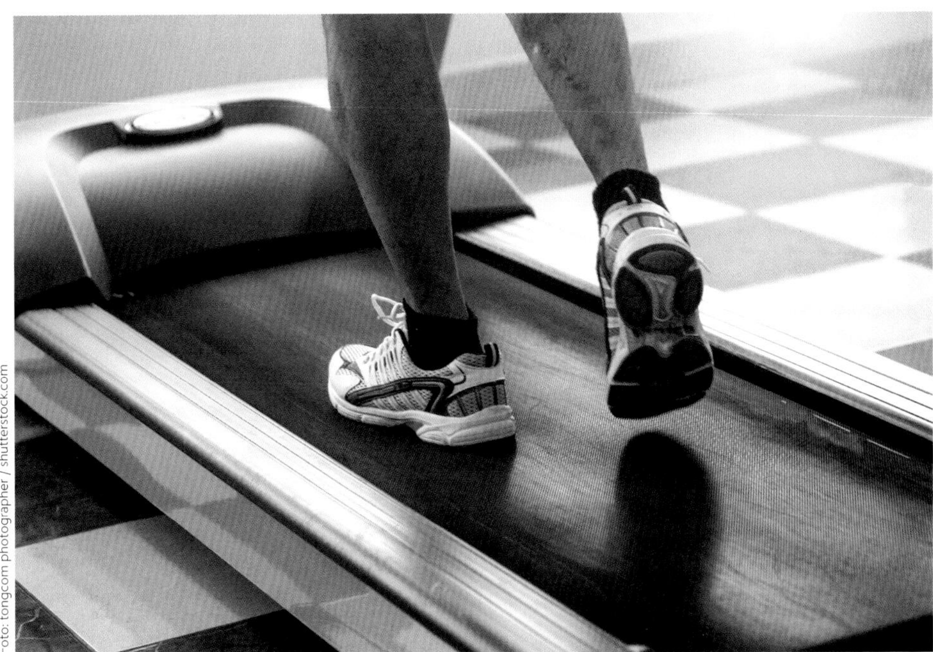

Foto: tongcom photographer / shutterstock.com

Ein Forscherteam aus Brasilien und Norwegen untersuchte, ob ein hochintensives Intervalltraining (HIIT) oder kontinuierliches Ausdauertraining mit moderater Intensität effektiver ist, um Leistungsfähigkeit und Lebensqualität der Patienten zu verbessern. Die Autoren recherchierten dazu bis Oktober 2017 in folgenden Datenbanken: PubMed / MEDLINE, Cochrane Central Register of Controlled Trials, PEDro und SciELO. Eingeschlossen wurden randomisierte kontrollierte Studien, die Patienten mit Herzinsuffizienz und verminderter Auswurfleistung mit den beiden Trainingsformen therapiert hatten. Die systematische Literaturanalyse erfolgte unter Anwendung der PRISMA-Empfehlung, die Effektstärke wurde mit den GRADE-Kriterien beurteilt. Analysiert wurden 13 Studien mit insgesamt 411 Frauen und Männern im Alter von 47 bis 75 Jahren. Sie hatten je nach Studie zwei- bis sechsmal in der Woche für 15 bis 60 Minuten ein Walking-, Fahrradergometer- oder Laufbandtraining absolviert (drei bis zwölf Wochen). Durch das intensive Intervalltraining verbesserte sich die maximale Sauerstoffaufnahme (Peak VO2), jedoch weder das Atemäquivalent für Kohlendioxid (VE / VCO2) noch die Lebensqualität (Minnesota Living with Heart Failure Questionnaire). Die Analyse der Subgruppen ergab nur geringe, nicht signifikante Unterschiede zugunsten der HIIT-Gruppen bezüglich der maximalen Sauerstoffaufnahme unter Belastung. Die Qualität der Evidenz war sehr gering (Peak VO2) bis moderat (Lebensqualität, VE / VCO2).

Fazit

Die Autoren schlussfolgern, dass Herzinsuffizienz-Patienten mit verminderter Auswurfleistung etwas mehr vom hochintensiven Intervalltraining profitieren.

Empfehlungen

PRISMA
PRISMA steht für „Preferred Reporting Items for Systematic Reviews and Meta-Analyses". Es handelt sich um eine Checkliste und Empfehlung für wissenschaftliche Arbeiten. Sie unterstützt die Autoren bei der Erstellung einer systematischen Literaturübersicht und Meta-Analyse in der optimalen Berichterstattung.

GRADE
GRADE steht für „Grading Recommendations Assessment, Development and Evaluation", also die Bewertung von Empfehlungen, Entwicklung und Auswertung. Sie wurde von der GRADE-Arbeitsgruppe erstellt und ermöglicht eine systematische Aussage zur Qualität der Evidenz und der Stärke der Empfehlung. Die Ergebnisse werden im Kontext der Studienqualität unter Beachtung von Risiken und Nutzen bewertet. Ist die Qualität der Evidenz sehr gering, bedeutet dies, dass es Risiken gibt (aufgrund methodischer Schwächen in den Studien) und das Vertrauen in die Ergebnisse eingeschränkt ist.

Quelle: Gomes Neto M, et al. 2018. High intensity interval training versus moderate intensity continuous training on exercise capacity and quality of life in patients with heart failure with reduced ejection fraction: a systematic review and meta-analysis. Int. J. Cardiol. 15, 261:134 – 41

Link zum Abstract: www.ncbi.nlm.nih.gov/pubmed/29572084

Gibt es Evidenz für die Effektivität von Rehabilitationsmaßnahmen mit strukturiertem Trainingsprogramm bei chronischer Herzinsuffizienz?

Zu dieser Frage erstellten Forscher aus Australien eine systematische Übersichtsarbeit mit Meta-Analyse. Relevant waren die Parameter Funktionsfähigkeit und Lebensqualität. Die Wissenschaftler durchsuchten fünf elektronische Datenbanken nach geeigneten Studien ab dem Jahr 1994. Das Programm musste dabei in einem ambulanten Setting oder als wohnortnahes Training angeboten worden sein. Recherche, Datenextraktion und Bewertung (PEDro und GRADE) wurden durch zwei Forscher unabhängig voneinander durchgeführt. 40 Publikationen (27 randomisierte kontrollierte Studien und 13 Kohortenstudien) mit insgesamt 5.411 Patienten wurden eingeschlossen. Die Auswertung zeigt, dass es durch die Interventionen zu einer klinisch signifikanten Verbesserung um 8,5 Punkte im Minnesota Living with Heart Failure Questionnaire kommt. Auch im Sechs-Minuten-Gehtest waren die Ergebnisse klinisch signifikant: Die Patienten verbesserten sich hier um durchschnittlich rund 50 Meter. Die Autoren schlussfolgern, dass ein strukturiertes Trainingsprogramm zu einer signifikanten Verbesserung von Funktionsfähigkeit und Lebensqualität führt.

Quelle: Palmer K, et al. 2018. Chronic heart failure and exercise rehabilitation: a systematic review and meta-analysis. Arch. Phys. Med. Rehabil. Apr 23. [Epub ahead of print]

Link zum Abstract: www.ncbi.nlm.nih.gov/pubmed/29698639

Wie wirkt sich ein Trainingsprogramm langfristig auf Fitness und Mortalität bei Herzinsuffizienz aus?

Dieser Frage gingen niederländische Forscher nach. Sie ließen 60 Patienten mit chronischer Herzinsuffizienz für zwölf Monate sechsmal pro Woche ein Trainingsprogramm nach dem Konzept der Graded Exercise Therapy (GET) durchführen – zunächst im Krankenhaus, dann zu Hause. Das Programm bestand aus progressivem aeroben Training, bei dem jede zweite Woche die Trainingsdauer erhöht wurde, und einem Kräftigungsprogramm aus acht Übungen mit einem elastischen Widerstandsband. Klinische Zielgrößen waren die Leistungsfähigkeit nach drei, sechs und zwölf Monaten sowie die Mortalität in einem Nachbeobachtungszeitraum von acht Jahren. Die Vergleichsgruppe (n = 117) bestand aus Patienten, welche die übliche Versorgung im selben Krankenhaus erhalten hatten und deren Daten in einem Register zur Verfügung standen. Die maximale Sauerstoffaufnahme verbesserte sich bei den aktiven Patienten in jedem Follow-up. In acht Jahren verstarben 23 Patienten der Trainingsgruppe und 63 Personen, welche die übliche Nachbehandlung erhalten hatten.

Quelle: Snoek JA, et al. 2018. Impact of a graded exercise program on VO2peak and survival in heart failure patients. Med. Sci. Sports Exerc. Jun 21. [Epub ahead of print]

Link zum Abstract: www.ncbi.nlm.nih.gov/pubmed/29933343

Kardiologische Rehabilitation: Wie effektiv ist sie wirklich für Patienten mit koronarer Herzkrankheit?

Im Fachbereich Kardiologie hat sich bei der postoperativen Nachsorge aufgrund neuer Medikamente und innovativer Operationstechniken viel verändert. Daher erstellten Wissenschaftler aus Großbritannien eine neue Literaturübersichtsarbeit, bezugnehmend auf den Cochrane-Review von 2016, der noch Studien aus dem Jahr 1975 berücksichtigt. Inklusionskriterium war, dass alle Probanden nach dem Jahr 2000 rekrutiert worden sein mussten. Die Forscher sichteten Veröffentlichungen bis Februar 2017 und schlossen 22 randomisierte kontrollierte Studien ein, die Übungstherapie mit einer Kontrollintervention ohne Training verglichen. Klinische Zielgrößen waren die kardiovaskulär bedingte Mortalität, die Gesamtsterblichkeit und die Einweisungsrate ins Krankenhaus. Insgesamt wurden die Daten von 4.834 Patienten mit einem Durchschnittsalter von 59,5 Jahren ausgewertet. Die Autoren fanden keinen Unterschied zwischen den Ergebnissen der Übungsinterventionen und der Standardversorgung, bestehend aus Medikation und Edukation; die Gesamtsterblichkeit und die kardiovaskuläre Mortalität waren vergleichbar. Bei den Einweisungsraten ins Krankenhaus gab es einen kleinen Unterschied zugunsten der kardiologischen Reha, der allerdings nur knapp die Signifikanzschwelle erreichte und wahrscheinlich nicht klinisch relevant ist.

Quelle: Powell R, et al. 2018. Is exercise-based cardiac rehabilitation effective? A systematic review and meta-analysis to re-examine the evidence. BMJ Open 8, 3:e019656 Volltext frei

Link zum Abstract: www.ncbi.nlm.nih.gov/pubmed/29540415

Nicht obstruktive koronare Herzkrankheit: Wie effektiv ist Übungstherapie?

Viele Patienten mit stabiler Angina pectoris zeigen in der koronaren Angiografie keine Obstruktion der Koronararterien. Es wird angenommen, dass die Angina-Symptomatik Folge einer endothelialen Dysfunktion der Koronararterien und der kleinsten Blutgefäße ist. Weil Übungstherapie die endotheliale Funktion bekanntermaßen verbessert, führten Wissenschaftler aus London und der Schweiz nun eine Literaturrecherche bis März 2018 durch. Sie schlossen acht Studien mit 218 Teilnehmern ein (rund 98 Prozent Frauen), davon waren 162 in den Interventions- und 56 in den Kontrollgruppen. Die Übungsinterventionen dauerten zwischen acht Wochen und vier Monaten, hatten eine mittlere Trainingsintensität und beinhalteten teilweise Entspannungstechniken. Gemessene Outcomes waren die Leistungsfähigkeit, Lebensqualität und Durchblutung. Die Maßnahmen linderten die Symptome und verbesserten die Lebensqualität, Sauerstoffaufnahme und Leistungsfähigkeit. Die Durchblutung des Myokards verbesserte sich ebenfalls.

Quelle: Kissel CK, et al. 2018. Cardiac rehabilitation and exercise prescription in symptomatic patients with non-obstructive coronary artery disease – a systematic review. Curr. Treat. Options Cardiovasc. Med. 20, 9:78 Volltext frei

Link zum Abstract: www.ncbi.nlm.nih.gov/pubmed/30121850

Was ist effektiver bei koronarer Herzkrankheit: hochintensives oder moderates Training?

Brasilianische Forscher untersuchten in ihrer systematischen Literaturübersichtsarbeit, ob bei Patienten mit koronarer Herzkrankheit ein hochintensives Intervalltraining oder ein moderates Training nach der Dauermethode wirksamer ist. Dazu recherchierten sie in den bekannten elektronischen Datenbanken bis November 2016. Sie inkludierten zwölf Studien mit insgesamt 609 Patienten. Die Probanden der hochintensiven Gruppe verbesserten sich signifikant stärker in der maximalen Sauerstoffaufnahme als diejenigen, die bei moderater Intensität trainiert hatten. Im Hinblick auf die Lebensqualität war keine Gruppe der anderen überlegen. In einer Subgruppenanalyse wurden drei Studien mit isokalorischem Training verglichen; diese Auswertung ergab keinen Vorteil mehr für die Probanden mit dem hochintensiven Training im Hinblick auf die maximale Sauerstoffaufnahme.

Quelle: Gomes-Neto M, et al. 2017. High-intensity interval training versus moderate-intensity continuous training on exercise capacity and quality of life in patients with coronary artery disease: a systematic review and meta-analysis. Eur. J. Prev. Cardiol. 24, 16:1696 – 707

Link zum Abstract: www.ncbi.nlm.nih.gov/pubmed/28825321

Wie hängen Lebensqualität und Übungsintensität bei Herzpatienten zusammen?

Diese Studie ist eine retrospektive Untersuchung mit 58 Teilnehmern einer zwölfwöchigen kardiologischen Reha-Maßnahme. Eine Kontrollgruppe gab es nicht, da es sich um ein präexperimentelles Studiendesign handelte. Die Forscher untersuchten den Zusammenhang zwischen der gesundheitsbezogenen Lebensqualität (Health-Related Quality of Life – HRQoL) und der Übungsdosierung und benutzten vor und nach der Intervention das Assessment 36-Item Short Form Health Survey, Version 2 (SF-36v2). Die Trainingsintensität wurde anhand der verordneten Übungsumfänge in der ersten und zwölften Woche ermittelt. Die Forscher fanden einen Zusammenhang zwischen den erhobenen Parametern und stellten außerdem fest, dass eine gewisse Intensität nötig ist, um die physische und mentale Lebensqualität positiv beeinflussen zu können. Ist diese Schwelle erreicht, führt eine weitere Steigerung des Trainings aber nicht zu einer weiteren Verbesserung der Lebensqualität.

Quelle: Del Pozo-Cruz B, et al. 2018. The relationship between exercise dose and health-related quality of life with a phase III cardiac rehabilitation program. Qual. Life Res. Jan 19. [Epub ahead of print]

Link zum Abstract: www.ncbi.nlm.nih.gov/pubmed/29350344

Welche Faktoren begünstigen eine niedrige Selbstwirksamkeitserwartung für Übungstherapie bei angeborenem Herzfehler?

Kenntnisse darüber könnten helfen, wirksame Strategien für die körperliche Aktivierung zu entwickeln. Schwedische Forscher inkludierten 79 erwachsene Probanden mit kongenitalem Herzfehler, das Durchschnittsalter betrug 37 Jahre. 38 Teilnehmer (davon 16 Frauen) hatten unkomplizierte Läsionen, 41 (17 Frauen) dagegen komplexe Herzschädigungen. 42 gematchte Kontrollpersonen wurden ebenfalls untersucht. Als Assessments nutzten die Forscher Fragebogen zur Erfassung der Lebensqualität und Selbstwirksamkeit hinsichtlich Übungen, testeten die Kraftausdauer der Muskulatur (Anzahl Schulterflexionen mit zwei bis drei Kilogramm Gewicht) und ließen die Teilnehmer für vier Tage einen Aktivitäts-Tracker tragen. Personen mit geringer Selbstwirksamkeit (n = 34) waren älter, schnitten schlechter im Krafttest ab (sie schafften durchschnittlich nur 33 Wiederholungen; bei den Probanden mit hoher Selbstwirksamkeit waren es rund 48), hatten komplexere Läsionen und wurden im vierstufigen Klassifikationssystem der New York Heart Association häufiger dem Wert III (deutlich körperlich eingeschränkt) zugeteilt. Die Anzahl der Schulterflexionen war assoziiert mit der Selbstwirksamkeit. Diese Informationen können helfen, die Betroffenen adäquat zu beraten. Ein Muskelkraftausdauertraining könnte die Selbstwirksamkeit erhöhen und somit einen aktiven Lebensstil fördern.

Quelle: Bay A, et al. 2018. Exercise self-efficacy in adults with congenital heart disease. Int. J. Cardiol. Heart Vasc. 12, 18:7 – 11 Volltext frei

Link zum Abstract: www.ncbi.nlm.nih.gov/pubmed/29349286

3

3.3 GEFÄSSERKRANKUNGEN
Foto: conn
hutterstock.com

CLAUDICATIO INTERMITTENS: GIBT ES ÜBUNGSRELEVANTE GESCHLECHTS-SPEZIFISCHE UNTERSCHIEDE?

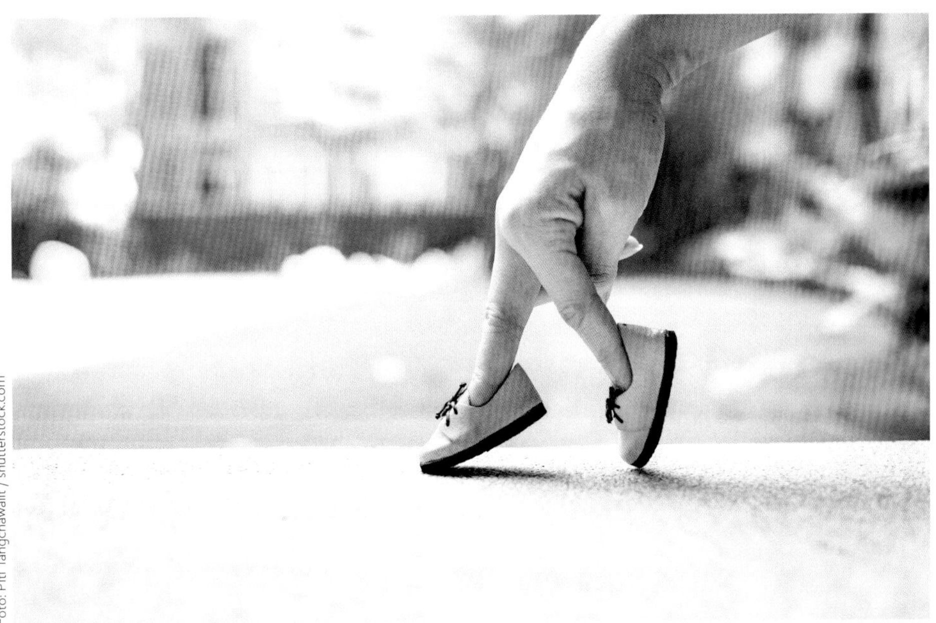

Foto: Piti Tangchawalit / shutterstock.com

Die periphere arterielle Verschlusskrankheit (pAVK) ist eine kardiovaskuläre Erkrankung, welche die Mobilität der Betroffenen aufgrund der Schmerzen beim Gehen erheblich einschränkt. Aus der bisherigen Forschung ist bekannt, dass angeleitete Übungsprogramme eine effektive Maßnahme sind – allerdings scheinen Frauen weniger davon zu profitieren. Deshalb untersuchten die Autoren mit dieser Studie rückwirkend die Ergebnisse eines Heimübungsprogrammes: Sie wollten wissen, ob es geschlechtsspezifische Unterschiede gibt. In die Analyse wurden Patienten mit seit mindestens drei Monaten stabiler pAVK im Stadium zwei (Leriche-Fontaine-Klassifikation) eingeschlossen, die zwischen 2003 und 2016 ein Heimübungsprogramm durchgeführt hatten, angeleitet in einer Klinik in Ferrara, Italien. Es beinhaltete zweimal täglich zehnminütiges schmerzfreies Gehen mit progressiv zunehmender Gehgeschwindigkeit (sechsmal pro Woche). Anfangs erfolgten monatliche Kontrolltermine in der Klinik. Ergebnisparameter waren die Schmerzschwelle bezogen auf die Gehgeschwindigkeit, die maximale Geschwindigkeit auf dem Laufband, die maximale schmerzfreie Gehstrecke und der Sechs-Minuten-Gehtest (6MWT). Zudem wurden der Ankle Brachial Index (ABI), die Programmdauer und die Therapietreue erfasst. Sobald die Patienten eine mit Gesunden vergleichbare schmerzfreie Gehstrecke erzielten, endete das Übungsprogramm.

Von den insgesamt 1.007 Patienten waren 26 Prozent weiblich. Ihre Ausgangswerte unterschieden sich zu Beginn nicht von denen der männlichen Teilnehmer, allerdings konnten sie nur bei geringerer Gehgeschwindigkeit und kürzerer Strecke schmerzfrei gehen. Die Dauer der Intervention war bei beiden Geschlechtern vergleichbar. Ihre Ergebnisse unterschieden sich statistisch nicht hinsichtlich der untersuchten Parameter. Sie konnten schneller gehen, ihre Schmerzschwelle bezogen auf die Gehgeschwindigkeit anheben und die schmerzfreie Gehstrecke erweitern. Im 6MWT und ABI hatten sich ebenso beide Geschlechter verbessert.

Fazit

Demzufolge konnten bei dem untersuchten Heimübungsprogramm keine Geschlechtsunterschiede festgestellt werden.

Quelle: Manfredini R, et al. 2018. Gender differences in outcomes following a pain-free, home-based exercise program for claudication. J. Womens Health (Larchmt.). Sep 15. [Epub ahead of print]

Link zum Abstract: www.ncbi.nlm.nih.gov/pubmed/30222507

CLAUDICATIO INTERMITTENS: SIND ZUSÄTZLICHE ORTHOPÄDISCHE PROBLEME EIN HINDERNIS FÜR DIE AKTIVE TRAININGSTHERAPIE ZU HAUSE?

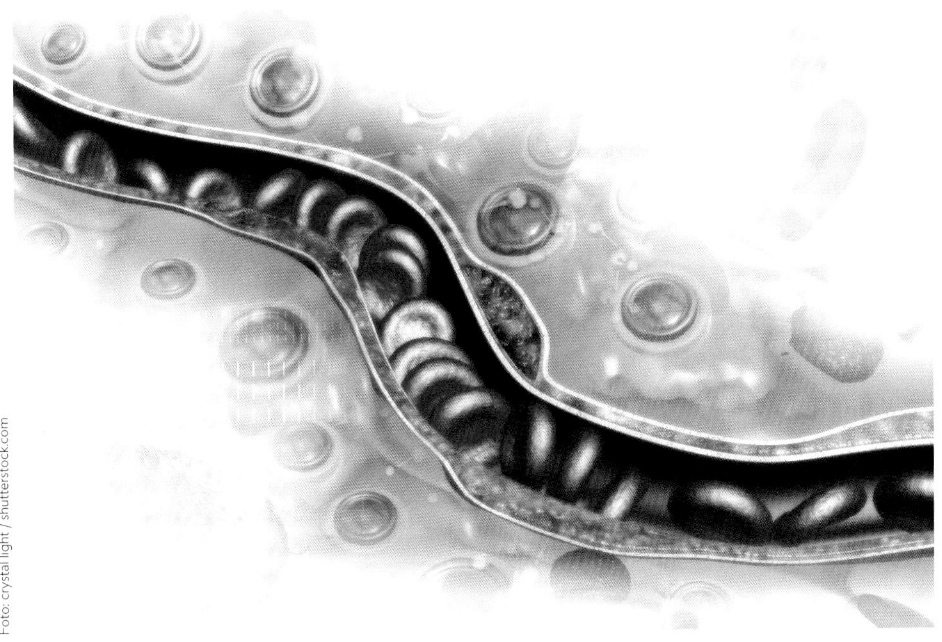

Foto: crystal light / shutterstock.com

Nein, so das Ergebnis einer retrospektiven Kohortenstudie aus Italien. Es ist bekannt, dass sowohl periphere arterielle Erkrankungen als auch orthopädische Probleme die Mobilität von älteren Patienten einschränken. Gerade die Kombination dieser Beschwerden kann sich negativ auf die so wichtige aktive Trainingstherapie auswirken. Ziel der Forscher war die Untersuchung der Anwendbarkeit und Effektivität eines strukturierten Heimübungsprogramms in einer Kohorte von Patienten mit peripherer arterieller Verschlusskrankheit (pAVK), die teilweise auch noch orthopädische Probleme aufwiesen. Eingeschlossen wurden Patienten aller Altersstufen, die eine pAVK im Stadium zwei bis drei nach Fontaine aufwiesen. Die Probanden mussten in der Lage sein, ein Heimprogramm durchzuführen und mindestens fünf Meter ohne Hilfe zu gehen. Das Heimtrainingsprogramm „Test in – Train out" (Ti-To) bestand aus zwei Phasen mit einem Gehtraining: Zunächst kamen die Patienten noch circa einmal monatlich zur Untersuchung in die Klinik, dabei wurde auch das Heimprogramm überprüft und die Adhärenz abgefragt. In der zweiten Phase trainierten die Patienten selbstständig zu Hause weiter. Das Gehtraining wurde dabei an sechs Tagen pro Woche zweimal täglich über zehn Minuten durchgeführt. Es handelte sich um intermittierendes Gehen, die Patienten wurden also instruiert, abwechselnd eine Minute mit der individuell verordneten Geschwindigkeit zu gehen und sich eine Minute im Sitzen zu erholen. Zu Beginn war die Gehgeschwindigkeit langsamer als im Alltag der Patienten üblich, danach wurde sie wöchentlich gesteigert. Der Zeitpunkt der Entlassung aus dem Programm war nicht bei allen Probanden identisch, sondern war erreicht, wenn sie mit ihrer Verbesserung der schmerzfreien Gehstrecke zufrieden waren und diese in einer ihrem Alter und Geschlecht entsprechenden Gehgeschwindigkeit symptomfrei zurücklegen konnten. Die Forscher dokumentierten zu Beginn und bei der Entlassung den Knöchel-Arm-Index sowie die Ergebnisse verschiedener funktioneller Tests, darunter die Gehgeschwindigkeit bei Beginn der Claudicatio-intermittens-Beschwerden sowie die maximal erreichbare Gehgeschwindigkeit auf dem Laufband. Die Anwendbarkeit beurteilten sie unter anderem anhand der Drop-out-Rate und der Adhärenz. An der Untersuchung nahmen insgesamt 1.251 Patienten (71 ± 9 Jahre, 931 Männer) teil; 846 hatten keine orthopädischen Erkrankungen, 387 (31 Prozent) litten an zusätzlichen Beschwerden am Bewegungssystem, hauptsächlich an der Wirbelsäule (72 Prozent). Das Vorliegen zusätzlicher orthopädischer Beschwerden war assoziiert mit dem weiblichen Geschlecht, Übergewicht und inaktiven Berufen. Die Gruppe der Patienten mit orthopädischen Zusatzproblemen unterschied sich nicht von den anderen Patienten hinsichtlich Drop-out-Rate, Programmdauer, Anzahl der Besuche und Adhärenz. Auch die Verbesserungen in Bezug auf den Knöchel-Arm-Index und die funktionellen Tests waren vergleichbar.

Fazit

Zusätzliche orthopädische Beschwerden sind also kein Hindernis für eine erfolgreiche aktive Trainingstherapie.

Quelle: Lamberti N, et al. 2018. Home-based exercise for elderly patients with intermittent claudication limited by osteoarticular disorders – feasibility and effectiveness of a low-intensity programme. Vasa. Feb 21. [Epub ahead of print]

Link zum Abstract: www.ncbi.nlm.nih.gov/pubmed/29463192

ÜBUNGEN ODER REVASKULARISIERENDE OP BEI CLAUDICATIO INTERMITTENS?

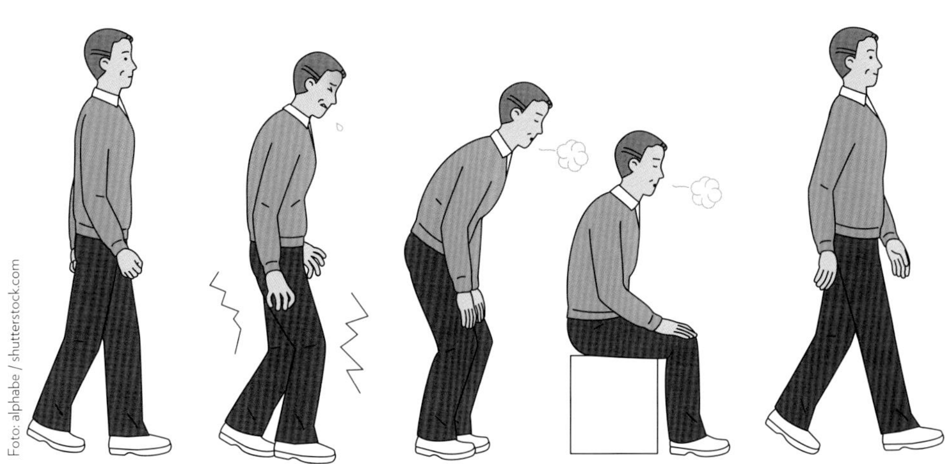

Foto: alphabe / shutterstock.com

Bei Patienten mit Claudicatio intermittens infolge einer peripheren arteriellen Verschlusskrankheit (pAVK) besteht die Therapie gerade im fortgeschrittenen Stadium aus endovaskulärer Revaskularisation und / oder Übungstherapie. Wissenschaftler aus den Niederlanden untersuchten in einer systematischen Literaturrecherche mit Meta-Analyse, welche Therapieform am besten ist. Sie sichteten bis August 2017 die Datenbanken EMBASE, Medline, Web of Science, Cochrane Central und Google Scholar. Eingeschlossen wurden randomisierte kontrollierte Studien, die eine der beiden Therapien oder auch deren Kombination bei Patienten mit pAVK vom Becken- oder Oberschenkeltyp untersucht hatten. Folgende Ergebnisparameter sollten vorliegen: maximale Gehstrecke nach sechs und zwölf Monaten, schmerzfreie Gehstrecke, Lebensqualität und Nebenwirkungen. Von sieben eingeschlossenen Studien hatten drei die kombinierte Therapie mit der Übungstherapie und drei weitere die Kombination mit der operativen Therapie verglichen. Demnach erreichten die Patienten mit der kombinierten Therapie nach sechs Monaten eine größere maximale Gehstrecke im Vergleich zu den Einzeltherapien. Nach zwölf Monaten unterschieden sich die Gruppen diesbezüglich nicht mehr. Allerdings konnten die Patienten der Übungsgruppe eine größere Strecke schmerzfrei gehen, die ausschließlich operierten Patienten weniger. Die Lebensqualität war bei den Patienten der kombinierten Therapie geringfügig besser.

Fazit

Die Autoren schlussfolgern, dass aufgrund dieser Ergebnisse die Kombination von Übungen und revaskularisierender Operation die effektivere Therapie sei.

Quelle: Klaphake S, et al. 2018. Combination of endovascular revascularization and supervised exercise therapy for intermittent claudication: a systematic review and meta-analysis. J. Cardiovasc. Surg. (Torino) 59, 2:150 – 7

Link zum Abstract: www.ncbi.nlm.nih.gov/pubmed/29327569

Wie sinnvoll ist Nordic Walking zur Erweiterung der Gehstrecke bei pAVK?

Diese Studie stammt aus Australien. Die Autoren durchsuchten die Literatur systematisch bis Dezember 2017 und inkludierten fünf Studien mit insgesamt 294 Patienten mit peripherer arterieller Verschlusskrankheit (pAVK), die entweder Nordic Walking (NW) oder eine andere Maßnahme erhalten hatten. Klinische Zielgröße war die maximale Gehstrecke. Das Verzerrungsrisiko in den Studien wurde mit dem Cochrane Collaboration Tool bewertet. Drei Studien verglichen beaufsichtigtes NW mit Walking unter Anleitung, eine Studie verglich ein NW-Heimübungsprogramm mit einem Standard-Walkingprogramm und die letzte Studie verglich ein teilweise begleitetes NW-Programm mit der herkömmlichen medizinischen Therapie. Laut den Ergebnissen der Meta-Analyse unterschied sich die maximale Gehstrecke nicht signifikant zwischen den NW- und Walking-Gruppen. Bei den nur teilweise beaufsichtigten Programmen oder reinen Heimprogrammen schien NW effektiver zu sein als normales Walking – allerdings stammen diese Ergebnisse aus einer einzigen Studie, daher sollten sie mit Vorsicht interpretiert werden.

Quelle: Golledge J, et al. 2018. Systematic review and meta-analysis of clinical trials examining the benefit of exercise programmes using nordic walking in patients with peripheral artery disease. Eur. J. Vasc. Endovasc. Surg. 56, 4:534 – 43

Link zum Abstract: www.ncbi.nlm.nih.gov/pubmed/30017508

Ist Bewegungstherapie wichtig bei venösen Ulzera?

Sehr wichtig, so das Ergebnis einer Studie aus London. Die Forscher randomisierten 80 durchschnittlich 65 Jahre alte Personen mit Ulcus cruris venosum in vier Gruppen: eine Kompressionsgruppe, eine Gruppe mit Kompression und Übungen, eine Übungsgruppe und eine Kontrollgruppe. Alle Gruppen hatten jeweils 20 Teilnehmer, die Interventionen dauerten zwölf Wochen. Die klinischen Zielgrößen waren die Hautdurchblutung und die Größe der Ulzeration. Die Übungen bestanden aus zehn Dorsalextensionen des oberen Sprunggelenks pro Stunde. Waren die Patienten zu Studienbeginn noch hinsichtlich ihrer Symptome vergleichbar, hatten die beiden Gruppen mit Übungen in der Nachuntersuchung nach drei Monaten eine geringere Größe des Ulcus und auch bessere Werte bei der transkutanen Sauerstoffpartialdruckmessung als die Probanden der Kontrollgruppe oder der reinen Kompressionsgruppe, deren Werte unverändert blieben. Die Autoren empfehlen daher für Patienten mit chronischen venösen Ulzera an den Beinen unbedingt Übungstherapie zur Förderung der Wundheilung. Eine zusätzliche Kompressionstherapie kann den positiven Effekt noch verstärken.

Quelle: Mutlak O, et al. 2018. The influence of exercise on ulcer healing in patients with chronic venous insufficiency. Int. Angiol. 37, 2:160 – 8

Link zum Abstract: www.ncbi.nlm.nih.gov/pubmed/29368880

Ist Kompressionsbandagierung plus Lymphdrainage effektiver zur Schmerzlinderung bei venösen Ulzera als eine Bandagierung allein?

Offenbar ja, wie eine brasilianische Studie ergab. Darin wurden 90 Patienten mit chronischem Ulcus cruris venosum in eine der beiden Interventionsgruppen oder die Kontrollgruppe randomisiert. Während Letztere nur Wundverbände erhielt, wurden die Probanden der Kompressionsgruppe mit elastischen Bandagen gewickelt. Die Lymphdrainage-Gruppe erhielt ebenfalls die Bandagierung und zusätzlich dreimal wöchentlich für 40 Minuten Manuelle Lymphdrainage inklusive Entstauungsübungen unter Kompression. Primäre klinische Zielgrößen waren die Schmerzintensität auf einer Numerischen Ratingskala von null bis zehn sowie die Schmerzqualität im McGill Pain Questionnaire. Diese Parameter wurden zu fünf Zeitpunkten gemessen, nämlich am ersten Termin und an vier weiteren, jeweils im Abstand von acht Tagen. Während bei der Erstuntersuchung alle Probanden starke Schmerzen angaben (NRS 7 – 10), hatten die meisten Teilnehmer der Lymphdrainage-Gruppe in der fünften Evaluation keine Schmerzen mehr. Die Patienten mit Kompressionstherapie berichteten über milde Schmerzen (NRS 1 – 3) und die Kontrollpersonen gaben NRS-Werte zwischen eins und sechs an. Auch im McGill Pain Questionnaire schnitt die Lymphdrainage-Gruppe am besten ab.

Quelle: Salomé GM, et al. 2018. The impact of decongestive physical therapy and elastic bandaging on the control of pain in patients with venous ulcers. Rev. Col. Bras. Cir. 45, 2:e1385 Volltext frei

Link zum Abstract: www.ncbi.nlm.nih.gov/pubmed/29617491

Was bewirkt Übungstherapie bei Patienten mit venösen Ulzerationen?

Dazu teilten Forscher aus Großbritannien 38 Patienten mit einseitigen venösen Ulzerationen der unteren Extremität zufällig in zwei Gruppen. Die Probanden waren im Schnitt 65 Jahre alt, zu 58 Prozent männlich, hatten Ulzerationen von durchschnittlich fünf Quadratzentimetern und wurden mit Kompressionstherapie behandelt. Die Übungsgruppe (n = 18) führte zusätzlich dreimal in der Woche Ausdauer- und Widerstandübungen für zwölf Wochen durch. Zu Beginn und nach drei Monaten wurde die Mikrozirkulation der Haut via Laser-Doppler-Flussmessung als klinische Zielgröße ermittelt. Von der Übungstherapie konnte das betroffene Bein der Patienten mit besserer Mikrozirkulation profitieren.

Quelle: Tew GA, et al. 2017. Effects of supervised exercise training on lower-limb cutaneous microvascular reactivity in adults with venous ulcers. Eur. J. Appl. Physiol. Dec 2. [Epub ahead of print]

Link zum Abstract: www.ncbi.nlm.nih.gov/pubmed/29197931

3

3.4 STOFFWECHSEL-ERKRANKUNGEN

Foto: conn... shutterstock.com

HABEN ÜBUNGEN BEI TYP-2-DIABETIKERN AUCH EINEN EFFEKT AUF DIE GEFÄSS-FUNKTION?

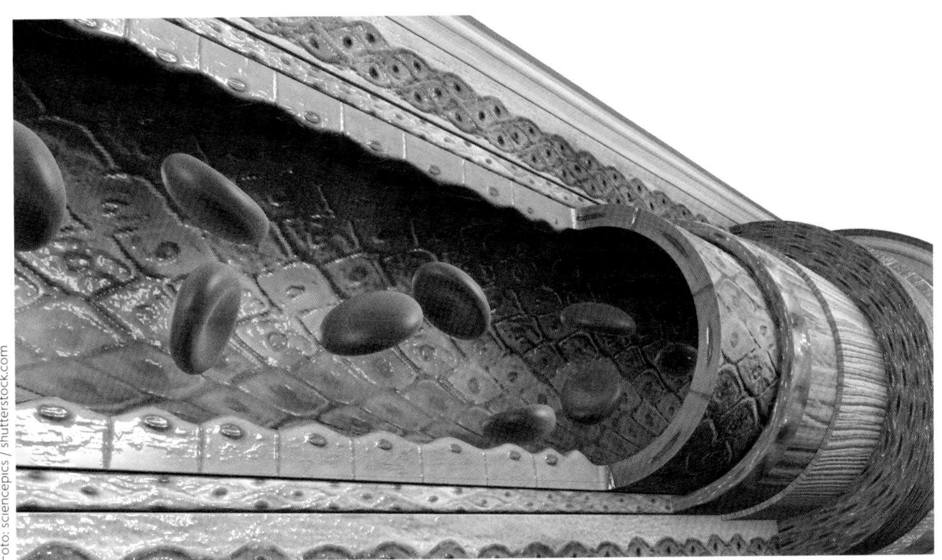

Foto: sciencepics / shutterstock.com

Kardiovaskuläre Risiken steigen mit zunehmendem Alter an. In diesem Zusammenhang ist die vaskuläre endotheliale Dysfunktion ein bekannter Risikofaktor, der wiederum durch Hyperglykämie und erhöhte Insulinresistenz verursacht wird. Deshalb ist gerade Diabetes wegen der verminderten vasodilatatorischen Kapazität gefürchtet. In einer systematischen Literaturrecherche mit Meta-Analyse untersuchte ein Forscherteam aus Südkorea und den USA, ob Übungen einen positiven Einfluss auf die Gefäßfunktion bei Patienten mit Typ-2-Diabetes haben. Bis Juni 2017 recherchierten sie in den Datenbanken CINAHL, EMBASE, PubMed, SportDiscus und Web of Science. Sie schlossen nur randomisierte kontrollierte Studien mit Erwachsenen ein, bei denen die endotheliale Dysfunktion mit der flussvermittelten Vasodilatation untersucht worden war und die ein mindestens achtwöchiges Übungsprogramm absolviert hatten. Die Wissenschaftler werteten die Daten von acht Studien mit 306 Patienten (Durchschnittsalter 59 Jahre) aus. Diese hatten an verschiedenen Übungsprogrammen (aerobe, resistive oder kombinierte Übungen) mit niedriger bis hoher Intensität teilgenommen. Sie trainierten mindestens dreimal in der Woche für etwa eine Stunde. Die Therapie verbesserte bei den Teilnehmern deutlich die Vasodilatation. Bei der Subgruppenanalyse waren die niedrig- bis moderat intensiven Interventionen und die aeroben Übungen den moderat bis hochintensiven Interventionen sowie den resistiven oder kombinierten Übungen überlegen. Die Qualität der Nachweise war überwiegend moderat.

Fazit

Niedrig dosierte aerobe Übungen sind laut den Autoren geeignet, um die endotheliale Dysfunktion von Diabetikern positiv zu beeinflussen.

Flussvermittelte Vasodilatation

Rückschlüsse auf die Endothelfunktion werden anhand der flussvermittelten Vasodilatation (Flow-mediierte Dilatation) gezogen. Strömungsbedingte Scherkräfte bewirken die prozentuale Veränderung des Gefäßdurchmessers; nur ein intaktes Endothel ermöglicht die flussvermittelte Vasodilatation. Die Untersuchung erfolgt mit einer Blutdruckmanschette und Ultraschall.

Quelle: Lee JH, et al. 2018. The effects of exercise on vascular endothelial function in type 2 diabetes: a systematic review and meta-analysis. Diabetol. Metab. Syndr. 10:15 Volltext frei

Link zum Abstract: www.ncbi.nlm.nih.gov/pubmed/29541164

3

WIE EFFEKTIV SIND KÖRPERLICHE AKTIVITÄT UND ÜBUNGEN BEI PATIENTEN MIT DIABETISCHEM FUSS?

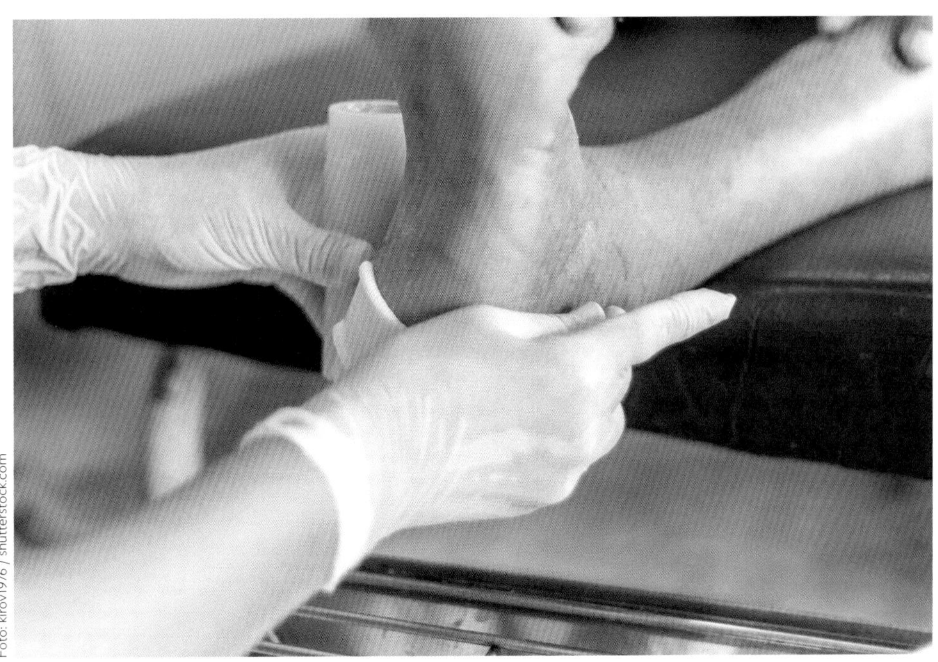

Foto: kirov1976 / shutterstock.com

Der diabetische Fuß ist eine der häufigsten Komplikationen bei Patienten mit Diabetes. In der Folge kann es zu Komplikationen wie Infektion, Ulzeration oder sogar Amputation kommen. Es gibt zunehmend Evidenz für die Wirksamkeit von körperlicher Aktivität und Übungen zur Verbesserung dieser Problematik. Ein Team von Wissenschaftlern aus Portugal recherchierte zu dieser Fragestellung bis Februar 2017 in bekannten wissenschaftlichen Datenbanken nach geeigneten kontrollierten Studien mit mehr als zehn Teilnehmern. Die Studien mussten Patienten mit Diabetes, diabetischer peripherer Neuropathie, Polyneuropathie oder diabetischen Fußulzera eingeschlossen haben, um für die Auswertung geeignet zu sein. Zu den in den Studien geprüften Interventionen gehörte jegliche Form von angeleiteter körperlicher Aktivität in einer spezialisierten Einrichtung, aber auch zu Hause. Vergleichsmaßnahmen waren die normale tägliche Aktivität und / oder die herkömmliche Beratung für die Fußpflege. Die Forscher prüften 24 potenziell geeignete Arbeiten; sechs dieser Studien mit insgesamt 418 Diabetes-Patienten konnten in die systematische Übersichtsarbeit eingeschlossen werden. 196 dieser Patienten waren Interventionsgruppen zugeteilt, 222 Teilnehmer bildeten Kontrollgruppen. Die Dauer der analysierten Programme lag zwischen acht Wochen und vier Jahren. Die Qualität der Studien wurde mit der PEDro-Skala bewertet, sie erreichten mindestens fünf und maximal zehn Punkte. Zwei Studien setzten ausschließlich Ausdauertraining (Walking) ein, zwei weitere Studien untersuchten eine Kombination aus Ausdauer-, Kraft- und Gleichgewichtstraining und in den übrigen zwei Arbeiten absolvierten die Teilnehmer Ausdauertraining mit Thai-Chi-Chuan-Übungen. In einigen Studien bekamen die Patienten auch Beratungen zu Fußpflege und Diät. Die Ergebnisse zeigen, dass körperliche Aktivität und Übungen zu einer Verbesserung von Nervenleitgeschwindigkeit, peripherer sensorischer Funktion und Druckverteilung im Fuß beitragen können. Die Inzidenzrate pro Jahr von Ulzerationen war in den Interventionsgruppen niedriger als in den Kontrollgruppen. Die Autoren schussfolgern, dass körperliche Aktivität und Übungen effektive nichtpharmakologische Interventionen sind, um den Verlauf des diabetischen Fußes positiv zu beeinflussen.

Fazit

Insbesondere kombinierte multidisziplinäre Behandlungen scheinen für die Prävention von Komplikationen wirksam zu sein.

Quelle: Matos M, et al. 2018. Physical activity and exercise on diabetic foot related outcomes: a systematic review. Diabetes Res. Clin. Pract. Feb 23. [Epub ahead of print]

Link zum Abstract: www.ncbi.nlm.nih.gov/pubmed/29477503

Wovon profitieren Patienten mit Diabetes mehr: Gruppentherapie oder internetbasiertem Training?

Von beidem – die Übungsinterventionen führen zu vergleichbaren Ergebnissen, wie Forscher aus Istanbul herausfanden. In ihrer einfach verblindeten, kontrollierten Studie randomisierten sie 65 Patienten mit Typ-2-Diabetes (18 Männer) in eine der drei folgenden Gruppen: 1) Gruppentherapie unter Supervision (n = 22), dreimal wöchentlich für acht Wochen; 2) internetbasiertes Training (n = 21) mit den gleichen Trainingsinhalten; 3) Kontrollgruppe (n = 22), die ausschließlich eine Infobroschüre erhielt. Nach der Intervention hatten sich beide Übungsgruppen im Vergleich zur Kontrollgruppe in den Parametern Lebensqualität (gemessen mit Fragebogen EQ-5D), Blutzuckerkontrolle und Taillenumfang signifikant verbessert. Im Vergleich zu den Kontrollpersonen verbesserte sich bei den Outcomes Cholesterin, Schrittzahl und Sechs-Minuten-Gehstrecke die webbasierte Trainingsgruppe signifikant, während die Trainingsgruppe unter Supervision signifikante Werte bei Nüchternglukose und Taillenumfang erreichte.

Die Autoren schlussfolgern, dass sowohl Übungstherapie im Gruppensetting unter Aufsicht als auch mithilfe des Internets angeleitetes Training bei Typ-2-Diabetes gleich gute Auswirkungen hat auf Blutzuckerkontrolle, Lebensqualität und Taillenumfang und beide Interventionen besser helfen als ausschließliche Edukation.

Quelle: Akinci B, et al. 2018. The effects of internet-based exercise compared with supervised group exercise in people with type 2 diabetes: a randomized controlled study. Clin. Rehabil. 32, 6:799 – 810

Link zum Abstract: www.ncbi.nlm.nih.gov/pubmed/29417832

Wie wirken sich Übungsprogramme auf die Funktion bei Osteoporose aus?

Kanadische Wissenschaftler erstellten eine systematische Literaturübersichtsarbeit und durchsuchten vier elektronische Datenbanken. Sie inkludierten 28 Studien mit insgesamt 2.113 Probanden, die Ergebnisse von 25 Studien konnten in einer Meta-Analyse zusammengeführt werden. Am wirksamsten bei Osteoporose erwies sich ein Programm mit verschiedenen Übungskomponenten zur Verbesserung von Mobilität, Gleichgewicht und Funktionsfähigkeit. Die methodische Qualität der Studien war moderat. Ein relevantes Verzerrungsrisiko stellte die fehlende Verblindung der Teilnehmer für die Interventionen dar. Die Autoren schlussfolgern, dass ein Übungsprogramm mit verschiedenen Komponenten und funktionellen Aufgaben für Patienten mit Osteoporose geeignet ist. Aufgrund der Heterogenität der Studien kann nicht abschließend beurteilt werden, welches Übungsprogramm ideal ist.

Quelle: Varahra A, et al. 2018. Exercise to improve functional outcomes in persons with osteoporosis: a systematic review and meta-analysis. Osteoporos. Int. Jan 6. [Epub ahead of print]

Link zum Abstract: www.ncbi.nlm.nih.gov/pubmed/29306984

Können Übungen die Wundheilung von Patienten mit diabetischen Fußulzera beschleunigen?

Türkische Forscher randomisierten 65 ambulant betreute Patienten mit Fußulzera Grad eins bis zwei (Klassifikation nach Wagner) bei Typ-2-Diabetes in zwei Gruppen: Die Kontrollgruppe wurde ausschließlich mit der gängigen Wundversorgung therapiert, die Interventionsgruppe führte zusätzlich täglich für zwölf Wochen Fußübungen durch. Insgesamt 60 Patienten beendeten die Studie. Zu Studienbeginn sowie nach vier, acht und zwölf Wochen wurden Größe und Tiefe der Ulzera gemessen. Beide Parameter verbesserten sich stärker in der Interventionsgruppe: So wurden signifikante Unterschiede in der Größe der Geschwüre in der vierten und zwölften Woche im Vergleich zu Studienbeginn gemessen, bei der Kontrollgruppe gab es nur am Studienende Verbesserungen im Vergleich zur Ausgangssituation. Auch hinsichtlich der Tiefe der Ulzera schnitten die Übenden besser ab. Dabei ist anzumerken, dass die Interventionsgruppe bereits anfangs kleinere und weniger tiefe Ulzerationen aufwies. Die Autoren empfehlen deswegen für die verbesserte Wundheilung die Integration von Fußübungen in die Nachbehandlungsschemata für Patienten mit Typ-2-Diabetes und Fußulzera.

Quelle: Eraydin Ş, et al. 2017. The effect of foot exercises on wound healing in type 2 diabetic patients with a foot ulcer. J. Wound Ostomy Continence Nurs. Dec 19. [Epub ahead of print]

Link zum Abstract: www.ncbi.nlm.nih.gov/pubmed/29261560

3

Welche Rolle spielt aerobes Ausdauertraining, Krafttraining oder eine Kombination aus beidem in der Therapie des metabolischen Syndroms?

Dass Übungen sich positiv auf die Gesundheit von Menschen mit metabolischem Syndrom auswirken, ist bekannt. Australische Forscher aus Sydney untersuchten nun die Effekte bei einer Subgruppe von Personen mit metabolischem Syndrom, die (noch) nicht an Diabetes mellitus erkrankt waren. Dazu recherchierten sie in acht elektronischen Datenbanken bis September 2017. Eingeschlossen wurden randomisierte kontrollierte Studien von mindestens vier Wochen Dauer, die eine Übungsintervention (aerobes, Kraft- oder kombiniertes Training) mit einer Kontrollintervention ohne Übungen oder Training verglichen hatten. Insgesamt gingen die Daten von elf Studien mit 16 Interventionen (zwölf mit aerobem Training, vier mit Krafttraining) in die Analyse ein. Die aeroben Maßnahmen hatten zahlreiche positive Auswirkungen: Zum Beispiel reduzierten sie den Taillenumfang, die Nüchternglukose, den diastolischen Blutdruck und verbesserten die kardiorespiratorische Fitness. Die Trainingsintensität sollte idealerweise stark sein und das Training dreimal wöchentlich für mindestens zwölf Wochen ausgeführt werden. Für die Krafttrainingsinterventionen konnten keine signifikanten Effekte nachgewiesen werden; die Autoren stellen die Frage in den Raum, ob dies auch mit der begrenzten Anzahl der gefundenen Studien zusammenhing, die dies untersucht hatten.

Quelle: Wewege MA, et al. 2018. Aerobic, resistance or combined training: a systematic review and meta-analysis of exercise to reduce cardiovascular risk in adults with metabolic syndrome. Atherosclerosis 274:162 – 71

Link zum Abstract: www.ncbi.nlm.nih.gov/pubmed/29783064

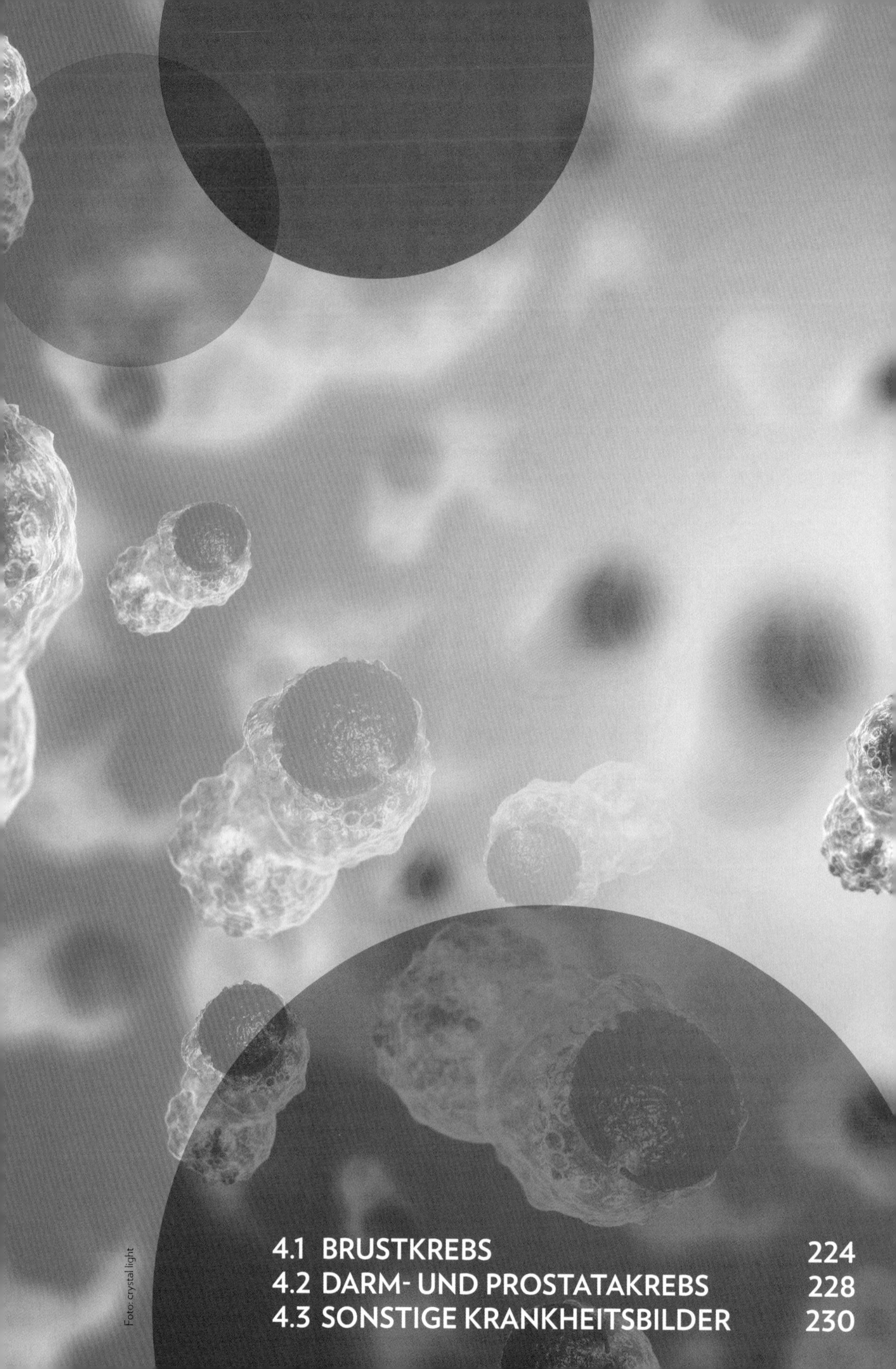

Foto: crystal light

4.1 BRUSTKREBS 224
4.2 DARM- UND PROSTATAKREBS 228
4.3 SONSTIGE KRANKHEITSBILDER 230

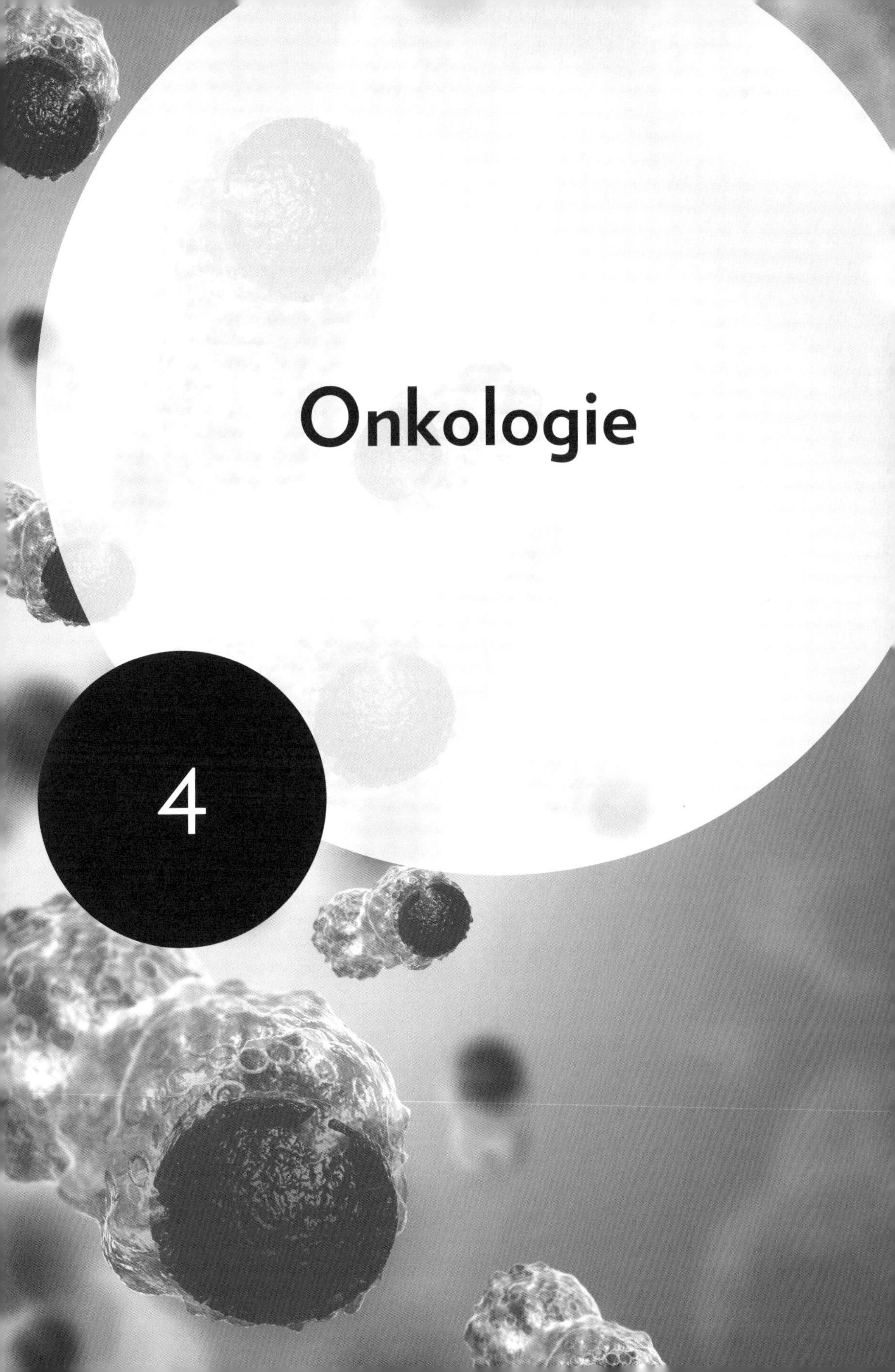

Onkologie

4

4.1 BRUSTKREBS

Brustkrebs: Hilft eine App, um die körperliche Aktivität zu steigern?

Diese Frage wurde in einer multizentrischen, kontrollierten Studie aus Südkorea untersucht. 356 Patienten mit Brustkrebs erhielten entweder Edukation (Kontrollgruppe) oder die Intervention „Smart After-Care“ (Experimentalgruppe), die eine Smartphone-App und einen Schrittzähler beinhaltete. Zu Studienbeginn und nach zwölf Wochen wurde die körperliche Aktivität mit dem Fragebogen International Physical Activity Questionnaire-Short Form (IPAQ-SF) gemessen. Anfangs betrug die körperliche Aktivität durchschnittlich 2315,5 ± 3513,2 MET (Metabolisches Äquivalent) Minuten pro Woche; 17,4 Prozent der Studienteilnehmer waren in einem gesundheitsrelevanten Maße körperlich aktiv, 33 Prozent waren inaktiv. Dies war auch vom Krebsstadium abhängig: Die schwerer betroffenen Patienten waren weniger körperlich aktiv als diejenigen mit Stadium null. Nach der App-Intervention war die Aktivität auf durchschnittlich 3466,2 ± 4712,5 MET Minuten pro Woche gestiegen. 15,3 Prozent der Patienten waren noch inaktiv und der Anteil der gesundheitsrelevant Aktiven erhöhte sich auf 34,2 Prozent. Die Wahrscheinlichkeit, die körperliche Aktivität zu erhöhen, war bei den Teilnehmern mit vorangeschrittener Krebserkrankung dreimal so hoch wie bei den übrigen Probanden. Die Experimentalintervention war über 60 Prozent effektiver zur Verbesserung der körperlichen Aktivität als die Kontrollintervention.

Quelle: Park SW, et al. 2018. Factors associated with physical activity of breast cancer patients participating in exercise intervention. Support Care Cancer. Aug 25. [Epub ahead of print]

Link zum Abstract: www.ncbi.nlm.nih.gov/pubmed/30145738

Chemotherapie-induzierte Neuropathie nach Mammakarzinom: Welchen Wert hat ein sensomotorisches Training?

Eine durch Chemotherapie bedingte periphere Neuropathie kann die Lebensqualität Betroffener auch noch nach Ende der Behandlung einschränken und erhöht das Sturzrisiko. Forscher aus Kiel untersuchten daher in ihrer randomisierten kontrollierten Studie, ob ein spezifisches Training empfehlenswert ist. Dazu teilten sie 36 Frauen mit Mammakarzinom, die eine Chemotherapie mit dem Wirkstoff Paclitaxel erhalten hatten, zufällig in zwei Gruppen auf: eine Interventionsgruppe (n = 17) mit sensomotorischem Training und eine Kontrollgruppe (n = 19). Die Probandinnen der Interventionsgruppe zeigten eine bessere posturografisch gemessene Stabilität im Ein- und Zweibeinstand und erzielten signifikant bessere Werte in der Fullerton Advanced Balance Scale. Krafttraining bei mittleren Intensitäten verhinderte zusätzlich einen Kraftverlust, welcher bei der Kontrollgruppe vorhanden war.

Quelle: Vollmers PL, et al. 2018. Evaluation of the effects of sensorimotor exercise on physical and psychological parameters in breast cancer patients undergoing neurotoxic chemotherapy. J. Cancer Res. Clin. Oncol. Jun 25. [Epub ahead of print]

Link zum Abstract: www.ncbi.nlm.nih.gov/pubmed/29943097

Ist Übungstherapie wirksam, sicher und praktikabel für Frauen mit Mammakarzinom?

Ja, so die Ergebnisse dieser Studie aus Queensland in Australien. Die Forscher recherchierten systematisch in den bekannten elektronischen Datenbanken bis März 2017. Sie inkludierten randomisierte kontrollierte Studien, die zu mindestens 50 Prozent Frauen mit Brustkrebs im Stadium zwei oder höher als Probandinnen eingeschlossen hatten und die eine Übungsintervention mit der üblichen Versorgung verglichen. Es gab keine Unterschiede zwischen den Übenden und den Kontrollpersonen hinsichtlich der Anzahl der Studienabbrecher, Übungsadhärenz oder unerwünschten Nebenwirkungen. Sicherheit und Praktikabilität waren vergleichbar, unabhängig von den Parametern Übungsform, Dauer der Intervention, Supervision oder Beginn der Intervention. Im Vergleich zur herkömmlichen Therapie gab es signifikante Ergebnisse zugunsten der Übungsmaßnahmen im Hinblick auf die Fatigue-Symptomatik, körperliche Fitness, Kraft, Lebensqualität, Depression, Ängstlichkeit, Body-Mass-Index und Taillenumfang.

Quelle: Singh B, et al. 2018. A systematic review and meta-analysis of the safety, feasibility and effect of exercise in women with stage II+ breast cancer. Arch. Phys. Med. Rehabil. May 3. [Epub ahead of print]

Link zum Abstract: www.ncbi.nlm.nih.gov/pubmed/29730319

Wie effektiv ist ein Trainingsprogramm für Brustkrebs-Überlebende, um das Metabolische Syndrom zu bekämpfen?

Das Metabolische Syndrom erhöht nicht nur das Risiko für Typ-2-Diabetes oder kardiovaskuläre Erkrankungen, sondern begünstigt auch das Wiederauftreten von Brustkrebs bei Betroffenen. In dieser randomisierten kontrollierten Studie wurden 100 übergewichtige (46 Prozent adipös), durchschnittlich 53 Jahre alte Patientinnen für 16 Wochen entweder der Experimental- oder der Kontrollgruppe mit Standardtherapie zugeteilt. Die Experimentalintervention bestand aus dreimal wöchentlich Cardio- und Krafttraining bei 65 bis 85 Prozent der maximalen Herzfrequenz. Als primäre klinische Zielgröße wurde der Metabolic Syndrome Z-score (MetS-Z-score) nach Studienende und im Follow-up nach weiteren drei Monaten gemessen, außerdem die Sarcopenic Obesity (gleichzeitiges Vorliegen von Adipositas und Muskelabbau) und verschiedene Marker im Serum. 91 Prozent der Probanden standen für das Follow-up zur Verfügung. Die Experimentalgruppe hatte sich im Vergleich zu den Kontrollprobanden signifikant im MetS-Z-score verbessert, ebenso hinsichtlich der Sarcopenic Obesity und in den Serum-Biomarkern (zum Beispiel Insulin).

Quelle: Dieli-Conwright CM, et al. 2018. Effects of aerobic and resistance exercise on metabolic syndrome, sarcopenic obesity, and circulating biomarkers in overweight or obese survivors of breast cancer: a randomized controlled trial. J. Clin. Oncol. Jan 22. [Epub ahead of print]

Link zum Abstract: www.ncbi.nlm.nih.gov/pubmed/29356607

Manuelle Lymphdrainage oder Übungstherapie nach Mastektomie?

Diese Frage stellten sich brasilianische Wissenschaftler und randomisierten 106 Brustkrebs-Patientinnen nach radikaler Mastektomie entweder in eine Lymphdrainage- oder eine Übungsgruppe. Die Probandinnen der beiden Gruppen ähnelten sich in Alter, Krebsstadium und Body-Mass-Index. Die Maßnahmen begannen 48 Stunden postoperativ und fanden 30 Tage lang zweimal pro Woche für jeweils 40 Minuten statt. Klinische Zielgrößen waren Schulterbeweglichkeit, Wundheilung und Entwicklung eines Lymphödems. Die Wunde wurde nach zwei Monaten erneut evaluiert, die Beweglichkeit des Schultergelenkes (Range of Motion – ROM), Umfangsmessung der oberen Extremität und Lymphszintigrafie präoperativ, nach zwei und 30 Monaten. Die Gruppen unterschieden sich weder hinsichtlich der Wundheilung noch in der ROM in Flexion und Abduktion. Die Inzidenz für ein Lymphödem betrug 23,8 Prozent, unabhängig von der Gruppenzugehörigkeit. In der prä- und postoperativen Lymphszintigrafie bestand ein Zusammenhang zwischen einer verringerten axillären Kontrastmittelaufnahme und der Entstehung eines Lymphödems im Follow-up nach zwei Jahren. Patientinnen unter 39 Jahren und mit einem BMI über 24 hatten ein höheres Risiko für ein Lymphödem. Frauen über 39 Jahren, die mit Manueller Lymphdrainage behandelt worden waren, entwickelten ebenfalls mit höherer Wahrscheinlichkeit ein Lymphödem.

Quelle: Oliveira MMF, et al. 2018. Long term effects of manual lymphatic drainage and active exercises on physical morbidities, lymphoscintigraphy parameters and lymphedema formation in patients operated due to breast cancer: a clinical trial. PLoS One 13, 1:e0189176 Volltext frei

Link zum Abstract: www.ncbi.nlm.nih.gov/pubmed/29304140

Wie sinnvoll ist Übungstherapie für Frauen nach Mammakarzinom?

Diese Frage untersuchten brasilianische Forscher in ihrer systematischen Literaturübersichtsarbeit bis Juli 2017. Sie verglichen Übungsinterventionen mit der Standardtherapie. Relevante Outcomes waren primär die Mortalität und sekundär Körperparameter wie Body-Mass-Index (BMI), Körperfettanteil, Gewichtsreduktion und die Lebensqualität. Die Wissenschaftler inkludierten insgesamt 60 randomisierte klinische Studien. Die methodische Qualität war niedrig und das Verzerrungsrisiko in den Studien erhöht. Übungsinterventionen wirkten sich positiv aus auf Gewichtsreduktion, BMI, Lebensqualität und Reduktion des Körperfettanteils. Nur in einer einzigen Studie wurde die Mortalität untersucht; hier hatte die Übungstherapie eine protektive Wirkung (Hazard Ratio 0,45) für die Interventionsgruppe.

Quelle: Soares Falcetta F, et al. 2018. Effects of physical exercise after treatment of early breast cancer: systematic review and meta-analysis. Breast Cancer Res. Treat. 170, 3:455 – 76

Link zum Abstract: www.ncbi.nlm.nih.gov/pubmed/29654416

4.2 DARM- UND PROSTATA-KREBS

Foto: conn... shutterstock.com

Kolorektalkarzinom: Ist ein sechswöchiges Heimtraining effektiv zur Verbesserung von Aktivitätslevel und körperlicher Fitness?

Zur Beantwortung dieser Frage schlossen Forscher 72 Patienten mit Kolorektalkarzinom im Stadium zwei bis drei in ihre Studie ein. Sie wurden per Zufall in zwei Gruppen eingeteilt: sechswöchiges Heimtraining (n = 38) oder herkömmliche Versorgung (n = 34). Ziel des Heimtrainings war die Steigerung des Aktivitätslevels auf 18 MET-Stunden pro Woche (MET = metabolic equivalent task). An der Nachuntersuchung nahmen fast 21 Prozent der Patienten nicht teil: Sie hatten kein Interesse oder medizinische Gründe. 57 Patienten schlossen die Studie ab. Im Vergleich zur Kontrollgruppe kam es in der Trainingsgruppe zu signifikanten Verbesserungen hinsichtlich Aktivitätslevel und Fitnesszustand. Das Aktivitätslevel stieg in der Übungsgruppe beispielsweise um rund 269 Minuten pro Woche an. Der Unterschied zwischen den Gruppen lag hier bei durchschnittlich 255 Minuten. Auch im Step-Test sowie im Push-Up-Test schnitten die Patienten der Interventionsgruppe signifikant besser ab als die Teilnehmer mit herkömmlicher Versorgung.

Quelle: Lee MK, et al. 2018. Effect of the 6-week home-based exercise program on physical activity level and physical fitness in colorectal cancer survivors: a randomized controlled pilot study. PLoS One 13, 4:e0196220 Volltext frei

Link zum Abstract: www.ncbi.nlm.nih.gov/pubmed/29698416

Ist Trainingstherapie sicher für Patienten mit Prostatakarzinom und Knochenmetastasen?

Oder gibt es eventuell unerwünschte Komplikationen, zum Beispiel Frakturen aufgrund einer verminderten Belastbarkeit des Knochengewebes? In dieser Studie wurden 57 Patienten mit Knochenmetastasen (etwa in Femur, Pelvis, Thorax) im Alter von 70 ± 8,4 Jahren randomisiert entweder der Experimentalgruppe oder der Kontrollgruppe (n = 29) zugeteilt. Während Letztere die übliche Versorgung erhielt, absolvierten die Probanden der Experimentalgruppe (n = 28) dreimal wöchentlich für drei Monate ein Training zur Verbesserung der aeroben Ausdauer, Kraft und Beweglichkeit. Die primäre klinische Zielgröße war die körperliche Funktion, gemessen mit dem SF-36; sekundäre Outcomes waren unter anderem die Kraft der unteren Extremität und Fatigue. Nach drei Monaten war die Experimental- der Kontrollgruppe in den Parametern körperliche Funktion und Muskelkraft des Unterkörpers überlegen. Bei der Fatigue gab es hingegen keine Unterschiede. Es wurden keine übungsinduzierten Frakturen beobachtet, auch die knochenbezogenen Schmerzen waren zwischen den Gruppen vergleichbar. Eine Übungsintervention für Patienten mit Prostatakarzinom und Knochenmetastasen kann also als sicher und wirksam angesehen werden.

Quelle: Galvão DA, et al. 2017. Exercise preserves physical function in prostate cancer patients with bone metastases. Med. Sci. Sports Exerc. Oct 14. [Epub ahead of print]

Link zum Abstract: www.ncbi.nlm.nih.gov/pubmed/29036016

4.3 SONSTIGE KRANKHEITS-BILDER

4

IST BEI KREBSPATIENTEN EIN HOCHINTENSIVES TRAINING EFFEKTIVER ALS EIN NIEDRIG ODER MODERAT DOSIERTES TRAINING?

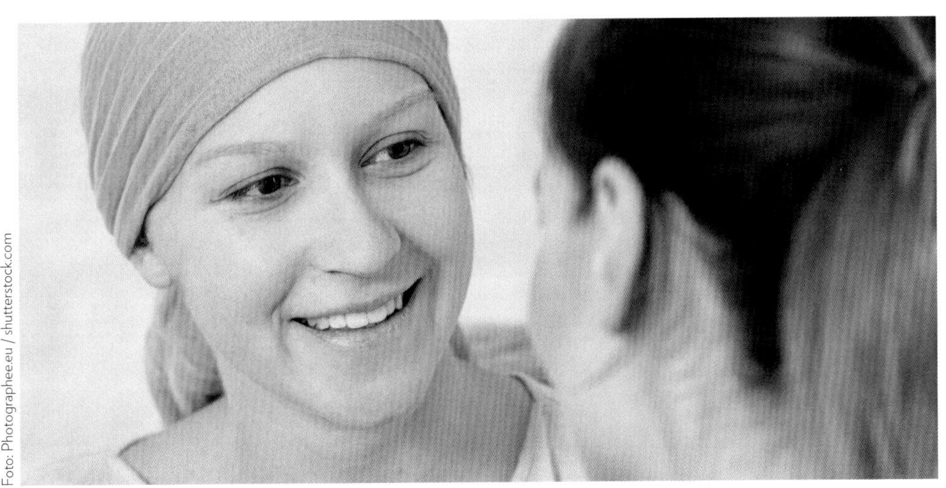

Foto: Photographee.eu / shutterstock.com

Forscher aus den Niederlanden schlossen insgesamt 277 Krebspatienten aus neun verschiedenen Krankenhäusern in den Niederlanden in ihre Studie ein („Resistance and Endurance exercise After ChemoTherapy – REACT"). Erwachsene Patienten mit histologisch bestätigter Krebserkrankung (zum Beispiel Brust-, Darm- und Ovarialkarzinome sowie Lymphome) und erfolgreich durchgeführter adjuvanter Chemotherapie waren für die Studie geeignet. Patienten, die nicht in der Lage waren, den Alltag zu bewältigen, unter kognitiven Einschränkungen litten, progressive Tumorerkrankungen aufwiesen oder emotional sehr instabil waren, wurden ausgeschlossen. Ziel war die Untersuchung der langfristigen Wirksamkeit und der Kosteneffektivität von verschiedenen Trainingsmodalitäten. Die Patienten wurden per Zufall einer von zwei Gruppen zugeteilt: Die eine Hälfte absolvierte zweimal pro Woche ein hochintensives Training (HI-Gruppe, n = 139), der Rest trainierte mit niedriger oder moderater Intensität (LMI-Gruppe, n = 138). In Bezug auf Art, Dauer und Frequenz der Übungen waren die Programme vergleichbar und beinhalteten sowohl ein Krafttraining als auch ein Ausdauer-Intervalltraining. Alle Probanden absolvierten unter anderem sechs kräftigende Übungen für die großen Muskelgruppen (Rudern, Beinpresse, Bankdrücken, Überzüge, Crunches und Ausfallschritte) in zwei Sätzen mit je zehn Wiederholungen. Die Patienten der HI-Gruppe trainierten dabei mit einer Intensität von 70 bis 85 Prozent des Einwiederholungsmaximums (1 RM), die Patienten der LMI-Gruppe nur mit 40 bis 55 Prozent des 1 RM. Die Trainingsphase dauerte drei Monate und wurde von einem Physiotherapeuten geleitet. Die Studienteilnehmer wurden vier bis sechs Wochen nach der primären Therapie sowie nach zwölf und

64 Wochen untersucht. Zu den Zielgrößen gehörten die Messung von kardiorespiratorischer Fitness und Muskelkraft sowie die Dokumentation der von den Patienten berichteten Fatigue und der gesundheitsbezogenen Lebensqualität. Darüber hinaus evaluierten die Forscher die QALYs und die gesundheitsökonomischen Kosten. Eine Limitation der Studie sind die Drop-out-Raten von mehr als 20 Prozent. In Bezug auf Rollenfunktion und soziale Funktion (Subskalen der Lebensqualität) schnitten die Probanden der HI-Gruppe besser ab als die LMI-Gruppe. Hinsichtlich körperlicher Fitness und Fatigue gab es keine signifikanten Unterschiede zwischen den Gruppen. Die Verbesserungen von kardiorespiratorischer Fitness und Lebensqualität waren auch nach 64 Wochen noch messbar, bei der Fatigue-Symptomatik war dies nicht der Fall.

Fazit

Die gesundheitsökonomische Auswertung deutet darauf hin, dass das hochintensive Training kosteneffektiver ist als das niedrig oder moderat dosierte Training.

Glossar

Quality-Adjusted Life Year (QALY)
Das qualitätskorrigierte Lebensjahr ist ein Parameter aus der Gesundheitsökonomie, mit dem ein Lebensjahr in Relation zur Gesundheit bewertet wird. Je höher der QALY-Wert, desto mehr Lebenszeit verbleibt dem Patienten mit hoher Lebensqualität.

Mehr Informationen zum QALY:
www.aerzteblatt.de/archiv/70329/Was-ist-ein-Qaly

Quelle: Kampshoff CS, et al. 2018. Long-term effectiveness and cost-effectiveness of high versus low-to-moderate intensity resistance and endurance exercise interventions among cancer survivors. J. Cancer Surviv. Mar 1. [Epub ahead of print]

Link zum Abstract: www.ncbi.nlm.nih.gov/pubmed/29497963

IST EIN TRAININGSPROGRAMM EFFEKTIV ZUR BEHANDLUNG VON FATIGUE BEI KREBS-PATIENTEN?

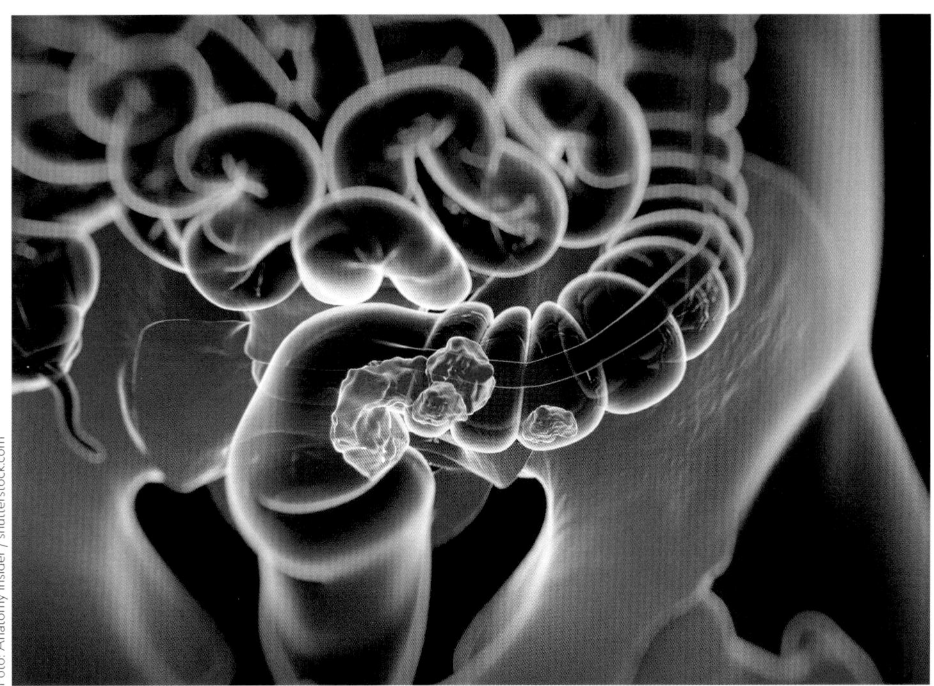

Foto: Anatomy Insider / shutterstock.com

Dass ein 18-wöchiges angeleitetes Trainingsprogramm bei Brust- oder Darmkrebs kurzfristig effektiv zur Verbesserung der Fatigue-Symptome vor einer geplanten adjuvanten Therapie (Chemotherapie) ist, konnten Forscher aus den Niederlanden in einer früheren Studie an insgesamt 237 Patienten bereits zeigen. 204 der Patienten hatten die Diagnose Brustkrebs und 33 die Diagnose Darmkrebs. Die Studie lief unter der Abkürzung PACT (Physical Activity during Cancer Treatment). Um in die Studie eingeschlossen zu werden, musste die Krebsdiagnose vor weniger als sechs bis zehn Wochen histologisch bestätigt worden sein. Zudem durften die Patienten in den letzten fünf Jahren keine andere Krebsbehandlung erhalten haben, mussten mindestens 100 Meter gehen können und durften keine Kontraindikationen für körperliche Aktivität aufweisen. Die Patienten mussten zwischen 25 und 75 Jahre alt sein. Alle Patienten erhielten die herkömmliche Versorgung; die Interventionsgruppe (n = 119) bekam zusätzlich ein angeleitetes Trainingsprogramm zur Verbesserung von Kraft und Ausdauer. Das Programm wurde zweimal wöchentlich durchgeführt, dauerte je eine Stunde, wurde individuell auf Basis der körperlichen Leistungsfähigkeit (Belastungs- und Krafttest) sowie der Präferenzen der Patienten zusammengestellt und beinhaltete sowohl Ausdauer- als auch Krafttraining. Außerdem ermutigten die Forscher ihre Patienten zu je mindestens 30 Minuten zusätzlicher körperlicher Aktivität an drei weiteren Tagen. Um die Patienten auch langfristig an einen aktiven Lebensstil heranzuführen, setzten die Forscher Methoden der sozial-kognitiven Theorie von Bandura ein: Deren wichtigstes Konstrukt ist die Selbstwirksamkeit, die es durch geeignete Maßnahmen (grafische Darstellung der Trainingserfolge, positives Feedback, Aktionspläne) zu fördern gilt.

In einer weiteren Auswertung untersuchten die Forscher, ob sich die Effekte auch Jahre später noch zeigten und inwiefern die Teilnahme an der PACT-Studie langfristig einen Einfluss auf das körperliche Aktivitätslevel hatte. Von den Studienpatienten waren 197 auch für das Follow-up nach vier Jahren geeignet; 128 Patienten erklärten sich einverstanden und nahmen an den zusätzlichen Messungen teil. Wichtig für die Forscher waren die noch vorhandenen Fatigue-Symptome und das Level an körperlicher Aktivität. Diese Informationen verglichen sie mit den Werten aus der PACT-Studie, in der die Messungen vor der Interventionsphase sowie 18 und 36 Wochen danach stattgefunden hatten. Die Patienten, die in der PACT-Studie am Training teilgenommen hatten, waren auch nach vier Jahren noch statistisch signifikant aktiver als die Patienten der Kontrollgruppe ohne Training. Zudem wiesen sie tendenziell weniger Fatigue-Symptome auf, diese Ergebnisse waren jedoch statistisch nicht signifikant.

Fazit

Die Autoren schlussfolgern, dass ein Übungsprogramm während der Chemotherapie für Brust- und Darmkrebs-Patienten eine vielversprechende Behandlungsstrategie ist, um die mit der Chemotherapie verbundenen negativen Nebenwirkungen zu minimieren – und zwar kurz- und langfristig.

Quelle: Witlox L, et al. 2018. Four-year effects of exercise on fatigue and physical activity in patients with cancer. BMC Med. 16, 1:86 Volltext frei

Link zum Abstract: www.ncbi.nlm.nih.gov/pubmed/29879968

4

WELCHE THERAPIEFORM IST BEI OPERIERTEN PATIENTEN MIT MALIGNEN KOPF- UND NACKENTUMOREN EFFEKTIVER: HEIMÜBUNGSPROGRAMM ODER AMBULANTE THERAPIE MIT HEIMÜBUNGEN?

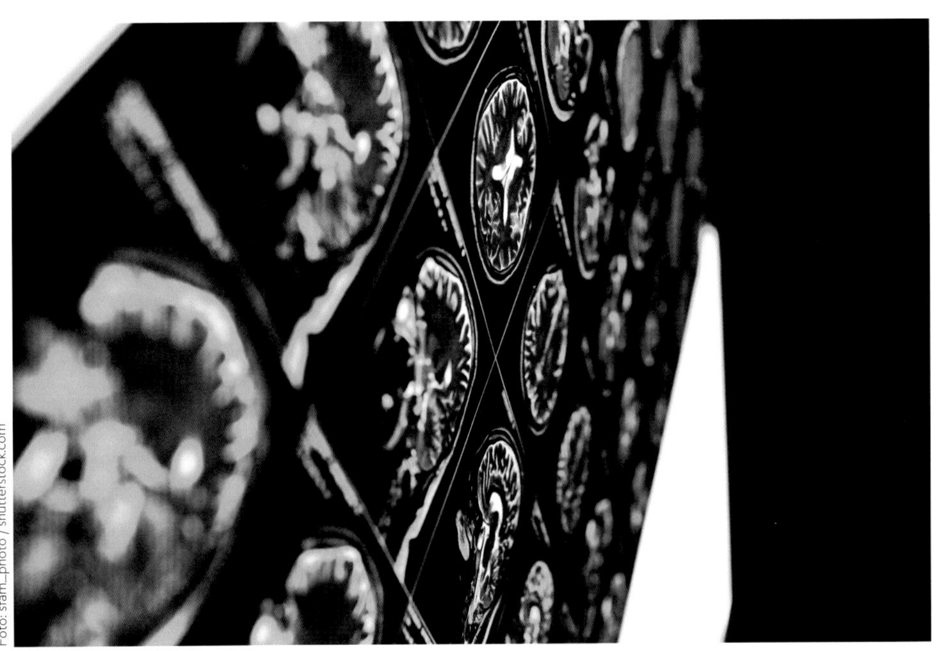

Foto: sfam_photo / shutterstock.com

Physiotherapie kann Patienten mit malignen Tumoren im Kopf- und Nackenbereich symptomlindernd unterstützen. Bisher wurde der Effekt eines Heimübungsprogrammes noch nicht ausreichend untersucht. Deswegen verglichen taiwanesische Forscher in ihrer randomisierten Studie, welche Intervention sinnvoller ist: eine ambulante Physiotherapie mit zusätzlichen Heimübungen oder die alleinige Therapie zu Hause (Gehen / Walken, kräftigende Schultergürtel-Übungen, zum Beispiel für den mittleren und unteren Anteil des M. trapezius, Dehnungen für den Schultergürtel). Die individuelle 60-minütige Übungstherapie zu Hause sollte fünfmal wöchentlich stattfinden (n = 18). Nach anfänglicher Instruktion der Patienten und Angehörigen erkundigten sich die Therapeuten jede Woche telefonisch nach dem Übungsfortschritt. Die ambulanten Patienten (n = 19) erhielten zweimal in der Woche für eine Stunde Therapie im Therapiezentrum (Laufband, progressive Kräftigungsübungen bei 30 bis 60 Prozent des Einwiederholungsmaximums und Schultergürtel-Dehnungen) und Hausübungen für die restlichen drei Tage (aerobes Training in Form von Gehen /

Walken und statische Dehnungen, wie bei der Heimübungsgruppe, allerdings keine Kraftübungen zu Hause). Die Patienten waren zwischen 20 und 80 Jahre alt, die Tumordiagnose lag maximal sechs Monate zurück (TNM-Klassifizierung II–IV) und es war eine radikale chirurgische Operation mit Lymphknotendissektion durchgeführt worden. Die Forscher setzten folgende Messinstrumente vor der Physiotherapie sowie nach sechs und zwölf Wochen ein:

- Functional Assessment of Cancer Therapy-Head and Neck (FACT H&N)
- Visuelle Analogskala (VAS) für Schulterschmerz
- Sechs-Minuten-Gehtest (6MWT)
- Schulterbeweglichkeit (ROM)

Im direkten Vergleich war keine Therapie überlegen: Beide Interventionen führten zu signifikanten Verbesserungen in den Untersuchungen nach zwölf Wochen. Die Patienten hatten eine bessere Schulterabduktion und -flexion sowie Funktionsverbesserungen.

Fazit

Falls eine ambulante Therapie nicht durchgeführt werden kann, scheint ein angeleitetes häusliches Übungsprogramm auch effektiv zu sein.

Da es aus ethischen Gründen keine Kontrollgruppe ohne Therapie gab, sind Verbesserungen durch die fortschreitende Wundheilung nicht ausgeschlossen.

Quelle: Su TL, et al. 2017. The effect of home-based program and outpatient physical therapy in patients with head and neck cancer: a randomized, controlled trial. Oral Oncol. 74:130 – 4

Link zum Abstract: www.ncbi.nlm.nih.gov/pubmed/29103741

WIE EFFEKTIV IST EIN PRÄOPERATIVES TRAINING FÜR TUMORPATIENTEN?

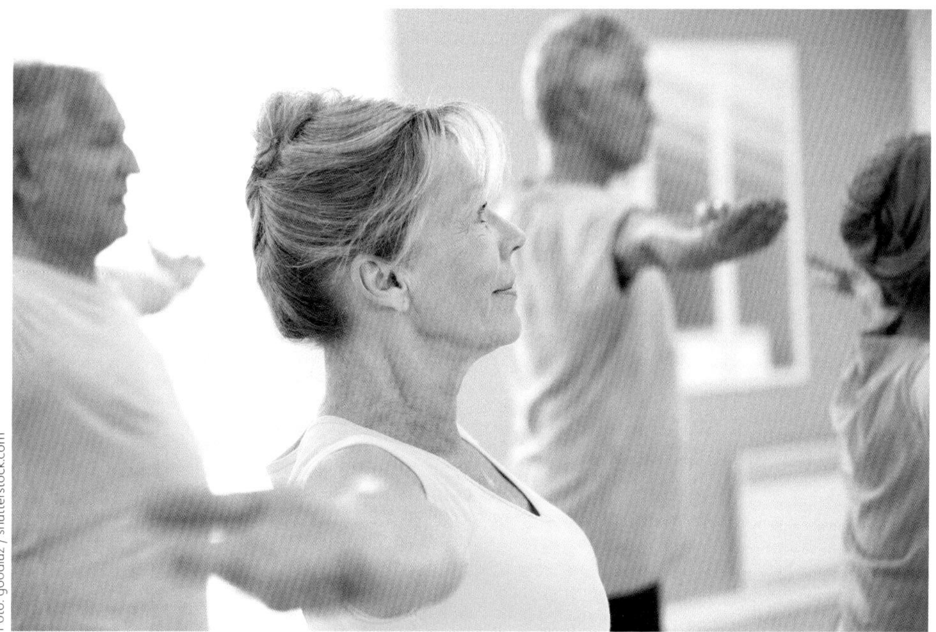

Foto: goodluz / shutterstock.com

Die chirurgische Therapie ist eine wichtige Intervention bei verschiedenen Tumorerkrankungen. Allerdings können die postoperativen Komplikationen hoch sein. Deshalb untersuchten belgische Forscher, ob sich bereits ein präoperatives Training mit Ausdauer- und Widerstandsübungen positiv auf die körperliche Leistungsfähigkeit, Lebensqualität und die Therapieergebnisse nach der Tumorresektion auswirkt. Bis September 2017 recherchierten sie in den Datenbanken PubMed, PEDro, EMBASE (via Scopus) und der Cochrane Library. Sie schlossen randomisierte kontrollierte Studien ein, die ein solches Übungsprogramm bei Erwachsenen mit Tumoroperationen durchgeführt hatten und von deren körperlicher Leistungsfähigkeit, Muskelkraft, Lebensqualität, Krankenhausaufenthaltsdauer, Komplikationen und Mortalität berichteten. Zwei Personen werteten die Studien unabhängig voneinander aus. Die Studienqualität wurde mit der Downs and Black Checklist bewertet.

Die Forscher schlossen zehn Studien mit insgesamt 360 Patienten mit Lungen-, Blasen-, Ösophagus- oder kolorektalen Tumoren in ihre Analyse ein. Vier Studien waren von moderater und sechs von guter Qualität (16 bis 23 Punkte mit der Downs and Black Checklist). Es gab keine negativen Auswirkungen durch die Übungen. Im Vergleich zu den Kontrollpersonen (n = 183) verbesserten sich bei den Patienten der Interventionsgruppen (n = 177) die körperliche Leistungsfähigkeit (drei von fünf Studien), Muskelkraft (zwei von drei Studien) und Bereiche der Lebensqualität (zwei von vier Studien). Zudem konnten durch die Übungen die Krankenhausaufenthaltsdauer in einer Studie und die postoperativen pulmonalen Komplikationen in zwei Studien reduziert werden.

Fazit

Daraus schlussfolgern die Autoren, dass Ausdauer- und Widerstandsübungen positive Effekte bei operierten Patienten nach unterschiedlichen Tumorerkrankungen haben. Die Übungsprogramme, Patientenmerkmale und Messmethoden waren in den zehn Studien heterogen, deshalb sollten weitere Untersuchungen folgen.

Quelle: Piraux E, et al. 2018. Effects of preoperative combined aerobic and resistance exercise training in cancer patients undergoing tumour resection surgery: a systematic review of randomised trials. Surg. Oncol. 27, 3:584 – 94

Link zum Abstract: www.ncbi.nlm.nih.gov/pubmed/30217322

SIND ÜBUNGEN ZUR VERRINGERUNG DER PERIPHEREN NEUROPATHIE NACH CHEMOTHERAPIE WIRKSAM?

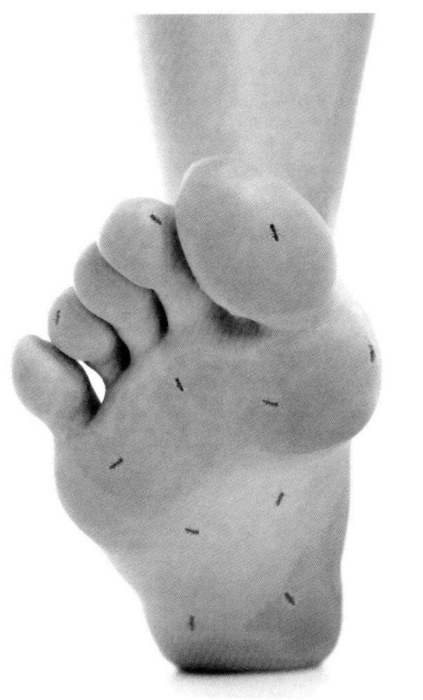
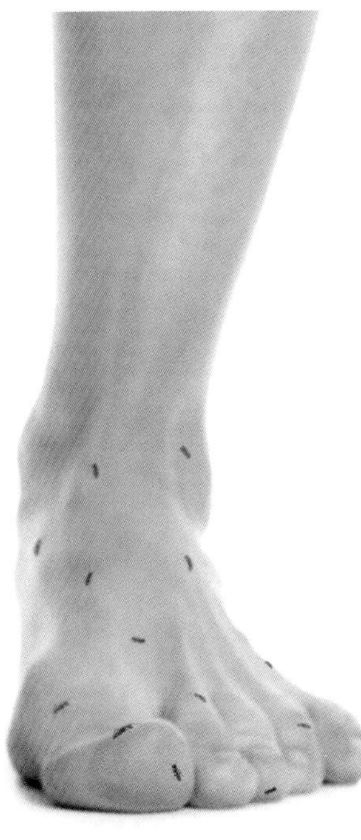

Foto: LeventeGyori / shutterstock.com

Eine häufige Nebenwirkung der Chemotherapie von Krebspatienten ist die Entwicklung einer peripheren Neuropathie. Italienische Wissenschaftler untersuchten nun in ihrem systematischen Review, ob die neurologischen Symptome mit Übungen effektiv behandelt werden können. Sie recherchierten dazu in den Datenbanken MEDLINE, Scopus, Bandolier, PEDro und Web of Science bis September 2017. Sie konnten fünf Studien einschließen: zwei Studien von hoher und drei von geringer Qualität, beurteilt mit der Adapted Nine Criteria Checklist (van Tulder et al., 1997). Von anfänglich 147 Patienten (durchschnittlich 54,7 Jahre alt, 57 Prozent Frauen) beendeten 122 die Übungsprogramme. In drei Studien übten sie bereits während der Chemotherapie. Mit der Therapie konnten die neurologischen Symptome überwiegend reduziert werden. Die durchgeführten Ausdauer-, Kräftigungs- und Koordinationsübungen bewirkten zudem Verbesserungen der posturalen Kontrolle, Lebensqualität und Funktion. Es erfolgten Walken oder Radfahren bei 55 bis 80 Prozent der maximalen Herzfrequenz, Kräftigung mit dem Thera-Band in verschiedenen Bandstärken, Übungen mit dem eigenen Körpergewicht (Calisthenics) bei 50 bis 70 Prozent des Einwiederholungsmaximums, Core-Training und statisch-dynamisches Gleichgewichtstraining. Die Therapie fand je nach Studie für 30 bis 60 Minuten zwei- bis fünfmal in der Woche und über einen Zeitraum von drei bis 36 Wochen statt. Limitierend waren die Heterogenität der Patienten, verschiedene Messinstrumente und Therapiezeitpunkte.

Fazit

Trotz unterschiedlicher Übungsprogramme konnte die chemotherapie-induzierte periphere Neuropathie effektiv verringert werden.

Quelle: Duregon F, et al. 2018. Effects of exercise on cancer patients suffering chemotherapy-induced peripheral neuropathy undergoing treatment: a systematic review. Crit. Rev. Oncol. Hematol. 121:90 – 100

Link zum Abstract: www.ncbi.nlm.nih.gov/pubmed/29198853

Inwiefern hilft Übungstherapie bei Neuropathien infolge einer Chemotherapie?

Durch Chemotherapie induzierte Neuropathien sind nicht selten und umfassen zum Beispiel Taubheit oder Schmerzen in Händen und Füßen. US-amerikanische Wissenschaftler führten eine sekundäre Analyse ihrer randomisierten kontrollierten Studie durch, an der 355 Personen im Durchschnittsalter von 56 Jahren teilnahmen (93 Prozent Frauen, 79 Prozent Mammakarzinom). Die verabreichten Chemotherapien beinhalteten Taxane, Platin oder Vinca-Alkaloide. Die Probanden wurden in eine Chemotherapie-Gruppe oder eine kombinierte Chemotherapie- und Übungsgruppe randomisiert. Letztere erhielt die sogenannte EXCAP©*-Therapie (Exercise for Cancer Patients), ein moderates, individuell angepasstes Heimübungsprogramm über sechs Wochen mit progressivem Kraft- und Gehtraining. Neben den demografischen Informationen erfassten die Forscher auch Krebsart und -stadium sowie neuropathische Symptome wie Hitze- oder Kältegefühle, Kribbeln oder Taubheit in Händen und Füßen. Die Teilnehmer der Übungsgruppe berichteten nach der Intervention über weniger Hitze-, Kälte-, Taubheits- oder Kribbelempfindungen als die Probanden, die ausschließlich Chemotherapie erhalten hatten. Bei den Übenden profitierten am meisten ältere, männliche oder an Brustkrebs erkrankte Probanden.

Quelle: Kleckner IR, et al. 2018. Effects of exercise during chemotherapy on chemotherapy-induced peripheral neuropathy: a multicenter, randomized controlled trial. Support Care Cancer 26, 4:1019 – 28

Link zum Abstract: www.ncbi.nlm.nih.gov/pubmed/29243164

Was denken Krebs-Patienten über eine übungszentrierte Reha-Maßnahme?

Australische Forscher führten für ihre qualitative Studie semistrukturierte Interviews mit 26 Krebs-Überlebenden (17 Frauen) in einer ambulanten Reha-Einrichtung. Manche von ihnen hatten zusätzlich motivierende Gesprächsführung erhalten, andere nicht. Nach der Transkription der Interviews ergab sich folgendes Hauptthema: Die übungszentrierte Reha-Maßnahme vereinfacht die Rückkehr zur Normalität nach der Krebsdiagnose und verändert körperliche Aktivität positiv. Weitere Themen waren, dass die Reha individuell sein und die Erwartungen der Betroffenen angehen soll. Darüber hinaus soll die Intervention von Experten durchgeführt werden und die Betroffenen handlungsfähig machen (Empowerment). Diejenigen, die motivierende Gesprächsführung erhalten hatten, fühlten sich stärker für ihr Aktivitätslevel verantwortlich.

Quelle: Dennett AM, et al. 2018. "A good stepping stone to normality": a qualitative study of cancer survivors' experiences of an exercise-based rehabilitation program. Support Care Cancer. Aug 22. [Epub ahead of print]

Link zum Abstract: www.ncbi.nlm.nih.gov/pubmed/30136023

Ist hochintensives Intervalltraining für Krebsüberlebende sicher und effektiv?

Forscher aus Australien untersuchten diese Frage in ihrer systematischen Literaturübersichtsarbeit. Nach Recherche in den bekannten elektronischen Datenbanken bis August 2017 inkludierten sie neun Artikel mit insgesamt 531 Patienten im Alter von durchschnittlich 58 ± 9,5 Jahren; alle Krebserkrankungen wurden eingeschlossen. Die PRISMA-Leitlinien (Preferred Reporting Items for Systematic Reviews and Meta-Analysis) wurden in diesem Review berücksichtigt. Die Übungsinterventionen der inkludierten Studien dauerten bis zu vier Minuten, die Studiendauer betrug zwischen vier und 18 Wochen. Hochintensives Intervalltraining wurde verglichen mit kontinuierlichem Training bei moderater Intensität beziehungsweise mit Kontrollinterventionen.

Das hochintensive Training war am wirksamsten; so erhöhten sich die Kraft und die maximale Sauerstoffaufnahme, während sich Körpermasse, Körperfettanteil und Taillenumfang signifikant verringerten, verglichen mit den Probanden der Kontrollgruppen oder moderat intensiven Interventionen. Am effektivsten konnte die aerobe Fitness durch einen Mix aus Cardio- und Kraftübungen verbessert werden. Da Nebenwirkungen weitgehend ausblieben und ein hochintensives Training weniger zeitaufwendig ist als ein herkömmliches, empfehlen die Autoren diese Trainingsform für Krebsüberlebende.

Quelle: Toohey K, et al. 2018. High-intensity exercise interventions in cancer survivors: a systematic review exploring the impact on health outcomes. J. Cancer Res. Clin. Oncol. 144, 1:1 – 12

Link zum Abstract: www.ncbi.nlm.nih.gov/pubmed/29210001

4

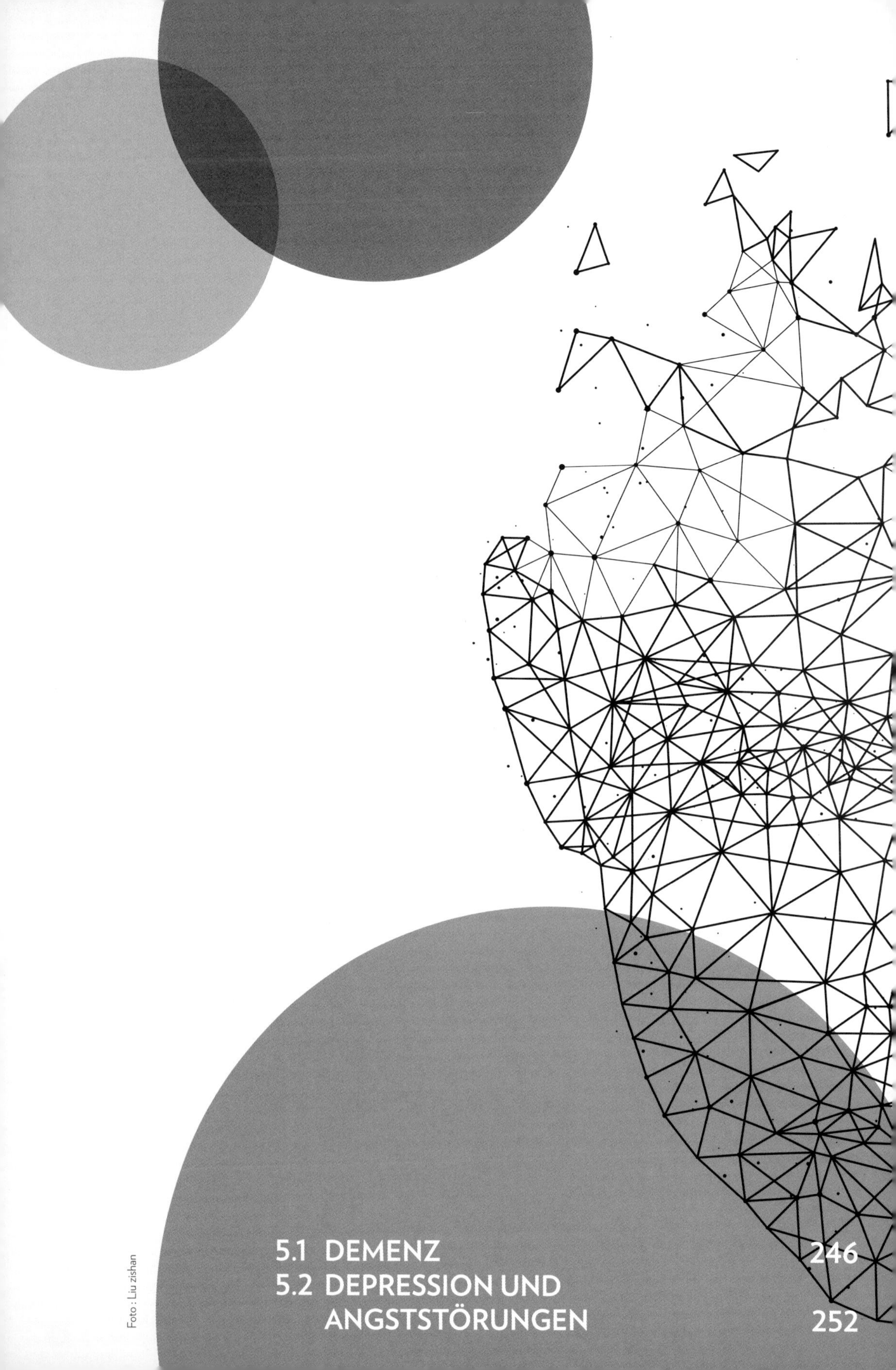

5.1 DEMENZ 246

5.2 DEPRESSION UND ANGSTSTÖRUNGEN 252

5

Psychiatrie

5.1 DEMENZ

IST EIN AUSDAUER- UND KRAFTTRAINING EFFEKTIV FÜR MENSCHEN MIT DEMENZ?

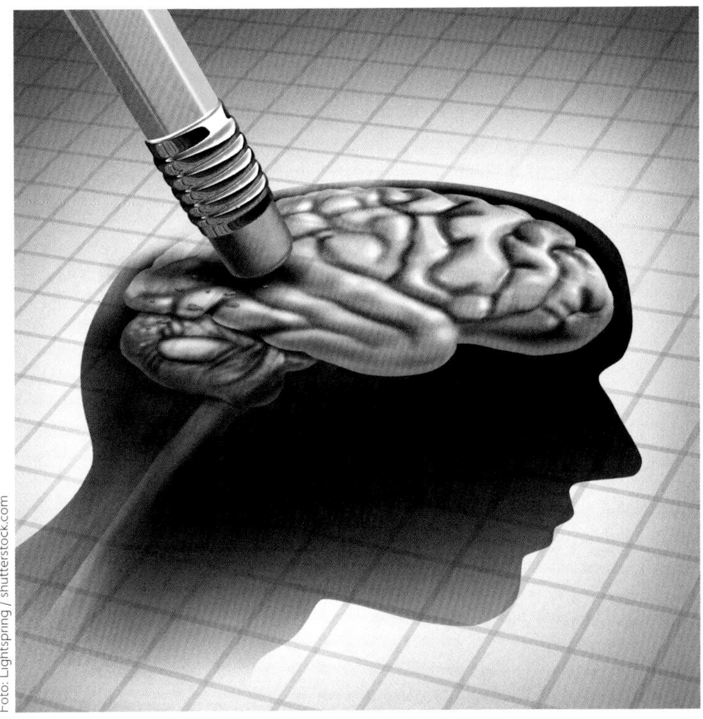

Foto: Lightspring / shutterstock.com

Es gibt bereits Hinweise für die Effektivität von körperlicher Aktivität zur Verlangsamung der Progression einer Demenz. Daher erstellten Forscher ein umfassendes Health Technology Assessment zur Evaluation der klinischen Wirksamkeit sowie der Kosteneffektivität von Ausdauer- und Krafttraining zur Verbesserung von kognitiven Einschränkungen, Funktionsfähigkeit sowie gesundheitsbezogener Lebensqualität bei Menschen mit gering bis moderat ausgeprägter Demenz. Die Wissenschaftler entwickelten die Intervention, erstellen einen systematischen Review und führten zudem eine multizentrische, randomisierte, kontrollierte Studie mit ökonomischer Evaluation sowie qualitativer Auswertung durch. Die Untersuchung fand in 15 Regionen Englands statt und konzentrierte sich auf Menschen mit Demenz außerhalb von Kliniken oder Rehabilitationseinrichtungen. Insgesamt rekrutierten die Forscher 494 Teilnehmer und teilten sie per Zufall einer von zwei Gruppen zu: 165 Probanden erhielten die übliche Versorgung, 329 bildeten die Interventionsgruppe. Das Durchschnittsalter lag bei 77 Jahren, 39 Prozent waren Frauen. Zu Beginn lag der Wert auf der Alzheimer's Disease Assessment Scale – Cognitive Subscale (ADAS-Cog) bei 21,5 Punkten. Das Trainingsprogramm für die Interventionsgruppe lief über vier Monate und wurde zweimal pro Woche für eine Stunde in Gruppen zu je sechs bis acht Teilnehmern durchgeführt; es beinhaltete ein individuelles, strukturiertes Übungsprogramm (Radfahren, Training mit Gewichten) mit moderater bis hoher Intensität plus Anleitung zu Heimübungen über 50 Minuten. Nach der Interventionsphase sollten die Teilnehmer die körperliche Aktivität aufrechterhalten, unterstützt durch Telefonanrufe zur Motivation.

Die Compliance der Teilnehmer in der Interventionsgruppe war hoch: 65 Prozent der Probanden nahmen an 75 bis 100 Prozent der Termine teil. Nach zwölf Monaten konnten die Daten von 418 Teilnehmern (85 Prozent) ausgewertet werden. Hinsichtlich der ADAS-Cog zeigte sich ein kleiner, statistisch signifikanter negativer Effekt – also eine Verschlechterung der kognitiven Einschränkungen; der Unterschied zwischen den Gruppen lag bei −1,4 Punkten. Für Funktionsfähigkeit und Lebensqualität konnten die Forscher keine klinisch bedeutsamen Effekte feststellen. Es gab ebenfalls keine positiven Ergebnisse in Bezug auf die Kosteneffektivität.

Fazit

Die Wissenschaftler empfehlen, dass sich künftige Forschung auf alternative, nicht übungsbasierte Behandlungsansätze zur Minimierung der Demenzprogression konzentrieren sollte.

Quelle: Lamb SE, et al. 2018. Aerobic and strength training exercise programme for cognitive impairment in people with mild to moderate dementia: the DAPA RCT. Health Technol Assess. 22, 28:1 – 202 Volltext frei

Link zum Abstract: www.ncbi.nlm.nih.gov/pubmed/29848412

Profitieren Patienten mit kognitiven Einschränkungen oder Alzheimer von körperlichem Training?

In einer systematischen Literaturübersichtsarbeit inkludierten Forscher aus den USA Studien, die Übungs- mit Kontrollinterventionen verglichen. Dafür recherchierten sie in den Datenbanken Scopus, PubMed, ClinicalTrials.gov und ProQuest bis August 2017 und schlossen 19 Studien mit insgesamt 23 Interventionen ein. Die 1.145 Probanden waren durchschnittlich 77 Jahre alt. 35 Prozent von ihnen hatten eine Alzheimer-Diagnose, bei einem Prozent war ein Elternteil von der Krankheit betroffen und 64 Prozent hatten milde kognitive Einschränkungen und waren somit Risikopatienten für Alzheimer-Demenz. Training verbesserte die kognitiven Funktionen moderat, vor allem das aerobe Training. Während sich in den Kontrollgruppen die kognitiven Fähigkeiten weiter verschlechterten, konnten diese in den Interventionsgruppen mit Cardio-Training leicht verbessert werden. Die Teilnehmer übten durchschnittlich 3,4-mal pro Woche bei moderater Intensität für jeweils 45,2 ± 17 Minuten. Der Anteil des aeroben Trainings an den Übungsprogrammen betrug durchschnittlich 65 Prozent, die Interventionen dauerten circa 18,6 Wochen. Die Autoren schlussfolgern, dass Cardio-Training den kognitiven Abbau verzögern kann; größer angelegte Studien sollten folgen.

Quelle: Panza GA, et al. 2018. Can exercise improve cognitive symptoms of Alzheimer's disease? a meta-analysis. J. Am. Geriatr. Soc. Jan 24. [Epub ahead of print]

Link zum Abstract: www.ncbi.nlm.nih.gov/pubmed/29363108

Welche Übungsform ist empfehlenswert zur Verlangsamung des kognitiven Abbaus?

Kognitive Einschränkungen prädisponieren für die Entwicklung einer Demenz. Übungstherapie hat hier einen wichtigen Stellenwert in der Behandlung des kognitiven und mentalen Abbaus. Diese systematische Übersichtsarbeit untersuchte nun, welche Form der Übungstherapie besonders geeignet ist. Recherchiert wurde in den Datenbanken Medline, CINAHL, EMBASE, PsycINFO, SPORTDiscus und China National Knowledge Infrastructure; die Qualität der elf gefundenen Studien wurde mithilfe des Effective Public Health Practice Project Quality Assessment Tool beurteilt. Die Interventionen konnten in drei Gruppen unterteilt werden: 1) aerobe Übungen, 2) Krafttraining oder 3) multimodale Übungstherapie. Übungen wirkten sich insgesamt positiv auf die Kognition aus, besonders aerobe Übungen (mittlere Effektgröße). Die Effekte auf spezifische kognitive Funktionen und psychologische Outcomes waren nicht eindeutig.

Quelle: Song D, et al. 2018. The effectiveness of physical exercise on cognitive and psychological outcomes in individuals with mild cognitive impairment: a systematic review and meta-analysis. Int. J. Nurs. Stud. 4, 79:155 – 64

Link zum Abstract: www.ncbi.nlm.nih.gov/pubmed/29334638

Welche Behandlungsmaßnahme verbessert die Kognition bei Patienten mit Alzheimer-Demenz?

In dieser chinesischen Studie verglichen die Forscher den Effekt verschiedener nichtmedikamentöser Therapieoptionen für ältere Patienten mit leichter bis mittlerer Alzheimer-Demenz oder kognitiver Einschränkung. Untersucht wurden Übungstherapie, Musiktherapie, computergestütztes Kognitionstraining und Ernährungstherapie. Dazu recherchierten die Wissenschaftler in der Literatur bis März 2017 und inkludierten 17 randomisierte kontrollierte Studien, welche die oben genannten Interventionen mit Kontrollinterventionen verglichen. Als Outcome-Parameter dienten die Mini-Mental State Examination (MMSE) zur Bewertung der kognitiven Funktion und das Neuropsychiatric Inventory (NPI) zur Beurteilung der neuropsychiatrischen Symptome. Zum Thema Kognition wurden im Rahmen der Netzwerk-Metaanalyse die Ergebnisse von 15 Studien mit insgesamt 1.747 Probanden zusammengefasst. Übungstherapie stellte sich hier als wirksam heraus, gemessen mit der MMSE. Fünf heterogene Studien mit insgesamt 660 Probanden untersuchten neuropsychiatrische Symptome und weisen darauf hin, dass computergestütztes Kognitionstraining effektiv ist, gemessen mit dem NPI.

Die Wissenschaftler empfehlen Übungstherapie und Kognitionstherapie am PC zur Verbesserung der kognitiven Funktion und zur Linderung neuropsychiatrischer Symptome bei Patienten mit leichter mit mittelstark ausgeprägter Alzheimer-Demenz beziehungsweise kognitiven Dysfunktionen. Sie vermuten weiter, dass nichtpharmakologische Therapien einen besseren Effekt haben als pharmakologische.

Quelle: Liang JH, et al. 2018. Comparison of multiple interventions for older adults with Alzheimer disease or mild cognitive impairment: a PRISMA-compliant network meta-analysis. Medicine (Baltimore) 97, 20:e10744 Volltext frei

Link zum Abstract: www.ncbi.nlm.nih.gov/pubmed/29768349

5

5.2 DEPRESSION UND ANGSTSTÖRUNGEN

Foto: conn.../shutterstock.com

Wie wirkt sich Krafttraining auf depressive Symptome aus?

Dieser Frage ging ein irisch-schwedisches Forscherteam nach. Für ihre systematische Literaturübersichtsarbeit recherchierten sie in den Datenbanken Google Scholar, MEDLINE, PsycINFO, PubMed und Web of Science bis August 2017. Sie inkludierten 33 randomisierte kontrollierte Studien mit insgesamt 1.877 Teilnehmern (947 Trainierende, 930 inaktive Kontrollpersonen).

Mit einer mittleren Effektgröße von 0,66 reduzierte Krafttraining signifikant depressive Symptome. Der Gesundheitszustand der Probanden (gesund oder mental / körperlich eingeschränkt), der zeitliche Umfang des Trainings und der Zuwachs in der Muskelkraft waren nicht assoziiert mit dem antidepressiven Effekt des Trainings. Bei randomisierten Studien mit verblindeter Zuteilung und Auswertung waren die Effekte geringer. Die Wissenschaftler schlussfolgern, dass Krafttraining depressive Symptome bei Erwachsenen lindern kann, unabhängig vom physischen und mentalen Gesundheitszustand, einem signifikanten Kraftzuwachs oder dem Umfang des verschriebenen Trainings. Zukünftige Studien sollten sowohl die Gruppenzuteilung als auch die Auswertung verblinden und das Krafttraining mit einer anderen Intervention vergleichen.

Quelle: Gordon BR, et al. 2018. Association of efficacy of resistance exercise training with depressive symptoms: meta-analysis and meta-regression analysis of randomized clinical trials. JAMA Psychiatry 75, 6:566 – 76

Link zum Abstract: www.ncbi.nlm.nih.gov/pubmed/29800984

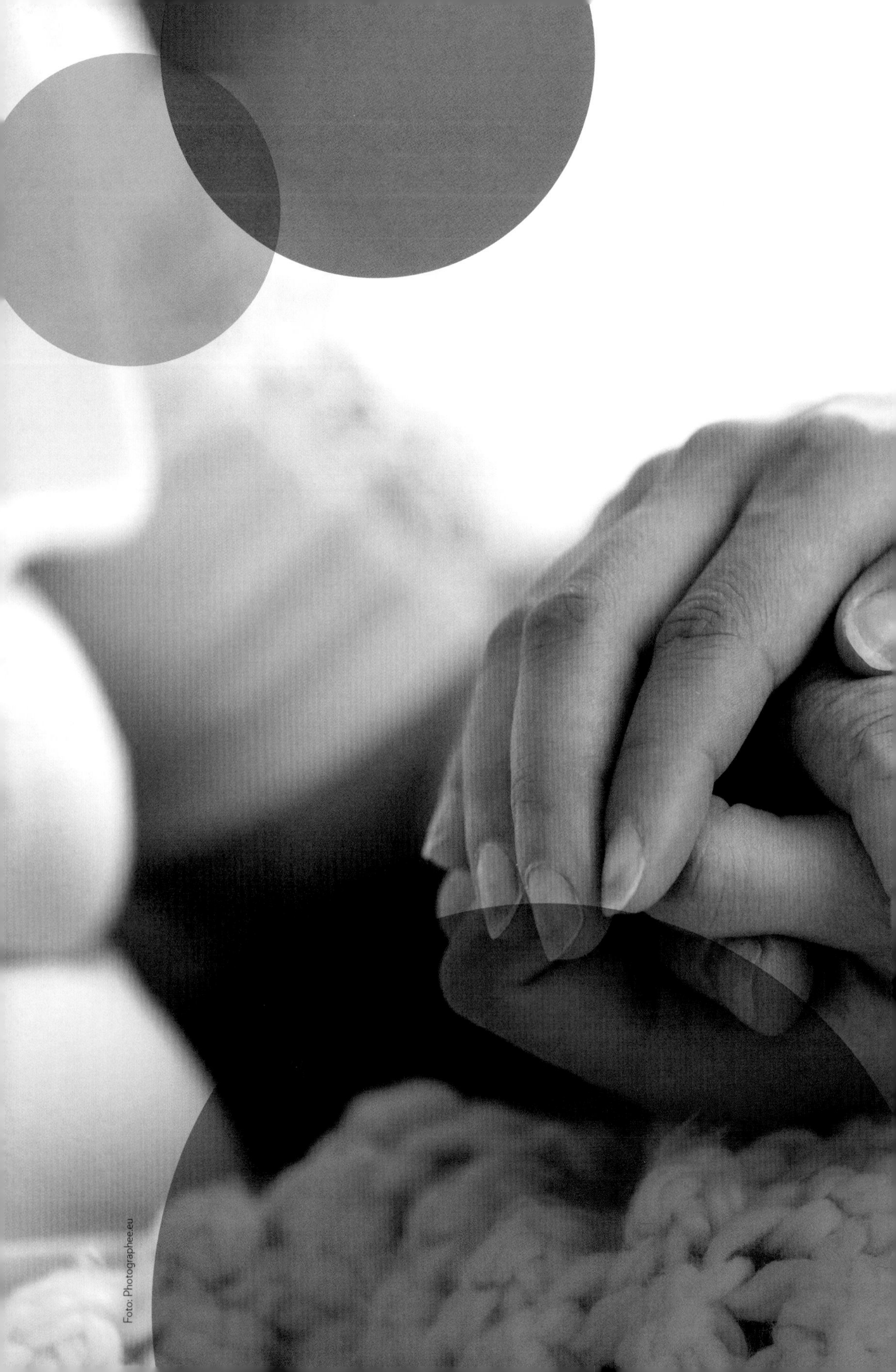

Foto: Photographee.eu

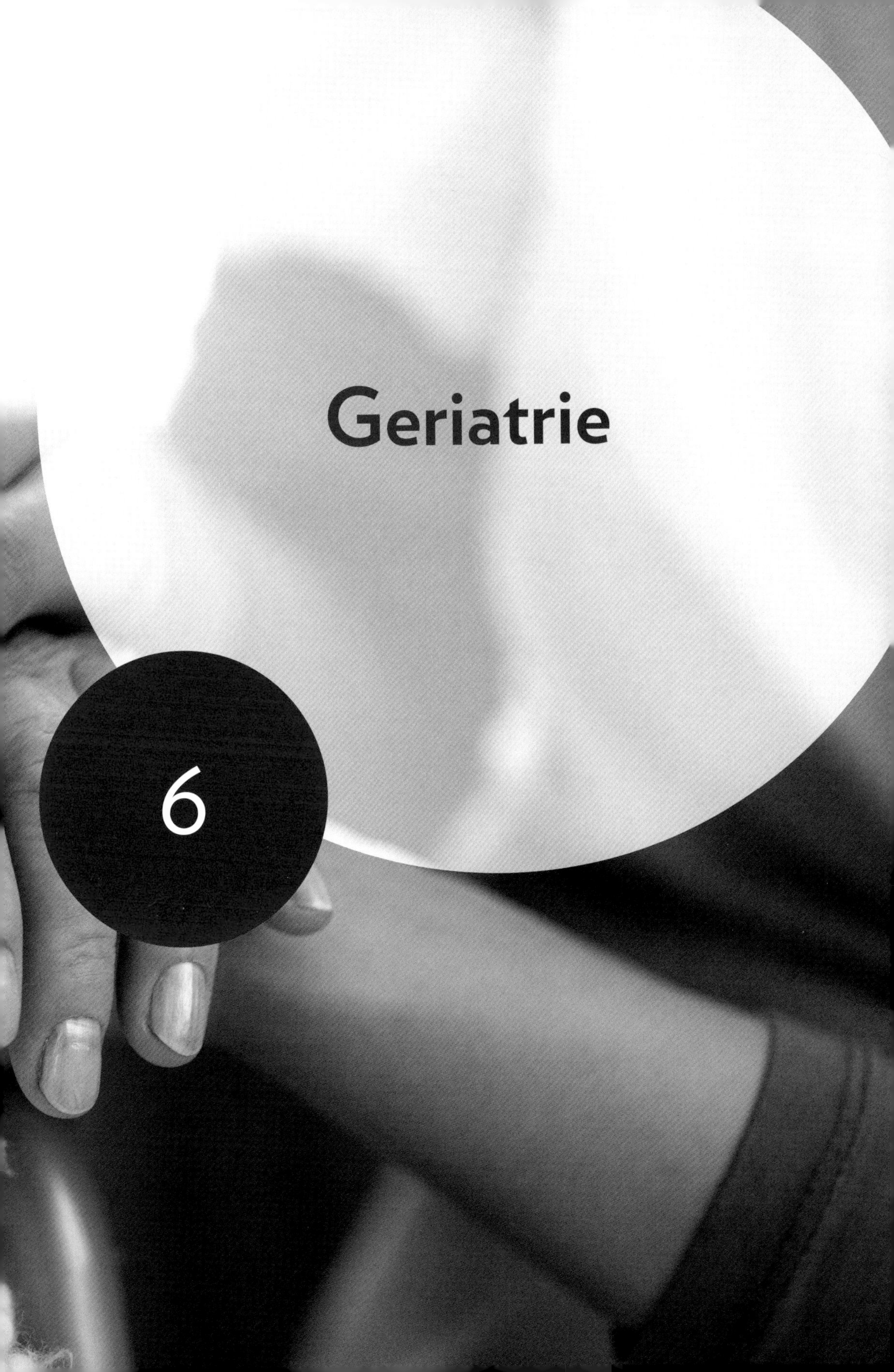

6 Geriatrie

IST DURCH KRAFTTRAINING EINE GENERELLE MOBILITÄTS- UND FUNKTIONSVERBESSERUNG VON SENIOREN NACH OPERATIV VERSORGTER SCHENKELHALSFRAKTUR MÖGLICH?

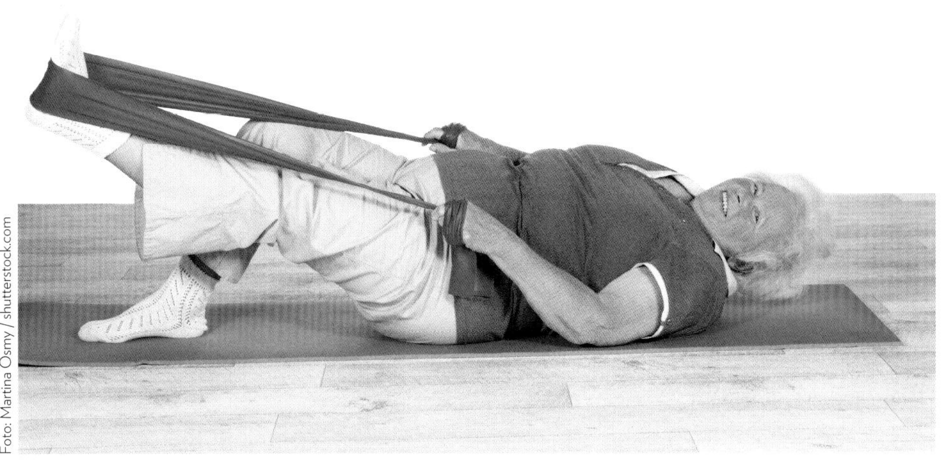

Foto: Martina Osmy / shutterstock.com

Übungen bewirken oftmals eine lokale Verbesserung von Beweglichkeit, Kraft, Koordination und Funktion. Doch geht dies auch mit einer generell gesteigerten Mobilität und Funktion einher? Diese Frage veranlasste ein südkoreanisches Forscherteam dazu, ein systematisches Review mit Meta-Analyse entsprechend der aktuellen Richtlinien des PRISMA-Protokolls zu erstellen. Die Wissenschaftler nahmen eine systematische Suche in den Datenbanken PubMed, Embase und Cochrane Library im Januar 2017 vor. Konkret wollten sie wissen, ob durch progressive Kräftigungsübungen für die untere Extremität die Mobilität und Funktion von älteren Patienten verbessert werden kann, die nach einer Schenkelhalsfraktur operativ versorgt worden waren. Eingeschlossen wurden acht englischsprachige randomisierte kontrollierte Studien (RCTs) mit insgesamt 587 Patienten, die progressive Kräftigungsübungen (konzentrisch, exzentrisch, mit Gewichten oder anderen Therapiegeräten) mit der konventionellen Rehabilitation (ohne Kräftigungsübungen) verglichen hatten. Die Art der operativen Versorgung spielte keine Rolle. Von besonderem Interesse war die Gehfunktion, beurteilt mit dem Sechs-Minuten-Gehtest (6MWT). Sekundäre Ergebnisparameter waren Alltagsaktivitäten, Gleichgewicht, Kraft und Leistung der unteren Extremität, Durchführung einer Bewegungsaufgabe (zum Beispiel im Timed-Up-and-Go-Test) und die körperliche Aktivität laut eigener Einschätzung der Patienten.

Progressive Kräftigungsübungen bewirkten bei den 319 Probanden mittel- und langfristig eine bessere generelle körperliche Funktion im Vergleich zur Kontrollgruppe (268 Patienten). Der Zeitraum der Nachuntersuchung variierte von drei Monaten bis ein Jahr. Das Krafttraining wirkte sich positiv auf die Mobilität, Alltagsaktivitäten, Gleichgewicht, Kraft der unteren Extremität sowie Leistungsfähigkeit im Allgemeinen aus. Die wahrgenommene körperliche Aktivität unterschied sich nicht bei den untersuchten Patienten. Die RCTs waren überwiegend qualitativ gut und es gab wenig Verzerrungen.

Fazit

Für Senioren nach operativ versorgter Schenkelhalsfraktur empfehlen die Autoren progressive Kräftigungsübungen, da sie zu einer besseren Mobilität, Funktion und Leistungsfähigkeit führen. Falls Faktoren wie Sturzangst, Schmerz oder geringe Selbstwirksamkeit ein Krafttraining erschweren, sollte dieses in ein multidisziplinäres Therapiekonzept eingebunden werden.

PRISMA

PRISMA steht für „Preferred Reporting Items for Systematic Reviews and Meta-Analyses". Das PRISMA-Statement ist eine Checkliste mit 27 Punkten zur Berichterstattung und Veröffentlichung einer systematischen Literaturübersicht (Review) oder Meta-Analyse. Es handelt sich um die inhaltliche Revision und namentliche Ablösung des vorherigen QUOROM-Statements.

Quelle: Lee SY, et al. 2017. Effect of lower-limb progressive resistance exercise after hip fracture surgery: a systematic review and meta-analysis of randomized controlled studies. J. Am. Med. Dir. Assoc. Oct 12. [Epub ahead of print]

Link zum Abstract: www.ncbi.nlm.nih.gov/pubmed/29033325

6

OBERSCHENKELHALSBRUCH BEI FRAGILEN SENIOREN: WELCHEN EINFLUSS HAT DER POSTOPERATIVE BEGINN DER PHYSIOTHERAPIE AUF DIE MORTALITÄT?

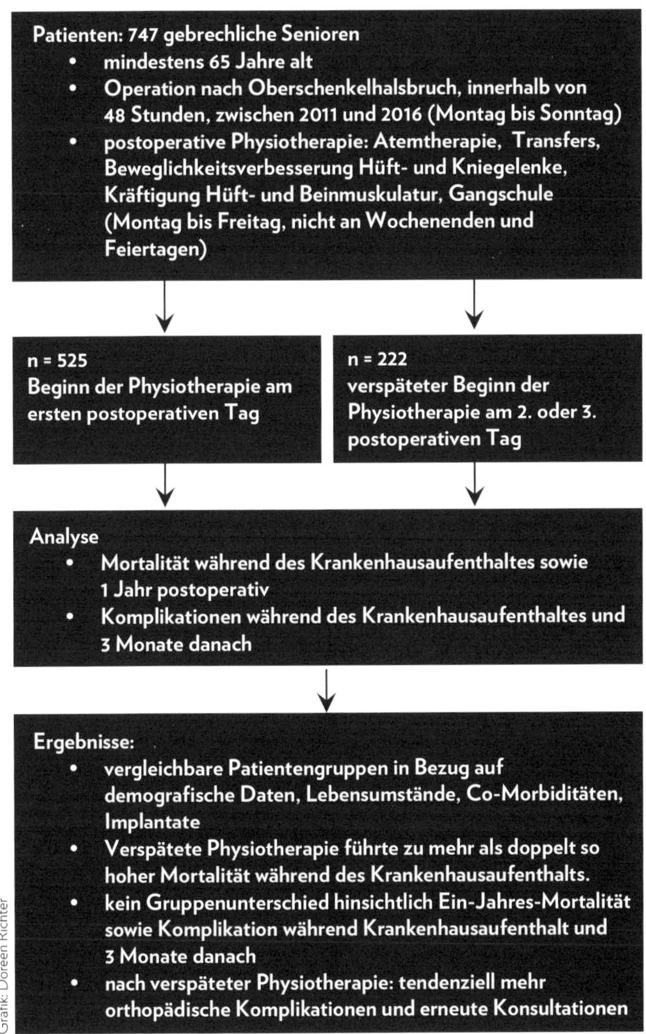

Grafik: Doreen Richter

Ergebnisse zu dieser gesundheitsökonomischen und praxisrelevanten Fragestellung veröffentlichten israelische Wissenschaftler im Juli 2018. In ihrer retrospektiven Studie hatten sie die Auswirkungen von verspäteter Physiotherapie nach operativ versorgter Schenkelhalsfraktur im Zusammenhang mit der Krankenhausmortalität während des Klinikaufenthaltes und im Jahr nach der Operation analysiert. Es zeigte sich, dass frühzeitige Physiotherapie das Mortalitätsrisiko bei den Patienten senkte und Komplikationen verringerte.

Fazit

Die Autoren schlussfolgern, dass die Physiotherapie am ersten postoperativen Tag beginnen sollte.

Quelle: Frenkel Rutenberg T, et al. 2018. Timing of physiotherapy following fragility hip fracture: delays cost lives. Arch. Orthop. Trauma Surg. Jul 27. [Epub ahead of print]

Link zum Abstract: www.ncbi.nlm.nih.gov/pubmed/30054813

Ist präoperative Physiotherapie bei Senioren nach Oberschenkelhalsfraktur sinnvoll?

In einer retrospektiven Studie untersuchten japanische Wissenschaftler, ob die präoperative Physiotherapie bei Personen nach Oberschenkelhalsfraktur hilfreich war. Dazu verglichen sie die Daten von 681 Senioren, die zwischen 2005 und 2015 innerhalb der ersten zehn Tage nach Aufnahme ins Krankenhaus operiert worden waren. Die Hälfte der Patienten mit präoperativer Therapie zeigte postoperativ und zum Zeitpunkt der Entlassung signifikant bessere Ergebnisse im funktionellen Selbstständigkeitsindex (FIM Motor Scores): Dieser bewertet Selbstversorgung (Nahrungsaufnahme, Körperpflege, Ankleiden), Kontinenz, Transfers und Fortbewegung. Aufgrund der gewonnenen Daten empfehlen die Forscher Physiotherapie vor der geplanten Operation von Senioren nach Oberschenkelhalsfraktur.

Quelle: Sawaguchi A, et al. 2018. Effectiveness of preoperative physical therapy for older patients with hip fracture. Geriatr. Gerontol. Int. Mar 2. [Epub ahead of print]

Link zum Abstract: www.ncbi.nlm.nih.gov/pubmed/29498466

Übungstherapie mit Blutdruckmedikamenten: Gibt es Unterschiede je nach Wirkstoff?

An dieser portugiesischen Studie nahmen 96 Probanden mit arteriellem Hypertonus und zusätzlichen Komorbiditäten teil. Alle führten dreimal wöchentlich ein Übungsprogramm durch, das aus aeroben Übungen und Kräftigungsübungen bestand. Je nach Medikation wurden drei Gruppen unterschieden: 33 Probanden wurden mit Thiaziddiuretika behandelt, 23 erhielten Kalziumantagonisten und 40 nahmen Betablocker ein. Als Assessments nutzen die Forscher unter anderem die Senior Fitness Test Battery, die gesundheitsbezogene Lebensqualität (Short-Form Health Survey 36), Hämodynamik und Körpermaße. Das Follow-up erfolgte nach zwei Jahren. Alle Gruppen verbesserten sich in der körperlichen Fitness: Der systolische Blutdruck sank, während sich die Kraft der oberen und unteren Extremität sowie die aerobe Ausdauer erhöhten. Je nach Medikament gab es kleinere Unterschiede, zum Beispiel reduzierten die Teilnehmer, die Betablocker oder Thiaziddiuretika einnahmen, ihren Taillenumfang stärker, die Gruppe mit Kalziumantagonisten hatte dagegen geringere Cholesterinwerte. Die Autoren schlussfolgern, dass es keine Rolle spielt, welches der Medikamente Personen mit Bluthochdruck einnehmen – alle profitieren von zusätzlicher Übungstherapie mit Ausdauer- und Kraftelementen, um die körperliche Fitness zu erhöhen.

Quelle: Baptista LC, et al. 2018. Functional status improves in hypertensive older adults: the long-term effects of antihypertensive therapy combined with multicomponent exercise intervention. Aging Clin. Exp Res. Mar 6. [Epub ahead of print].

Link zum Abstract: www.ncbi.nlm.nih.gov/pubmed/29512042

Verbessert ein multimodales Übungsprogramm die Kognition und Funktion von älteren Heimbewohnern?

Eine brasilianische Forschergruppe randomisierte 45 Heimbewohner in zwei Gruppen: Eine übte (n = 24), die andere nicht. Das multimodale Programm umfasste drei wöchentliche Sitzungen mit 50-minütigen progressiven Übungen und dauerte 16 Wochen. Die Probanden führten Kräftigungs-, Gleichgewichts-, Koordinations-, Beweglichkeits- und multisensorische Wahrnehmungsübungen durch. Erfasst wurden Kognition (Montreal Cognitive Assessment), Gleichgewicht (Berg Balance Scale), Bewegungsfähigkeit (Timed-Up-and-Go-Test) und funktionelle Leistungsfähigkeit (Physical-Performance-Test). Das multimodale Übungsprogramm bewirkte bei den Teilnehmern statistisch signifikante Verbesserungen hinsichtlich Kognition, Gleichgewicht, Bewegungsfähigkeit und funktioneller Leistungsfähigkeit im Vergleich zur Kontrollgruppe. Die Personen, die nicht übten, wiesen im gleichen Zeitraum keine Verbesserung in den Parametern auf. Aufgrund dieser positiven Ergebnisse empfehlen die Autoren die Integration eines solchen Übungsprogrammes zur Gesundheitsförderung und besseren Partizipation von älteren Heimbewohnern.

Quelle: Moreira NB, et al. 2018. Multisensory exercise programme improves cognition and functionality in institutionalized older adults: a randomized control trial. Physiother. Res. Int. Feb 13. [Epub ahead of print]

Link zum Abstract: www.ncbi.nlm.nih.gov/pubmed/29436078

Wie effektiv ist das Otago-Programm zur Sturzprävention bei Senioren im Rahmen des betreuten Wohnens?

Das Otago-Programm beinhaltet Kräftigungs- und Gleichgewichtsübungen sowie Walking. Es wurde entwickelt, um die Sturzhäufigkeit von Senioren zu reduzieren. Bisher haben nur wenige Studien die Effektivität des Programms im Rahmen des betreuten Wohnens untersucht. Daher analysierten nun Forscher die Akten von 30 Bewohnern aus zwei Betreuungseinrichtungen in Florida. Die Senioren waren durchschnittlich 87 Jahre alt, wiesen ein mittels Tinetti Performance-Oriented Mobility Assessment (POMA) evaluiertes Sturzrisiko auf und nahmen am Otago-Programm teil. Die Intervention war auf den Einsatz zu Hause zugeschnitten und wurde durch Physiotherapeuten angeleitet. Gemessen wurde die Sturzhäufigkeit in den vorherigen zwölf Monaten sowie im Jahr nach der Maßnahme. Zudem wurde vor und nach der Interventionsphase das POMA durchgeführt. Die Häufigkeit reduzierte sich durch das Programm von 1,4 auf 0,5 Stürze pro Person und Jahr. Außerdem verbesserte sich der POMA-Score signifikant von 11,8 auf 17,6.

Quelle: Beato M, et al. 2018. Examining the effects of an Otago-based home exercise program on falls and fall risks in an assisted living facility. J. Geriatr. Phys. Ther. Apr 25. [Epub ahead of print]

Link zum Abstract: www.ncbi.nlm.nih.gov/pubmed/29698252

Wie effektiv ist ein zwölfwöchiges Aktivitätsprogramm bei gebrechlichen Senioren zur Verbesserung von Alltagsaufgaben und funktioneller Mobilität?

Zur Beantwortung dieser Frage untersuchten Forscher 31 Probanden. Sie teilten die Senioren in zwei Gruppen ein: Die Interventionsgruppe (n = 18; 77,6 ± 7,2 Jahre) nahm über einen Zeitraum von zwölf Wochen an einem progressiven Aktivitätsprogramm teil, die Kontrollgruppe (n = 13; 79,6 ± 7,7 Jahre) bekam keine Übungen. Das Programm beinhaltete Marschieren auf dem Platz mit geringer bis moderater Intensität sowie Aufstehen und Hinsetzen auf einen Stuhl. Die Teilnehmer der Interventionsgruppe übten an sieben Tagen die Woche jeweils 20 Minuten pro Einheit. Zur Messung der Effekte wurde der Barthel-Index erhoben, die Kraft gemessen sowie die Zeit beim Zehn-Meter-Gehtest dokumentiert. Im Vergleich zur Kontrollgruppe kam es in der Übungsgruppe zu signifikanten Verbesserungen in allen gemessenen Parametern.

Quelle: Kato Y, et al. 2018. Effects of a 12-week marching in place and chair rise daily exercise intervention on ADL and functional mobility in frail older adults. J. Phys. Ther. Sci. 30, 4:549 – 54 Volltext frei

Link zum Abstract: www.ncbi.nlm.nih.gov/pubmed/29706704

Wie effektiv sind Ausdauer- und Krafttraining für Senioren mit rheumatoider Arthritis?

74 Senioren im Alter zwischen 65 und 75 Jahren mit rheumatoider Arthritis wurden in die Studie eingeschlossen. Die Forscher teilten die Teilnehmer per Zufall einer von zwei Gruppen zu: Eine Gruppe nahm an einem individualisierten Übungsprogramm mit moderater bis hoher Intensität in einem Sportstudio teil (n = 36), die andere absolvierte Heimübungen mit geringer Intensität (n = 38). Insgesamt dauerte die Interventionsphase 20 Wochen. Die Effekte wurden mittels verschiedener Assessments zu Beginn, nach 20 Wochen und nach einem Jahr gemessen. Primäre Zielgröße waren die Ergebnisse des Health Assessment Questionnaire – Disability Index (HAQ-DI). Außerdem wurde die körperliche Fitness geprüft sowie der Timed-Up-and-Go-Test und der Sit-to-Stand-Test durchgeführt. Weiterhin wurde die isometrische Kraft der Flexoren am Ellenbogen dokumentiert. In Bezug auf den HAQ-DI gab es keine signifikanten Unterschiede zwischen den Gruppen – weder direkt nach der Intervention noch zwölf Monate später. Allerdings gaben 71 Prozent der Teilnehmer in der Interventionsgruppe an, dass sich ihre Gesundheit stark oder sehr stark verbessert habe; in der Kontrollgruppe empfanden dies nur 24 Prozent der Patienten. Außerdem gab es signifikante Unterschiede hinsichtlich der Ausdauer sowie der meisten Leistungstests zugunsten der Interventionsgruppe.

Quelle: Lange E, et al. 2018. Effects of aerobic and resistance exercise in older adults with rheumatoid arthritis: a randomized controlled trial. Arthritis Care Res. Apr 26. [Epub ahead of print]

Link zum Abstract: www.ncbi.nlm.nih.gov/pubmed/29696812

Wie effektiv sind Übungen für Senioren mit Sarkopenie zur Verbesserung von Körperzusammensetzung und Funktionsfähigkeit?

Zu dieser Frage recherchierte ein Team aus den Niederlanden und Neuseeland bis 2017 in den bekannten wissenschaftlichen Datenbanken. Eingeschlossen wurden Studien mit Senioren ab 60 Jahren und bekannter Sarkopenie. Die Forscher richteten sich nach dem PRISMA-Statement und bewerteten die Qualität der Studien mit der PEDro-Skala. Neben der Literaturübersicht wurden auch eine Meta-Analyse sowie eine Sensitivitätsanalyse durchgeführt. Die Recherche erbrachte zunächst 1.512 potenziell geeignete Studien. Es wurden 32 Volltexte evaluiert und schlussendlich sechs Studien zur Effektivität von Übungsprogrammen für diese Zielgruppe in die Auswertung eingeschlossen. Die Art der Intervention war allerdings heterogen und teilweise nicht ausreichend genau beschrieben. Insgesamt zeigte die statistische Auswertung, dass Übungsinterventionen zu einer Verbesserung der Kraft sowie zu einer Steigerung der Muskelmasse in den Extremitäten führen. Außerdem konnte ein positiver Effekt hinsichtlich der Ergebnisse im Timed-Up-and-Go-Test nachgewiesen werden.

Quelle: Vlietstra L, et al. 2018. Exercise interventions in healthy older adults with sarcopenia: a systematic review and meta-analysis. Australas J. Ageing. Apr 11. [Epub ahead of print]

Link zum Abstract: www.ncbi.nlm.nih.gov/pubmed/29638028

Wie wirkt sich eine multidisziplinäre Reha auf Mobilität und Wiedereinweisungsrate ins Krankenhaus bei älteren Menschen aus?

Nach einer akuten Krankheit erhalten viele ältere Personen eine Rehabilitationsmaßnahme außerhalb des Krankenhauses – zum Beispiel in Pflegeeinrichtungen oder ambulanten Einrichtungen. Niederländische Wissenschaftler untersuchten nun in ihrer systematischen Literaturübersicht mit Meta-Analyse, wie sich diese Maßnahmen auf die Mobilität und die ungeplante Wiedereinweisung ins Krankenhaus auswirken. Sie recherchierten bis Februar 2018 und schlossen 15 Studien mit insgesamt 1.255 Patienten über 65 Jahren ein, die nach akuter Krankheit wieder aus dem Krankenhaus entlassen worden waren. Diejenigen Patienten, die anschließend eine Reha erhalten hatten, waren mobiler als die Kontrollpersonen: Sie liefen im Sechs-Minuten-Gehtest durchschnittlich 23 Meter weiter. Die Wiedereinweisungsrate ins Krankenhaus nach drei Monaten veränderte sich hingegen nicht durch die Reha-Maßnahme.

Quelle: Verweij L, et al. 2018. Effects of post-acute multidisciplinary rehabilitation including exercise in out-of-hospital settings in the aged: systematic review and meta-analysis. Arch. Phys. Med. Rehabil. Jun 11. [Epub ahead of print] Volltext frei

Link zum Abstract: www.ncbi.nlm.nih.gov/pubmed/29902471

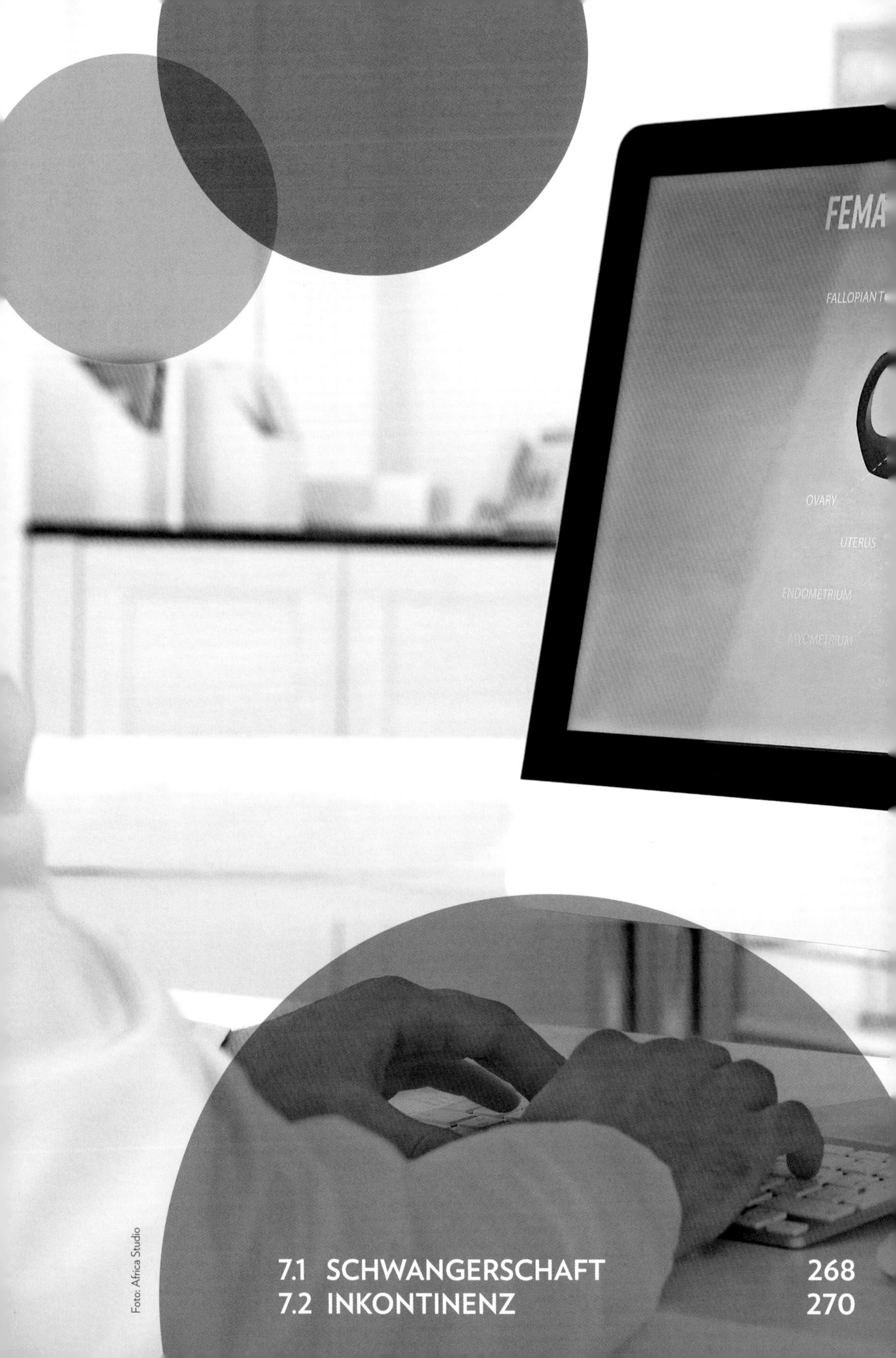

Foto: Africa Studio

7.1 SCHWANGERSCHAFT 268
7.2 INKONTINENZ 270

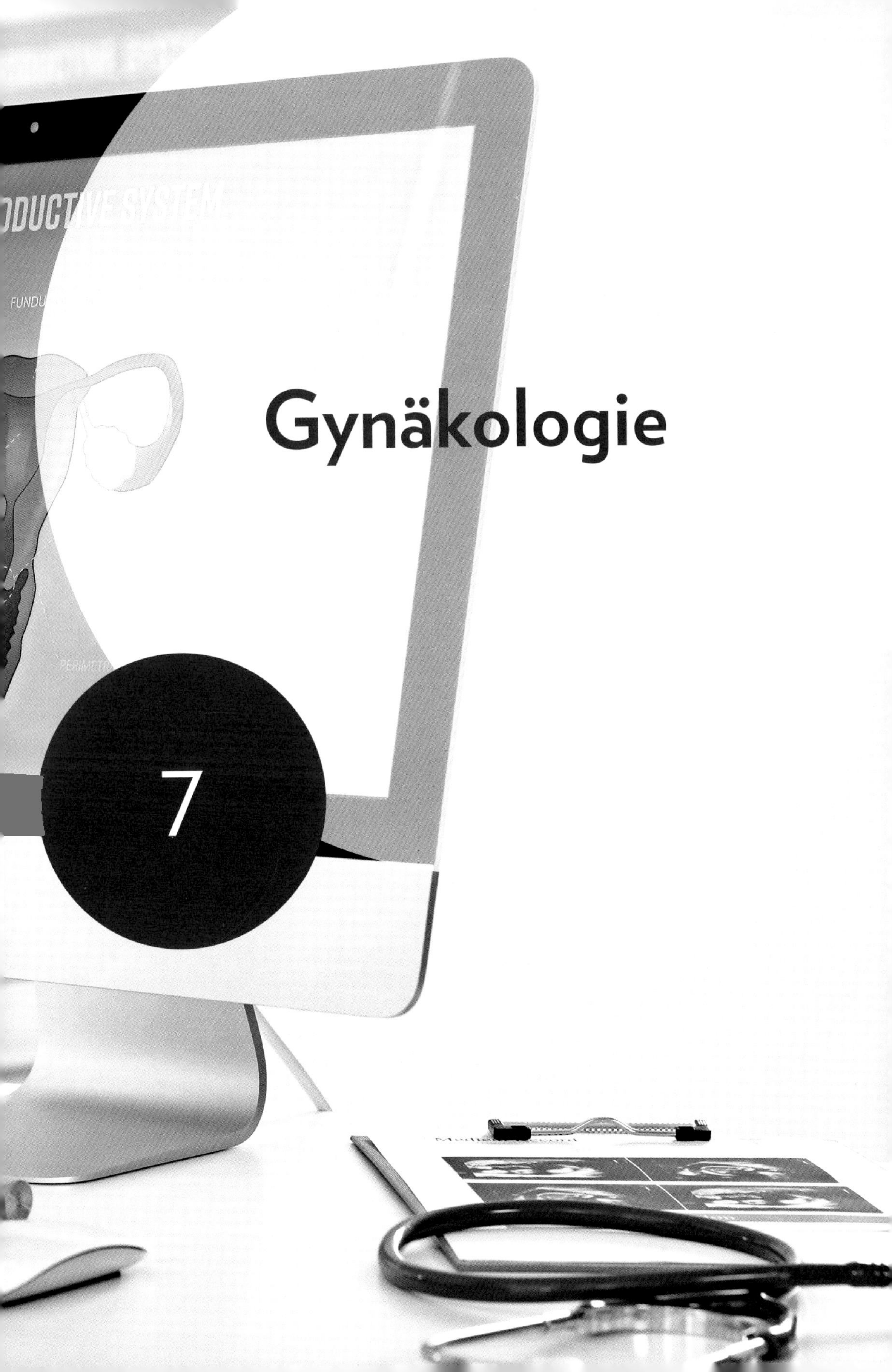

7 Gynäkologie

7.1 SCHWANGERSCHAFT

Helfen Stabilisierungsübungen bei Beckengürtelschmerz in der Schwangerschaft und nach der Geburt?

Ein Forscherteam aus Großbritannien und Griechenland recherchierte dazu in den Datenbanken MEDLINE, EMBASE, CINAHL, PEDro und Cochrane Library. Sie konnten sechs Studien einschließen. Diese hatten unterschiedliche Ergebnisse: In zwei Studien verringerte sich der Beckengürtelschmerz von Schwangeren durch die regelmäßigen Übungen und die Lebensqualität stieg; nach der Entbindung waren die Ergebnisse weniger deutlich. Die Autoren schlussfolgern, dass es einen begrenzten Nachweis für die Wirksamkeit von Stabilisationsübungen während oder nach der Schwangerschaft gibt.

Quelle: Almousa S, et al. 2017. The effectiveness of stabilising exercises in pelvic girdle pain during pregnancy and after delivery: a systematic review. Physiother. Res. Int. Nov 8. [Epub ahead of print]

Link zum Abstract: www.ncbi.nlm.nih.gov/pubmed/29115735

Ist ein Ausdauer- und Krafttraining der üblichen Therapie bei Schwangerschaftsdiabetes überlegen?

Um eine Antwort auf diese Frage zu finden, teilten Wissenschaftler 38 werdende Mütter mit einem diagnostizierten Schwangerschaftsdiabetes in zwei Gruppen ein: Die Kontrollgruppe bekam die übliche medizinische Standardversorgung, die Experimentalgruppe erhielt zusätzlich zweimal wöchentlich beaufsichtigte Übungstherapie von jeweils 50 bis 55 Minuten Dauer, die Kardio- und Krafttraining beinhaltete. Zusätzlich sollten die Probandinnen der Experimentalgruppe täglich mindestens 30 Minuten schnell gehen. Am Ende der Schwangerschaft zeigten diese geringere Glukosewerte nach den Mahlzeiten als die Kontrollprobandinnen, die Nüchternglukose unterschied sich hingegen nicht zwischen den Gruppen. Auch andere Parameter, wie die Gewichtszunahme während der Schwangerschaft, die Komplikationen bei der Entbindung, Apgar-Werte des Neugeborenen und BMI, unterschieden sich nicht zwischen den Interventionen.

Quelle: Sklempe Kokic I, et al. 2017. Combination of a structured aerobic and resistance exercise improves glycaemic control in pregnant women diagnosed with gestational diabetes mellitus. A randomised controlled trial. Women Birth. Oct 18. [Epub ahead of print]

Link zum Abstract: www.ncbi.nlm.nih.gov/pubmed/29055674

7.2 INKONTINENZ

Belastungsinkontinenz: Was sind Barrieren für Übungen?

In dieser qualitativen Studie wurden sechs Fokusgruppeninterviews mit 36 älteren Frauen mit Harninkontinenz (Belastungsinkontinenz) und 18 Therapeuten durchgeführt. Die Diskussionen wurden transkribiert und analysiert. Folgende Kernthemen ergaben sich: Frauen mit Harninkontinenz erlebten Schmerz als starke Übungsbarriere, nicht so die Therapeuten. Sowohl Patientinnen als auch Therapeuten identifizierten Schamgefühle als Barriere und Zufriedenheit mit der Therapie als bestärkend für die Übungstherapie. Während die betroffenen Frauen eine therapeutische Supervision eher als Barriere empfanden, hielten Therapeuten die Supervision für wichtig. Die soziale Komponente wurde von allen als positiv empfunden. Gruppentherapie, die einen Austausch mit anderen Betroffenen ermöglicht, könnte somit die Übungsbereitschaft erhöhen. Dies sollte bei der Entwicklung künftiger Therapieprogramme berücksichtigt werden.

Quelle: Khanijow KD, et al. 2018. Barriers to exercise among women with urgency urinary incontinence: patient and provider perspectives. Female Pelvic Med. Reconstr. Surg. 24, 4:301 – 6

Link zum Abstract: www.ncbi.nlm.nih.gov/pubmed/28786872

Profitieren harninkontinente Patientinnen mit kognitiven Einschränkungen von Beckenbodentraining?

Koreanische Wissenschaftler randomisierten Frauen mit Harninkontinenz und leichten kognitiven Einschränkungen oder Alzheimer-Demenz entweder in eine Kontrollgruppe (n = 46) oder eine Übungsgruppe (n = 52). Letztere absolvierte innerhalb von zwölf Wochen sechs Behandlungseinheiten zu je 60 Minuten (alle zwei Wochen eine Therapiesitzung), während die Kontrollpersonen ausschließlich Informationen und Empfehlungen für den Alltag (Blasentraining) erhielten. Die primäre klinische Zielgröße war die Häufigkeit der Inkontinenzvorfälle, als Messinstrument setzten die Forscher unter anderem den Fragebogen International Consultation on Incontinence Questionnaire-Short Form (ICIQ-SF) ein. 82 Frauen beendeten die Studie, davon 42 in der Beckenbodengruppe. Nach zwölf Wochen hatten die Übenden signifikant weniger Episoden von ungewolltem Harnabgang (1,6-mal seltener) als die Kontrollpersonen (0,5-mal seltener). Auch in der durchschnittlichen Anzahl der Blasenentleerungen und den Ergebnissen im ICIQ-SF verbesserte sich die Interventionsgruppe deutlicher. Beckenbodenübungen unter Anleitung könnten also eine wirksame Behandlungsmöglichkeit für ältere, kognitiv eingeschränkte Patientinnen mit Harninkontinenz sein.

Quelle: Lee BA, et al. 2017. Effects of pelvic floor muscle exercise on urinary incontinence in elderly women with cognitive impairment. Int. Neurourol. J. 21, 4:295 – 301 Volltext frei

Link zum Abstract: www.ncbi.nlm.nih.gov/pubmed/29298469

Stressinkontinenz: Welche Rolle spielen zusätzliche Vibrationen während eines Beckenbodentrainings?

An dieser prospektiven Kohortenstudie nahmen 60 Frauen teil und machten vier Wochen lang täglich für fünf Minuten Übungen zur Kräftigung des Beckenbodens (15 maximale Kontraktionen für jeweils fünf Sekunden). Während der Übungen erfolgten zusätzliche intravaginale mechanische Vibrationen. Ein Teil der Probandinnen (n = 36) übte danach noch zwei weitere Wochen. Der ungewollte Harnverlust wurde zu Studienbeginn sowie nach vier und sechs Wochen gemessen. Weitere klinische Zielgrößen waren die Kontraktionskraft des Beckenbodens mit und ohne zusätzliche Vibration sowie ein Inkontinenz-Fragebogen zu Studienbeginn, der bei einer Subgruppe der Teilnehmerinnen nach zwei Jahren nochmals erhoben wurde. Der durchschnittliche Harnverlust verringerte sich signifikant von 20,5 Gramm zu Beginn auf 4,8 Gramm nach vier Wochen und auf 1,5 Gramm nach sechs Wochen. Der durchschnittliche Score im Inkontinenz-Fragebogen verringerte sich von 13 auf 6,3 Punkte nach zwei Jahren.

Quelle: Nilsen I, et al. 2018. Mechanical oscillations superimposed on the pelvic floor muscles during Kegel exercises reduce urine leakage in women suffering from stress urinary incontinence: a prospective cohort study with a two-year follow-up. Acta Obstet. Gynecol. Scand. Jun 20. [Epub ahead of print]

Link zum Abstract: www.ncbi.nlm.nih.gov/pubmed/29923602

7

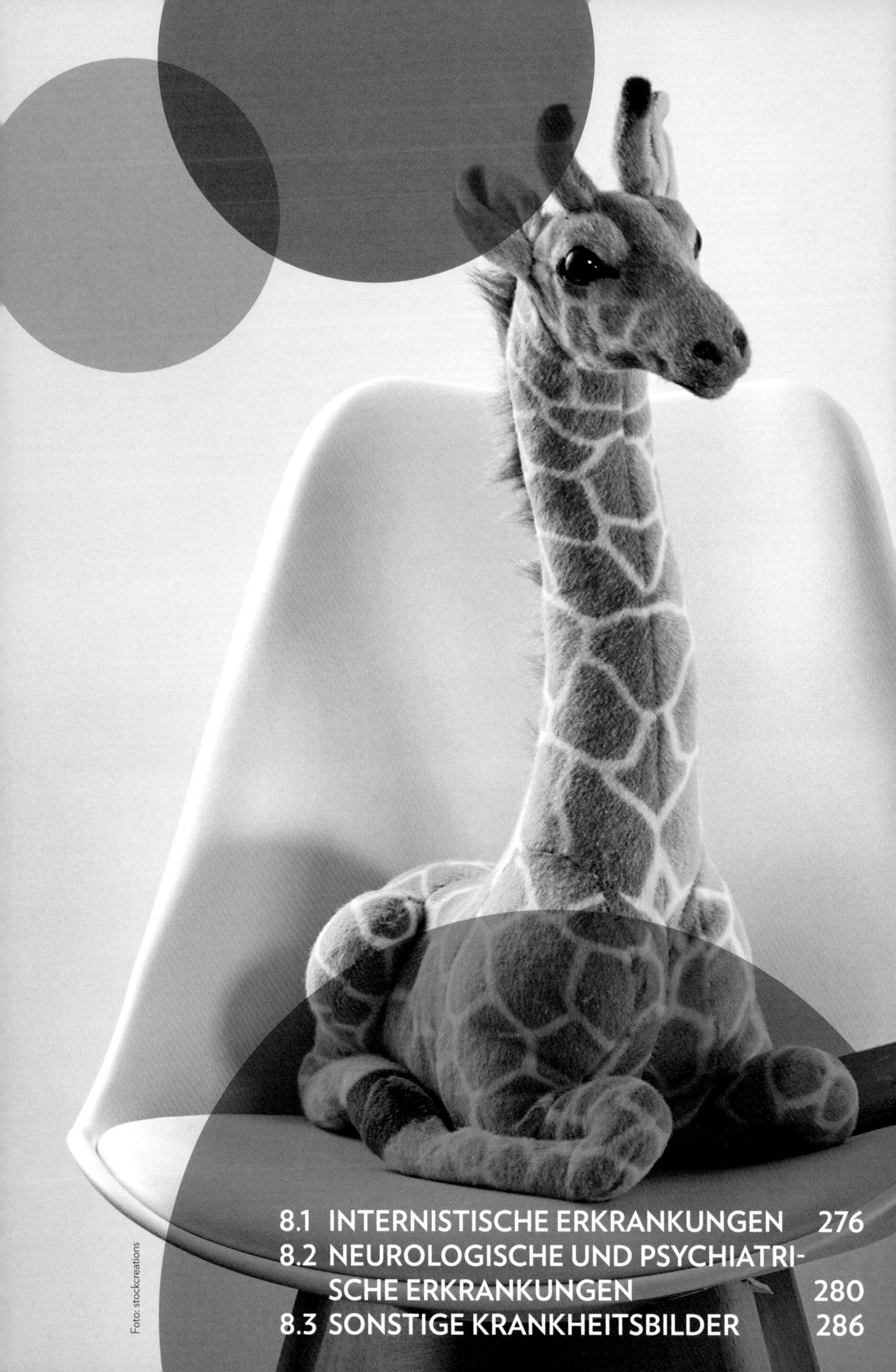

8.1 INTERNISTISCHE ERKRANKUNGEN 276
8.2 NEUROLOGISCHE UND PSYCHIATRISCHE ERKRANKUNGEN 280
8.3 SONSTIGE KRANKHEITSBILDER 286

Foto: stockcreations

8

Pädiatrie

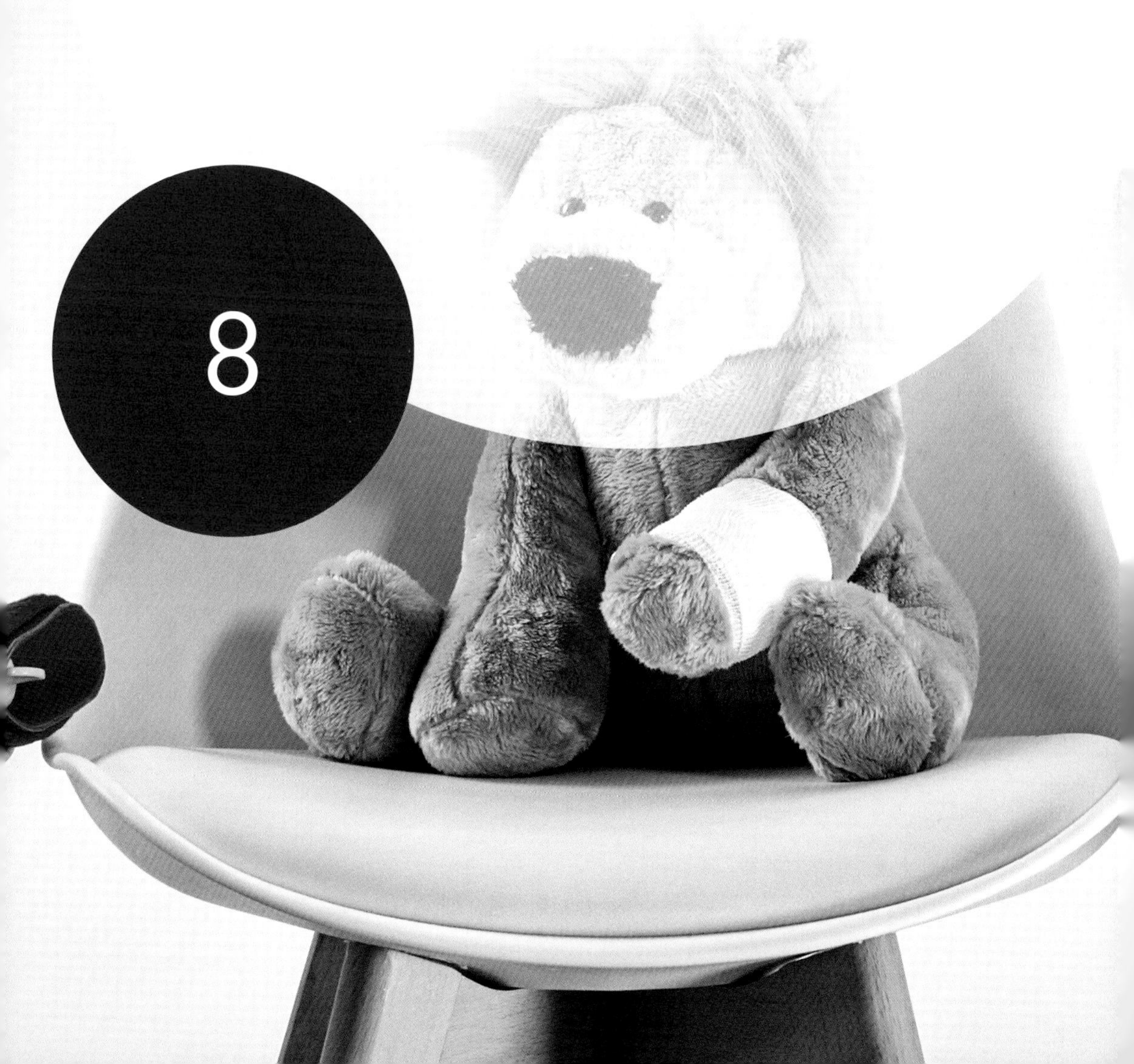

8.1 INTERNISTISCHE ERKRANKUNGEN

Foto: conn... shutterstock.com

Asthma: aerobes Training für bessere Lungenfunktion und Lebensqualität?

An dieser Studie nahmen 38 Kinder mit Asthma im Alter zwischen acht und zwölf Jahren teil. Sie wurden zufällig einer von zwei Gruppen zugeteilt: Die Interventionsgruppe absolvierte zehn Wochen lang dreimal wöchentlich für je 40 Minuten ein progressives Laufbandtraining bei 50 bis 70 Prozent der maximalen Herzfrequenz; die Kontrollgruppe trainierte nicht. Beide Gruppen erhielten Asthma-Medikamente und sollten zu Hause Atemübungen machen. Es kamen folgende Assessments / Untersuchungen zum Einsatz: Sechs-Minuten-Gehtest, maximale Sauerstoffaufnahme und Fatigue-Index. Außerdem evaluierten die Wissenschaftler die Lebensqualität und führten Lungenfunktionstests durch. Beide Gruppen verbesserten sich signifikant in der maximalen Sauerstoffaufnahme und Lungenfunktion, die Interventionsgruppe allerdings deutlicher. Die Werte im Fatigue-Index und im Sechs-Minuten-Gehtest verbesserten sich nur in der Interventionsgruppe, genauso wie die Lebensqualität.

Quelle: Abdelbasset WK, et al. 2018. Evaluating pulmonary function, aerobic capacity, and pediatric quality of life following a 10-week aerobic exercise training in school-aged asthmatics: a randomized controlled trial. Patient Prefer. Adherence 15, 12:1015 – 23 Volltext frei

Link zum Abstract: www.ncbi.nlm.nih.gov/pubmed/29942118

Profitieren übergewichtige Kinder mit und ohne Asthma gleichermaßen von Übungstherapie?

Ja, so das Ergebnis dieser retrospektiven Auswertung einer US-amerikanischen Studie. Die klinischen Zielgrößen waren der Body-Mass-Index (BMI) und die maximale Sauerstoffaufnahme. Die Wissenschaftler werteten Daten von 232 Teilnehmern eines zwölfwöchigen Programms namens „Healthy Hearts“ aus, das körperliches Training und gesunde Ernährung beinhaltet und für übergewichtige oder adipöse Personen gedacht ist, die ein erhöhtes Risiko für kardiovaskuläre Erkrankungen haben. Die Kinder waren durchschnittlich elf Jahre alt, 54 Prozent waren Jungen und insgesamt 37 Prozent litten an Asthma. 58 Prozent der Teilnehmer absolvierten das Programm wie geplant. Sowohl Kinder mit als auch ohne Asthma verringerten ihren BMI, verbesserten ihre kardiopulmonale Leistungsfähigkeit und erhöhten ihre Übungsintensität. Die Autoren schlussfolgern, dass Übungstherapie praktikabel ist und wirksam die körperliche Leistungsfähigkeit von übergewichtigen oder adipösen Kindern mit Asthma verbessert.

Quelle: Lucas JA, et al. 2018. Efficacy of an exercise intervention among children with comorbid asthma and obesity. Public Health. Mar 21. [Epub ahead of print]

Link zum Abstract: www.ncbi.nlm.nih.gov/pubmed/29571538

Funktionelle Konstipation: Ist die Kombination aus Elektrostimulation und Beckenbodenübungen effektiver als Beckenbodenübungen alleine?

Ja, so das Ergebnis einer doppelt geblindeten iranischen Studie mit insgesamt 90 Kindern im Alter zwischen fünf und 13 Jahren, die unter funktionellen Verstopfungen litten (Rome-III-Kriterien). Die Kinder wurden in zwei Gruppen randomisiert: Die Experimentalgruppe (n = 45) erhielt elektrische Stimulation (Interferenzstrom) und führte Übungen für die Beckenbodenmuskulatur durch; die Kontrollgruppe bekam zusätzlich zu den Übungen eine Schein-Elektrostimulation. In einem Tagebuch dokumentierten die Teilnehmer Parameter wie Stuhlkonsistenz, ungewollten Stuhlabgang und Frequenz der Entleerung pro Woche, außerdem setzten die Forscher einen Fragebogen und die Visuelle Analogskala (VAS) zur Messung der Schmerzintensität ein. Das Follow-up erfolgte direkt nach Studienende und sechs Monate später. Beide Gruppen profitierten von der Intervention, die Experimentalgruppe war der Kontrollgruppe überlegen: Die Stuhlkonsistenz normalisierte sich bei 75,6 Prozent der Probanden, bei den Kontrollpersonen nur in 45,5 Prozent der Fälle. Der Behandlungserfolg stellte sich bei 88,4 Prozent der Kinder in der Interventionsgruppe und bei 43,2 Prozent in der Kontrollgruppe ein.

Quelle: Sharifi-Rad L, et al. 2017. Effects of interferential electrical stimulation plus pelvic floor muscles exercises on functional constipation in children: a randomized clinical trial. Am. J. Gastroenterol. Dec 19. [Epub ahead of print]

Link zum Abstract: www.ncbi.nlm.nih.gov/pubmed/29257143

Wie hoch ist die körperliche Leistungsfähigkeit bei Kindern und Jugendlichen mit rheumatischer Herzerkrankung?

Insgesamt 56 Kinder und Jugendliche zwischen acht und 16 Jahren nahmen an dieser brasilianischen Studie teil. Alle hatten mindestens eine insuffiziente Herzklappe und wurden der Functional Class I nach den Kriterien der New York Heart Association (NYHA) zugeordnet. Die körperliche Leistungsfähigkeit wurde mit dem Sechs-Minuten-Gehtest bestimmt. Außerdem untersuchten die Forscher die Lungenfunktion, die Kraft der Atemmuskulatur während der Ein- und Ausatmung und die Lebensqualität (Pediatric Quality of Life Inventory). Die jeweiligen Referenzwerte stammten aus verschiedenen anderen Studien, auf die sich die Autoren in ihrer Untersuchung beziehen. Alle 56 Teilnehmer erreichten im Sechs-Minuten-Gehtest eine geringere Strecke im Vergleich zu den Referenzwerten. Hier gab es auch einen positiven Zusammenhang mit der Herzfrequenz zu Studienbeginn: Je höher diese war, desto schlechter fiel das Ergebnis im Test aus. Auch die Muskelkraft während der Expiration und die Lebensqualität blieben niedriger als erwartet. Ein Manko dieser Studie ist die fehlende Kontrollgruppe.

Quelle: Melo ALS, et al. 2018. Exercise tolerance, pulmonary function, respiratory muscle strength, and quality of life in children and adolescents with rheumatic heart disease. Rev. Paul. Pediatr. Mar 29. [Epub ahead of print] Volltext frei

Link zum Abstract: www.ncbi.nlm.nih.gov/pubmed/29617473

Krafttraining oder HIT, niedrige oder hohe Frequenz: Wovon profitieren Kinder mit Insulinresistenz?

Ein internationales Forscherteam randomisierte 53 Schulkinder mit Insulinresistenz für sechs Wochen in vier Gruppen: 1) RTHF: hochfrequentes Krafttraining dreimal pro Woche, 2) HITHF: hochfrequentes hochintensives Intervalltraining (HIT), 3) RTLF: niedrigfrequentes Krafttraining zweimal pro Woche, 4) HITLF: niedrigfrequentes HIT. Die klinischen Zielgrößen waren Blutwerte, Blutdruck, Körperzusammensetzung und Leistungstests sowie das Anschlagen oder Versagen der Therapie (Responder oder Non-Responder). Hinsichtlich der Verbesserung der Insulinresistenz war die Prävalenz von Non-Respondern zwischen den hochfrequenten Gruppen (RTHF und HITHF) und den niedrigfrequenten Gruppen (RTLF und HITLF) ähnlich. Bei der Nüchternglukose gab es hingegen signifikante Unterschiede: 18,7 Prozent Non-Responder bei RTHF und 58,3 Prozent bei HITHF. Die Autoren schlussfolgern, dass sowohl sechs Wochen Krafttraining als auch HIT die glykämische Kontrolle bei Schulkindern verbessern, aber nur HIT unabhängig ist von der Frequenz der Trainingseinheiten pro Woche. Die Prävalenz von Non-Respondern hinsichtlich der Reduzierung der Insulinresistenz ähnelte sich, wenn man jede Übungsform (RT und HIT) hoch- und niedrigfrequent betrachtete, jedoch gab es Unterschiede in der Nüchternglukose und anderen Zielgrößen.

Quelle: Álvarez C, et al. 2018. Exercise and glucose control in children with insulin resistance: prevalence of non-responders. Pediatr. Obes. Sep 11. [Epub ahead of print]

Link zum Abstract: www.ncbi.nlm.nih.gov/pubmed/30207079

8.2 NEUROLOGISCHE UND PSYCHIATRISCHE ERKRANKUNGEN

SIND AKTIVE ÜBUNGSINTERVENTIONEN EFFEKTIV ZUR VERBESSERUNG DER GROBMOTORIK BEI KINDERN MIT ZEREBRALPARESE?

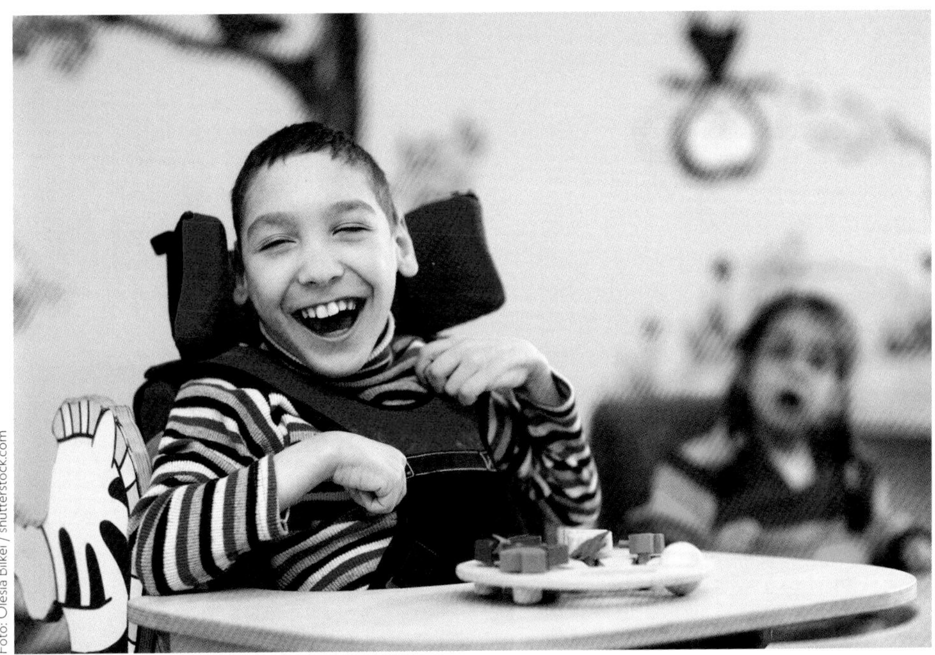

Foto: Olesia Bilkei / shutterstock.com

Dieser Frage gingen Forscher aus Australien im Rahmen einer systematischen Übersichtsarbeit nach. Sie recherchierten bis Mai 2017 in fünf wissenschaftlichen Datenbanken nach geeigneten Studien mit zerebralparetischen Kindern zwischen fünf und 18 Jahren. Die Kinder mussten dabei gehfähig beziehungsweise teilweise gehfähig sein. Zu den untersuchten Interventionen gehörten aktive Übungsinterventionen, die in einem klinischen Setting und ohne spezielle Ausrüstung durchführbar sind. Studien mit Medikamenten oder operativen Maßnahmen wurden ausgeschlossen, ebenso wie Übungen im Wasser oder andere spezifische Maßnahmen, für die es separate Übersichtsarbeiten gibt, zum Beispiel Laufbandtraining oder Hippotherapie. Die Erfolge der Maßnahmen in den Studien mussten mit Assessments zur Messung der Grobmotorik evaluiert worden sein. In den insgesamt 34 inkludierten Studien konnten sieben verschiedene Interventionen identifiziert werden:

- Training der Grobmotorik
- Training der Grobmotorik mit progressivem Krafttraining
- Training der Grobmotorik mit zusätzlicher Physiotherapie

- Training der Grobmotorik mit progressivem Krafttraining und zusätzlicher Physiotherapie
- modifizierte Sportaktivitäten
- nicht immersive Virtuelle Realität (zum Beispiel Nintendo Wii Fit)
- körperliches Fitnesstraining

In allen Studien wurde die Grobmotorik gemessen, teilweise wurden auch Erfolge auf Partizipationsebene dokumentiert. Sechs der Studien mit einem Evidenzlevel zwischen zwei und vier weisen auf positive Effekte durch ein Training der Grobmotorik hin. In drei Studien mit einem Evidenzlevel von zwei wurden die Übungen für die Grobmotorik mit einem progressiven Krafttraining und zusätzlicher Physiotherapie kombiniert. Zwei Studien mit Evidenzlevel zwei untersuchten die Effekte eines Grobmotoriktrainings plus Physiotherapie, vier Studien mit einem Evidenzlevel zwischen zwei und vier zeigen, dass ein Fitnesstraining wirksam ist. Unzureichend ist bislang die Evidenz für die Effekte von modifizierten Sportaktivitäten (drei Studien, Level zwei bis vier) und nicht immersiver Virtueller Realität (zwölf Studien, Level zwei bis vier). Wichtig dabei: Übungen für die Grobmotorik mit einem progressiven Krafttraining sollten nicht ohne zusätzliche Physiotherapie erfolgen (vier Studien, Level zwei).

Fazit

Die Autoren schlussfolgern, dass aktive, funktionelle und variabel gestaltete Übungen im Alltagskontext bei gehfähigen oder teilweise gehfähigen Kindern mit Zerebralparese die Grobmotorik verbessern können.

Quelle: Clutterbuck G, et al. 2018. Active exercise interventions improve gross motor function of ambulant / semi-ambulant children with cerebral palsy: a systematic review. Disabil. Rehabil. Jan 5. [Epub ahead of print]

Link zum Abstract: www.ncbi.nlm.nih.gov/pubmed/29303007

Roboterassistiertes oder konventionelles Laufbandtraining für Kinder mit Zerebralparese?

23 Kinder mit Zerebralparese wurden für sechs Wochen zufällig der Interventions- oder der Kontrollgruppe zugeteilt. Während die Probanden der erstgenannten Gruppe robotergestützte Hilfe an Pelvis und Beinen während des Laufbandtrainings erhielten, wurden die Patienten der Kontrollgruppe konventionell begleitet, das heißt mit manueller Unterstützung durch einen Therapeuten. Das Training erfolgte dreimal pro Woche. Die Probanden der roboterassistierten Gruppe verbesserten sich signifikant in der Gehgeschwindigkeit und der Gehstrecke in sechs Minuten. Die Kontrollprobanden veränderten sich hingegen in diesen Parametern nicht. Die Autoren schlussfolgern, dass bei Kindern mit Zerebralparese das roboterassistierte Gehen die Gewichtsverlagerung und Einleitung der Schwungphase fazilitiert und die Gehgeschwindigkeit erhöht.

Quelle: Wu M, et al. 2017. Effects of the integration of dynamic weight shifting training into treadmill training on walking function of children with cerebral palsy: a randomized controlled study. Am J. Phys. Med. Rehabil. 96, 11:765 – 72

Link zum Abstract: www.ncbi.nlm.nih.gov/pubmed/28644244

Spastische Zerebralparese: Ist die funktionelle elektrische Stimulation der Fußheber beim Gehen sinnvoll?

Diese Fragestellung untersuchten niederländische Wissenschaftler in einem systematischen Review. Die Recherche fand in sechs Datenbanken statt, unter Anwendung der PRISMA-Kriterien (Preferred Reporting Items for Systematic Reviews and Meta-Analyses). Die Forscher schlossen 14 Studien in die Analyse ein, davon waren nur fünf Publikationen von hoher oder höchster Evidenz. Nach Einteilung der Ergebnisse anhand der ICF-Kriterien (International Classification of Functioning, Disability and Health) ergaben sich für den Bereich der Aktivität und Partizipation nur einzelne Nachweise: Es wurde über weniger Stürze berichtet, auch das Hängenbleiben der Zehen auf dem Boden verringerte sich bei den bis zu 20-jährigen Probanden. Für den Bereich der Körperstruktur und -funktion ist dagegen der Nachweis (hohe bis höchste Evidenz) eindeutig: Die funktionelle elektrische Stimulation (FES) verbesserte Beweglichkeit, Kraft, motorische Steuerung, Gleichgewicht und Gangparameter; jedoch verlangsamte sich die Gehgeschwindigkeit. Begleiterscheinungen waren Hautirritationen, FES-Intoleranz und eventuell fehlende Akzeptanz für diese Therapieform. Den Autoren zufolge kann die FES eine Alternative zur Fußorthese bei Kindern und Jugendlichen mit spastischer Zerebralparese sein.

Quelle: Moll I, et al. 2017. Functional electrical stimulation of the ankle dorsiflexors during walking in spastic cerebral palsy: a systematic review. Dev. Med. Child Neurol. 59, 12:1230 – 6

Link zum Abstract: www.ncbi.nlm.nih.gov/pubmed/28815571

Physiotherapie nach Gehirnerschütterung bei Jugendlichen: Wann sollte sie beginnen?

In dieser retrospektiven Analyse wurden die Daten von 120 durchschnittlich rund 15 Jahre alten Jugendlichen nach Gehirnerschütterung ausgewertet. Je nachdem, wie früh die multimodale physiotherapeutische Behandlung eingeleitet worden war, teilten die Forscher die Patienten in drei Kohorten ein: 1) frühe Intervention: Therapiestart bis zu 20 Tage posttraumatisch (n = 33); 2) mittlere Intervention: Beginn 21 bis 41 Tage nach Verletzung (n = 39); 3) späte Intervention: ab 42 Tage nach Trauma (n = 48). Die klinische Zielgröße waren die Ergebnisse im Post-Concussion Symptom Inventory zu Beginn und am Ende der Physiotherapie. Außerdem wurden die Anzahl der ungeplanten Arztbesuche, die Dauer der Therapie insgesamt und die Anzahl der physiotherapeutischen Behandlungen erfasst. Die Ergebnisse der Auswertung zeigen, dass sich die drei Kohorten nicht in den Zielgrößen unterschieden und somit ein früher Beginn der physiotherapeutischen Behandlung nach Gehirnerschütterung sicher zu sein scheint. Weitere Studien sollten untersuchen, wie ein optimaler Nachbehandlungsplan für Jugendliche nach Gehirnerschütterung aussehen könnte.

Quelle: Lennon A, et al. 2018. An exploration of the impact of initial timing of physical therapy on safety and outcomes after concussion in adolescents. J. Neurol. Phys. Ther. May 24. [Epub ahead of print]

Link zum Abstract: www.ncbi.nlm.nih.gov/pubmed/29846269

Ist ein Zirkeltraining bei Jugendlichen mit Depressionen kosteneffektiv?

Dieser Frage gingen Wissenschaftler aus Großbritannien in einer nachgelagerten Kostenanalyse einer bereits 2015 publizierten randomisierten kontrollierten Studie nach. Darin wurden 86 Heranwachsende (14 bis 17 Jahre alt) mit mindestens 14 Punkten im Children's Depression Inventory-2 (CDI-2) ambulant betreut. Alle erhielten die notwendige medizinische Behandlung, die Interventionsgruppe führte ergänzend über sechs Wochen zwölf Einheiten Zirkeltraining für jeweils 60 Minuten durch. Die Intensität der aeroben Übungen konnten die Teilnehmer dabei frei wählen, die Gruppengröße lag bei maximal zehn Teilnehmern. Die Ergebnisse verdeutlichen, dass trotz zusätzlichem finanziellen Aufwand das Zirkeltraining kosteneffektiver ist als die Standardtherapie, wenn alle angefallenen Kosten im Verhältnis zur Symptomlinderung über einen sechsmonatigen Zeitraum betrachtet werden.

Quelle: Turner D, et al. 2017. Cost-effectiveness of a preferred intensity exercise programme for young people with depression compared with treatment as usual: an economic evaluation alongside a clinical trial in the UK. BMJ Open 7, 11:e016211 Volltext frei

Link zum Abstract: www.ncbi.nlm.nih.gov/pubmed/29180592

8

8.3 SONSTIGE KRANKHEITSBILDER

WELCHE METHODE IST EFFEKTIVER ZUR THERAPIE DES KINDLICHEN KLUMPFUSSES: FUNKTIONELLE PHYSIOTHERAPIE ODER PONSETI-TECHNIK?

Ziel der Studie war die Untersuchung der Grobmotorik bei insgesamt 172 Kindern mit idiopathischem Klumpfuß im Alter von zehn Jahren, die unterschiedlichen Therapieformen zugeteilt waren. Da es sich um eine Kohortenstudie handelt, wurden die Gruppen nicht per Zufall eingeteilt, sondern ergaben sich retrospektiv durch die angewandte Therapie. In einem ersten Schritt wurden zwei konservative Maßnahmen miteinander verglichen: funktionelle Physiotherapie (French Method, n = 81) sowie Behandlung nach der Ponseti-Methode (n = 91). Falls erforderlich, wurde unabhängig von der Art der initialen Therapie in einem weiteren Schritt operiert. Beide Gruppen waren hinsichtlich wichtiger prognostischer Faktoren wie Geschlecht, Alter, Größe und Gewicht vergleichbar.

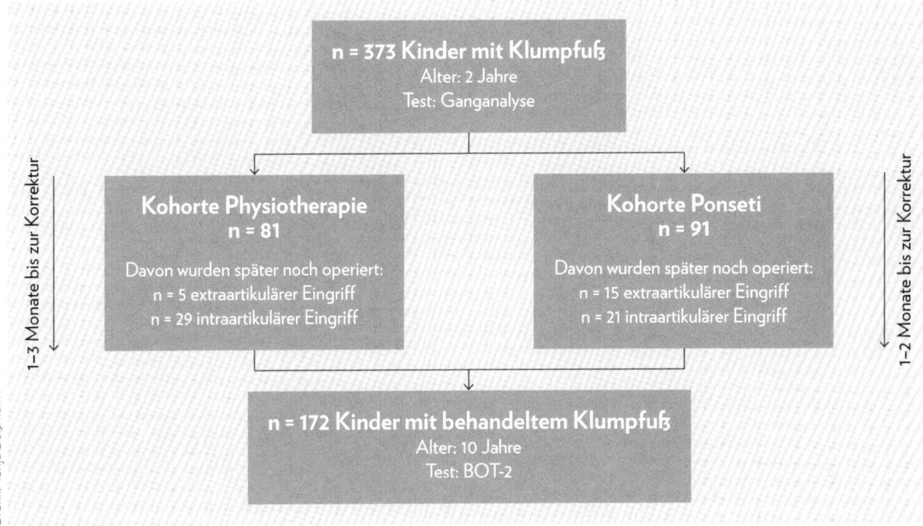

Grafik: Tanja Boßmann

Die Kinder in der Physiotherapie-Gruppe erhielten während der Korrekturphase drei- bis fünfmal pro Woche Physiotherapie, übten täglich mit ihren Eltern und bekamen Tapes. Bei der Ponseti-Therapie handelt es sich um eine orthopädische Redressionstherapie über einen Gips mit schrittweiser Korrektur nach anatomischen Gesichtspunkten.

Sofern nötig, kam in beiden Gruppen zusätzlich eine Tenotomie der Achillessehne infrage. Zur Erhaltung der Korrektur diente in der Ponseti-Gruppe eine Fußabduktionsorthese und in der PT-Gruppe eine Sprunggelenksorthese – beide konnten bis zu einem Alter von drei Jahren getragen werden. Bei insgesamt 70 Kindern der Stichprobe war nach der konservativen Therapie ein operativer Eingriff notwendig. Die grobmotorischen Fähigkeiten im Alter von zehn Jahren wurden durch den Bruininks-Oseretsky Test of Motor Proficiency (BOT-2) evaluiert, den neun speziell ausgebildete Physiotherapeuten mit den Kindern durchführten. Zum BOT-2 gehören folgende Tests: bilaterale Koordination (sieben Items), Gleichgewicht (neun Items), Geschwindigkeit / Agilität beim Rennen (fünf Items) sowie Kraft (fünf Items). Die zu erreichende Punktzahl liegt zwischen eins und 35 – je höher der Score, desto besser die Leistung.

In weiteren Analysen wurde auch überprüft, ob Schweregrad der Deformität (Dimeglio Score ≤ 13 versus > 13), Lateralität (uni- versus bilateral) und Art der Therapie (operativ versus konservativ) einen Einfluss auf die Effekte haben.

Der durchschnittliche BOT-2-Score der behandelten Kinder war insgesamt gesehen vergleichbar mit dem von gleichaltrigen gesunden Kindern.

Fazit

Die Kinder in der Physiotherapie-Gruppe konnten im Vergleich zur Ponseti-Gruppe besser und schneller rennen, hatten eine bessere Koordination und waren auch kräftiger. Kinder mit bilateralem Klumpfuß wiesen dabei eine signifikant schlechtere Gleichgewichtsfähigkeit und Koordination auf als die Kinder mit unilateralem Klumpfuß. Gleiches galt für Kinder, die nach der konservativen Therapie noch operiert werden mussten.

Quelle: Zapata KA, et al. 2018. Gross motor function at 10 years of age in children with clubfoot following the French physical therapy method and the Ponseti technique. J. Pediatr. Orthop. Jun 30. [Epub ahead of print]

Link zum Abstract: www.ncbi.nlm.nih.gov/pubmed/29965933

Adoleszente idiopathische Skoliose: Helfen Korrekturübungen?

Spanische Wissenschaftler führten einen systematischen Review der Literatur bis Oktober 2017 durch und inkludierten neun kontrollierte Studien, in denen korrigierende Übungen mit einer Kontrollintervention oder Placebo verglichen wurden. Die Ergebnisparameter waren unter anderem der Cobb-Winkel, Symptome und die körperliche Leistungsfähigkeit. Die Studienqualität wurde mit der PEDro-Skala bewertet, sieben der neun Studien hatten eine hohe Qualität (Score von sechs oder höher). Vier Studien bezeichneten die Übungsintervention als Schroth-Übungen, die übrigen fünf verwendeten andere Bezeichnungen für die Selbstkorrekturübungen und spinale Stabilisationen. Der Übungszeitraum variierte von acht Wochen bis zu einem Jahr. Die Autoren berichten, dass stabilisierende, korrigierende Übungsinterventionen effektiv Symptome und Asymmetrien reduzierten sowie Funktion und Leistungsfähigkeit erhöhten. Die genauen Übungsparameter sollten künftige Studien erforschen.

Quelle: Ceballos Laita L, et al. 2018. Effects of corrective, therapeutic exercise techniques on adolescent idiopathic scoliosis. A systematic review. Arch. Argent. Pediatr. 116, 4:e582 – 9 Volltext frei

Link zum Abstract: www.ncbi.nlm.nih.gov/pubmed/30016036

Senken rumpfstabilisierende Übungen die Verletzungsrate von jugendlichen Fußballspielern?

Ja, sowohl allgemein als auch speziell für Sprunggelenksverletzungen. Zwei japanische Junioren-Fußballmannschaften wurden dazu untersucht: Eine Mannschaft integrierte in ihr Aufwärmtraining drei rumpfstabilisierende Übungen, die andere nicht. Beide Teams führten ihr gewohntes Trainings- und Spielpensum durch. Im Beobachtungszeitraum gab es bei der Übungsgruppe insgesamt 2,65 Verletzungen in 1.000 Trainings- und Spielstunden; die Kontrollgruppe hatte eine Verletzungsrate von 4,94. Die Neuverletzungsrate konnte durch die Übungen mehr als halbiert werden (Übende: 1,91; Kontrollgruppe: 4,06). Auch hinsichtlich der Sprunggelenksverletzungen wies die Übungsgruppe eine geringere Verletzungsrate auf als die Kontrollgruppe (0,32 versus 2,28). Die Autoren schlussfolgern aus diesen Ergebnissen, dass die Integration von stabilisierenden Rumpfübungen eine sinnvolle Maßnahme zur Prävention von Verletzungen ist.

Quelle: Imai A, et al. 2018. A trunk stabilization exercise warm-up may reduce ankle injuries in junior soccer players. Int. J. Sports Med. Feb 15. [Epub ahead of print]

Link zum Abstract: www.ncbi.nlm.nih.gov/pubmed/29448292

Adoleszente Skoliose: Helfen spezifische Übungen mehr als Standardübungen, um eine Korsettversorgung zu vermeiden?

Ja, zu diesem Schluss kommen Forscher aus Italien. An ihrer longitudinalen, multizentrischen Studie nahmen insgesamt 293 Jugendliche mit adoleszenter idiopathischer Skoliose teil (Risser-Zeichen null bis zwei, Cobb-Winkel elf bis 20 Grad). 145 Probanden bildeten die Gruppe mit spezifischen Übungen, basierend auf dem SEAS-Ansatz (Scientific Exercise Approach to Scoliosis), 95 erhielten übliche Physiotherapie und 53 dienten als Kontrollgruppe ohne Therapie. Ausgeschlossen wurden Jugendliche, die bereits mit Korsett versorgt waren. Die Intervention galt als beendet, wenn die ärztliche Entlassung erfolgte, ein Risser-Zeichen von drei vorlag oder die Therapie versagt hatte (Cobb-Winkel ≥ 29 Grad oder notwendige Korsettversorgung vor Abschluss des Wachstums). Die Wahrscheinlichkeit eines Erfolges war bei den Jugendlichen mit den skoliosespezifischen Übungen 1,7-mal höher als bei den Kontrollpersonen.

Quelle: Negrini S, et al. 2018. Specific exercises reduce the need for bracing in adolescents with idiopathic scoliosis: a practical clinical trial. Ann. Phys. Rehabil. Med. Aug 24. [Epub ahead of print]

Link zum Abstract: www.ncbi.nlm.nih.gov/pubmed/30145241

Wie gut sind Studien über von Angehörigen durchgeführte Physiotherapie gegen eine verzögerte motorische Entwicklung?

In dieser philippinischen Übersichtsarbeit wurden die bekannten elektronischen Datenbanken bis Juli 2017 nach randomisierten oder quasi-randomisierten Studien durchsucht. Einschlusskriterien waren, dass die Kinder in ihrer motorischen Entwicklung verlangsamt waren oder ein Risiko hierfür zeigten und dass Familienmitglieder oder Freunde die physiotherapeutischen Maßnahmen zu Hause durchführten. Ziel war es, die Merkmale und methodische Qualität der Studien zu untersuchen. Die Studienqualität wurde mit der PEDro-Skala ermittelt. Die Recherche ergab 24 Veröffentlichungen zu insgesamt 17 verschiedenen Studien. Diese waren heterogen und hatten methodische Mängel, daher ist die Aussagekraft begrenzt. So waren die Angehörigen nur in wenigen Studien (vier) in die Therapieplanung involviert, die Anleitung der Angehörigen durch die Therapeuten und die Umsetzung der Heimübungsprogramme wurden unzureichend gemessen oder nicht beschrieben.

Die Autoren schlussfolgern, dass durch Angehörige angeleitete Heimprogramme für motorisch verlangsamte Kinder zwar wichtig sind, aber die Evidenz aufgrund der schlechten methodischen Qualität der Studien bisher nur unzureichend ist.

Quelle: Gorgon EJR. 2018. Caregiver-provided physical therapy home programs for children with motor delay: a scoping review. Phys. Ther. Jan 17. [Epub ahead of print]

Link zum Abstract: www.ncbi.nlm.nih.gov/pubmed/29351642

Was ist wirksamer bei idiopathischer Skoliose: ein reine Korsettversorgung oder Korsett plus Schroth-Übungen?

Eine Korsettversorgung ist effektiv, um die Progression einer skoliotischen Fehlstellung zu verringern und somit eine OP zu vermeiden. Bringen Übungen nach Katharina Schroth hier einen Zusatznutzen? Forscher aus Hongkong verglichen die vorhandenen Daten von Patienten mit adoleszenter, idiopathischer Skoliose, die ausschließlich mit einem Korsett versorgt worden waren (historische Kontrollgruppe, n = 24, 11,8 ± 1,1 Jahre alt), mit den Ergebnissen gematchter Probanden einer Experimentalgruppe (n = 24, 12,3 ± 1,4 Jahre alt), die zusätzlich zur Korsettversorgung für acht Wochen und anschließend allein zu Hause Übungen nach Schroth durchführten. Die Probanden der Experimentalgruppe hatten im Follow-up nach 18,1 ± 6,2 Monaten bessere Ergebnisse als die Probanden, die nur mit Korsett versorgt worden waren. So verbesserte sich der Cobb-Winkel in 17 Prozent der Fälle, verschlechterte sich bei 21 Prozent und blieb unverändert bei 62 Prozent. Im Vergleich verbesserten sich in der Kontrollgruppe nur vier Prozent, 50 Prozent wurden schlechter und 46 Prozent blieben gleich. Auch in anderen Parametern, zum Beispiel der Rumpfrotation und der Lebensqualität, waren die Übenden überlegen. Daneben spielte auch die Therapiecompliance eine Rolle: So verschlechterte sich bei den Probanden mit guter Compliance kein einziger im Cobb-Winkel, während bei denen mit mangelhafter Mitarbeit 46 Prozent schlechter wurden.

Quelle: Kwan KYH, et al. 2017. Effectiveness of Schroth exercises during bracing in adolescent idiopathic scoliosis: results from a preliminary study – SOSORT Award 2017 Winner. Scoliosis Spinal Disord. 16, 12:32 Volltext frei

Link zum Abstract: www.ncbi.nlm.nih.gov/pubmed/29051921

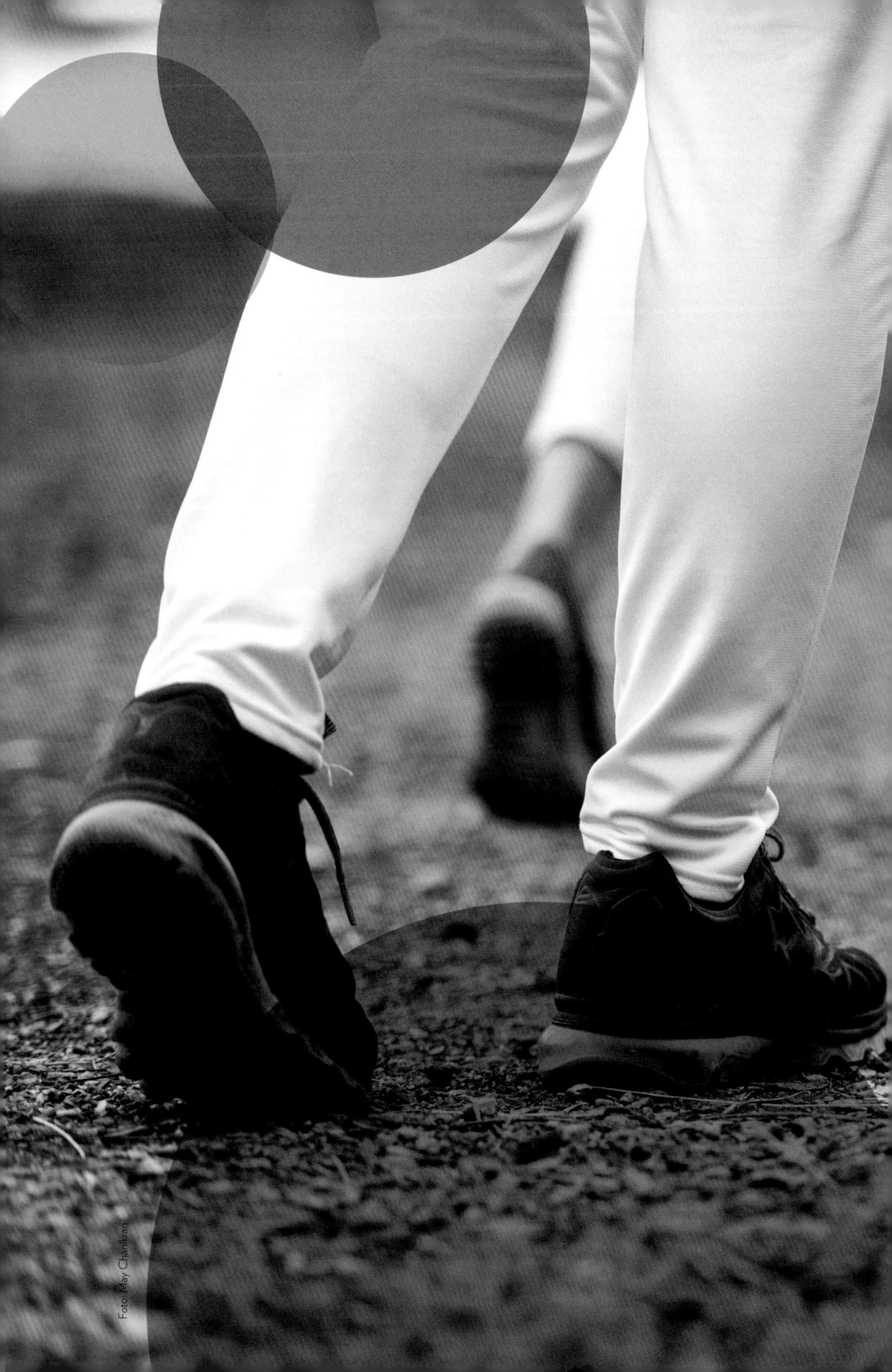

Foto: May Chanikran

9 Sonstige Themen

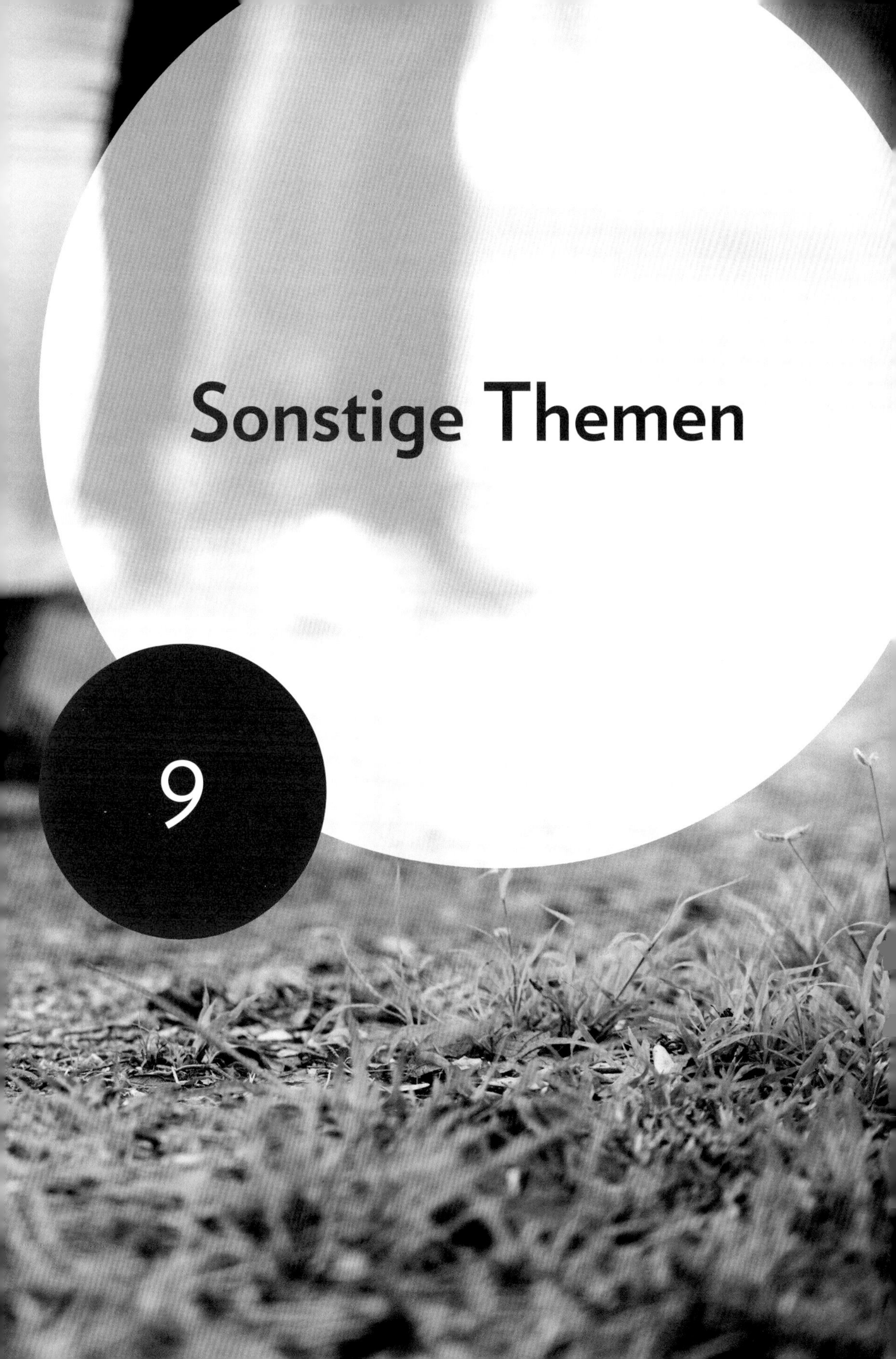

9

PHYSIOTHERAPIE IM BETT AUF DER INTENSIVSTATION: WELCHE MASSNAHME IST AM EFFEKTIVSTEN?

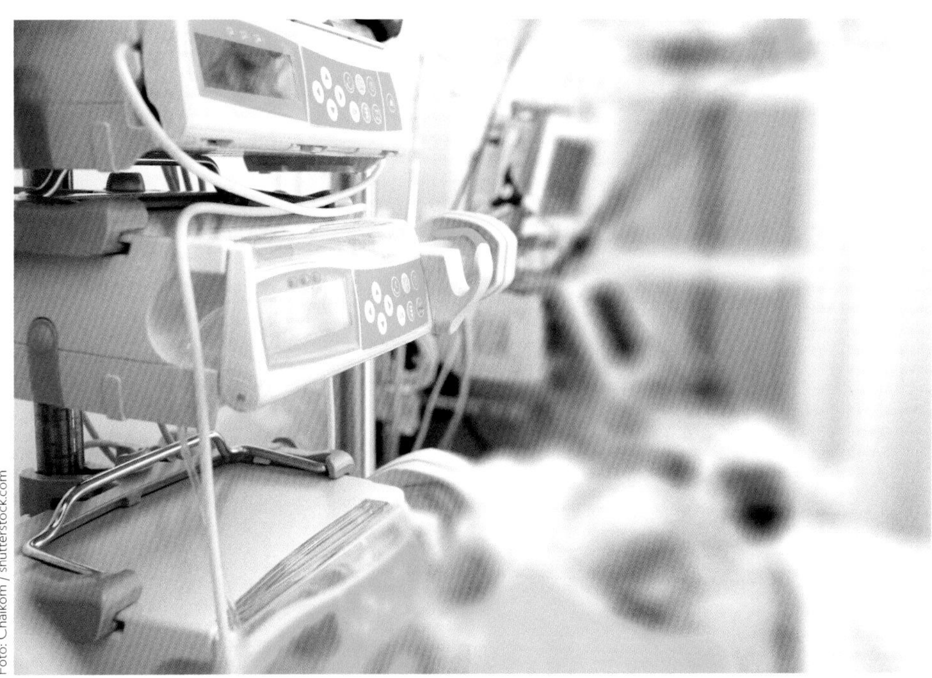

Foto: Chaikom / shutterstock.com

Auf der Intensivstation ist die Mobilisation aus dem Bett nicht immer möglich, deswegen erfolgen oftmals alternative Übungen im Bett mit niedriger Intensität. Eine Studie verglich den Effekt von vier verschiedenen Interventionen, die im Bett auf der Intensivstation durchgeführt werden: passives Durchbewegen, passives Bettergometertraining, elektrische Stimulation des M. quadriceps sowie Radfahren mit funktioneller elektrischer Stimulation (FES). Jeweils für zehn Minuten wurden die vier Maßnahmen bei 20 sedierten, beatmeten Erwachsenen mit Pneumonie, Sepsis, COPD, Herzinfarkt oder einer Überdosis von Drogen durchgeführt. Die Patienten waren bei Bewusstsein und wiesen keine Kontraindikationen für die Behandlungen auf. Die Reihenfolge der Maßnahmen war randomisiert. Die Wirkung auf das Herz-Kreislauf-System wurde mit dem Doppler-Ultraschall gemessen. Weiterhin war der Einfluss der Interventionen auf die Rechtsherzfunktion, den pulmonalen und arteriellen Blutdruck von Interesse sowie die Mikrozirkulation im M. quadriceps vastus lateralis. Da bei einem Patienten aus organisatorischen Gründen lediglich zwei Maßnahmen angewendet wurden, erfolgte die Datenauswertung nur für 19 Patienten (32 Prozent Frauen, durchschnittliches Alter 65,3 ± 9,7 Jahre). Es zeigte sich, dass nur

Radfahren mit FES eine positive Wirkung auf das Herz-Kreislauf-System hatte. Anhand der Sauerstoffversorgung der Muskulatur wurde festgestellt, dass diese tatsächlich arbeitete.

Fazit

Die Autoren schlussfolgern, dass Radfahren mit FES als Alternative zur Mobilisation aus dem Bett stattfinden sollte, da nur diese innerhalb der untersuchten Maßnahmen effektiv war.

Quelle: Medrinal C, et al. 2018. Comparison of exercise intensity during four early rehabilitation techniques in sedated and ventilated patients in ICU: a randomised cross-over trial. Crit. Care 22, 1:110 Volltext frei

Link zum Abstract: www.ncbi.nlm.nih.gov/pubmed/29703223

9

IST PRÄOPERATIVE PHYSIOTHERAPIE EFFEKTIV ZUR PRÄVENTION VON RESPIRATORISCHEN KOMPLIKATIONEN NACH OBERBAUCHEINGRIFFEN?

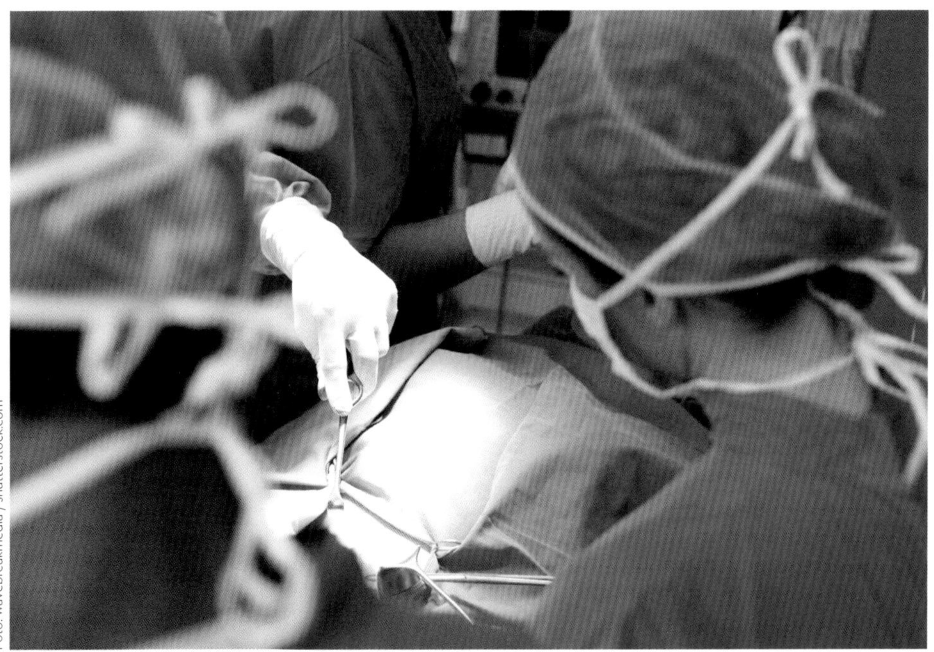

Foto: wavebreakmedia / shutterstock.com

Ja, so das Ergebnis einer randomisierten Multicenter-Studie aus Australien und Neuseeland. Eine 30-minütige Physiotherapie vor der Operation halbierte die Inzidenz postoperativer pulmonaler Komplikationen nach Oberbaucheingriffen. Die Patienten für diese Studie wurden in drei Krankenhäusern rekrutiert. Die Forscher konnten insgesamt 441 Erwachsene einschließen, die innerhalb der nächsten sechs Wochen für einen elektiven operativen Eingriff im Oberbauch unter allgemeiner Anästhesie angemeldet waren. Patienten vor Organtransplantation oder operativer Versorgung einer abdominalen Hernie wurden ausgeschlossen; ebenso bereits hospitalisierte Patienten und Personen, die nicht in der Lage waren, eine Minute oder länger zu gehen oder an einem Einzeltermin Physiotherapie teilzunehmen.

Die Patienten wurden per Zufall (randomisiert) der Interventionsgruppe (n = 222) oder der Kontrollgruppe (n = 219) zugeteilt. Während die Kontrollgruppe ausschließlich eine Informationsbroschüre erhielt, bekamen die Patienten der Interventionsgruppe zusätzlich zur Broschüre eine 30-minütige präoperative Physiotherapieeinheit. Die Broschüre beinhaltete Informationen zu möglichen Komplikationen sowie eine

Anleitung zu Atemübungen. Insgesamt führten elf Physiotherapeuten mit unterschiedlichem Erfahrungshintergrund die Maßnahmen durch. Sie klärten die Patienten der Interventionsgruppe zusätzlich noch detailliert bezüglich möglicher postoperativer pulmonaler Komplikationen auf und wiesen sie darauf hin, dass sie den Komplikationen durch eine frühzeitige Mobilisation zum Stehen und Gehen sowie durch unmittelbar nach der Operation einsetzende Atemübungen präventiv entgegenwirken könnten. Zudem erhielten die Patienten ein individuelles Risikoassessment sowie eine Instruktion zur Durchführung der Atemübungen.

Die postoperative Standardversorgung war für alle Patienten gleich: Sie erhielten eine frühzeitige Gangschulung, wurden an die Atemübungen erinnert und täglich anhand definierter Kriterien untersucht; es wurde jedoch keine zusätzliche Atemphysiotherapie durchgeführt. Der Nachbeobachtungszeitraum betrug insgesamt zwölf Monate. Primäre Zielgröße war die Häufigkeit postoperativer pulmonaler Komplikationen innerhalb der ersten 14 Tage nach der Operation, gemessen mit dem Melbourne Group Score. Zu den sekundären Zielgrößen gehörten im Krankenhaus erworbene Lungenentzündungen, die Länge des Krankenhausaufenthalts, die Inanspruchnahme der Intensivstation sowie die Krankenhauskosten. Nach sechs Wochen evaluierten die Forscher zudem die gesundheitsbezogene Lebensqualität, die körperliche Funktionsfähigkeit und die Komplikationen, die gegebenenfalls nach der Entlassung auftraten. Nach zwölf Monaten wurde dann noch die Gesamtmortalität dokumentiert.

Fazit

Die Inzidenz postoperativer pulmonaler Komplikationen war in der Interventionsgruppe nur halb so groß wie in der Kontrollgruppe. Die absolute Risikoreduktion betrug 15 Prozent. In Bezug auf alle anderen Zielgrößen gab es keine signifikanten Unterschiede zwischen den Gruppen. In weiteren Studien müssen laut Schlussfolgerung der Autoren insbesondere die Effekte auf Mortalität und Länge des Krankenhausaufenthalts näher untersucht werden.

Quelle: Boden I, et al. 2018. Preoperative physiotherapy for the prevention of respiratory complications after upper abdominal surgery: pragmatic, double blinded, multicentre randomised controlled trial. BMJ 24, 360:j5916 Volltext frei

Link zum Abstract: www.ncbi.nlm.nih.gov/pubmed/29367198

9

KANN EINE MYOFUNKTIONALE THERAPIE IM BEREICH VON ZUNGE, MUND UND RACHEN DAS SCHNARCHEN VERRINGERN?

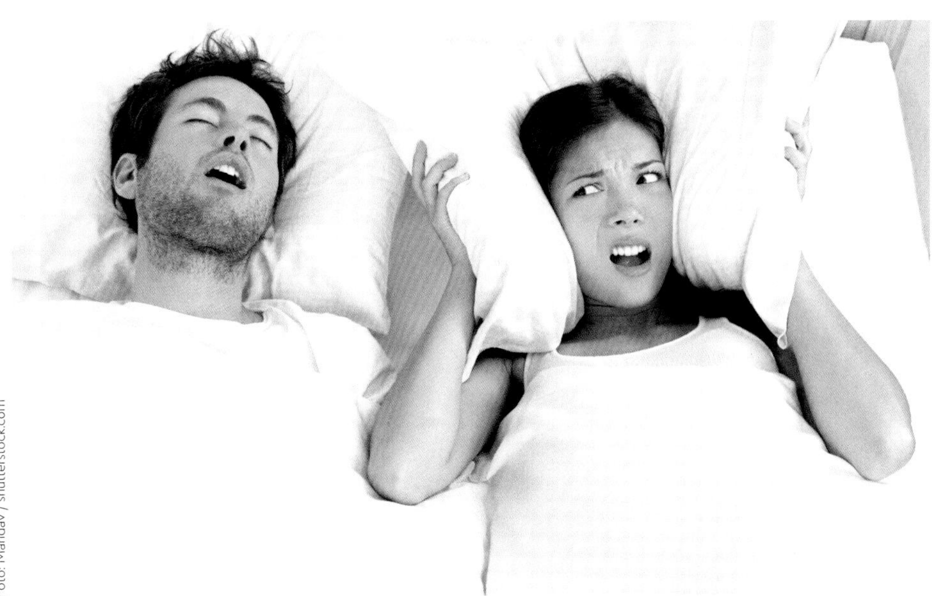

Foto: Maridav / shutterstock.com

Oropharyngeale und Zungenübungen (myofunktionale Therapie) zeigten sich in anderen Studien schon wirksam gegen das obstruktive Schlafapnoe-Syndrom. Nun wollten amerikanische Forscher wissen, ob dies auch für das Schnarchen gilt. Sie recherchierten in den Datenbanken MEDLINE, Google Scholar, Cochrane Library und CINAHL bis 25. November 2017. Eingeschlossen wurden schnarchende Kinder und Erwachsene, die mit Übungen für Zunge, Mund- oder Rachenraum therapiert wurden; Intensität und Frequenz des Schnarchens mussten erfasst worden sein. Es konnten neun Studien mit insgesamt 211 Erwachsenen eingeschlossen und anhand der PRISMA-Kriterien (Preferred Reporting Items for Systematic Reviews and Meta-Analysis) analysiert werden. Die Probanden machten Sprech-, Mimik-, Zungenkoordinations- und Beweglichkeitsübungen der Kiefergelenke sowie funktionelle Kau-, Schluck- und Saugübungen für mindestens drei Monate. In allen Studien zeigten sich Verbesserungen durch die Therapie: Bei 80 Patienten konnte das Schnarchen um 51 Prozent reduziert werden, gemessen mit einer Visuellen Analogskala. Studien, die den Berlin-Fragebogen (siehe Kasten) verwendet hatten, wiesen nach der Therapie bei 34 Patienten eine geringere Schnarchintensität nach (36 Prozent weniger). Außerdem verringerte sich die Schnarchzeit bei 60 Patienten von durchschnittlich 26 auf 18 Prozent der Gesamtschlafdauer. Die Recherche ergab keine Studien, welche das Schnarchen von Kindern untersucht hatten.

Fazit

Die Autoren schlussfolgern, dass mit myofunktionaler Therapie das Schnarchen von Erwachsenen positiv beeinflusst werden kann.

Berlin-Fragebogen

Der Fragebogen erfasst das Schlafapnoe-Risiko. Erfasst werden Körpergewicht, Größe, Alter, Geschlecht, Gewichtsveränderungen, Blutdruck, Schnarchen (Lautstärke, Häufigkeit, Störung anderer Personen, Atemstörungen beim Schlafen) sowie Müdigkeit am Morgen und Schläfrigkeit am Tag. Das Schnarchen wird dabei beispielsweise in „niemals", „ein- bis zweimal pro Monat oder pro Woche", „drei- bis viermal die Woche" und „täglich" eingeteilt.

Quelle: www.schlafmedizin-frankfurt.de/schlafapnoe-risiko

Quelle: Camacho M, et al. 2017. Oropharyngeal and tongue exercises (myofunctional therapy) for snoring: a systematic review and meta-analysis. Eur. Arch. Otorhinolaryngol. Dec 23. [Epub ahead of print]

Link zum Abstract: www.ncbi.nlm.nih.gov/pubmed/29275425

Intensivstation: Wie wirkt sich Physiotherapie bei beatmeten Patienten auf Mortalität, Risiko für Lungenentzündung und Verweildauer aus?

Diese Fragestellung untersuchten spanische Forscher in einem systematischen Literaturreview. Die Berichterstattung erfolgte anhand der PRISMA-Richtlinien, die Meta-Analyse orientierte sich an den Empfehlungen des Cochrane-Handbuchs. Die Recherche wurde bis April 2018 in folgenden Datenbanken durchgeführt: Web of Science, EMBASE (via Scopus), PEDro, Medline (via PubMed) und CINAHL. Es wurden fünf randomisierte kontrollierte Studien eingeschlossen, die intubierte, mechanisch beatmete Patienten auf der Intensivstation untersuchten (insgesamt n = 603, davon 298 in der Kontrollgruppe). Die Patienten der Interventionsgruppe mussten mehr als zwei physiotherapeutische Maßnahmen erhalten haben, wie zum Beispiel posturale Drainage, Vibrationen, Rippenmobilisationen und Absaugungen. Die Kontrollgruppe erhielt keine Physiotherapie oder weniger Maßnahmen. Das Durchschnittsalter der Teilnehmer lag zwischen 40 und 64 Jahren. Die Auswirkungen der Physiotherapie auf das Risiko einer beatmungsassoziierten Pneumonie und die Verweildauer auf der Intensivstation war unklar. Die Mortalität hingegen reduzierte sich signifikant durch die physiotherapeutischen Interventionen. Künftige Studien sollten die Auswirkungen auf Verweildauer und Risiko einer Pneumonie weiter erforschen.

Quelle: Pozuelo-Carrascosa DP, et al. 2018. Multimodality respiratory physiotherapy reduces mortality but may not prevent ventilator-associated pneumonia or reduce length of stay in the intensive care unit: a systematic review. J. Physiother. 64, 4:222 – 8 Volltext frei

Link zum Abstract: www.ncbi.nlm.nih.gov/pubmed/30220625

Wie sicher und praktikabel sind Belastungstests auf der Intensivstation?

Niederländische Forscher inkludierten in ihrer multizentrischen Beobachtungsstudie 37 Patienten (59 Prozent Männer) im Alter von 50 Jahren (Medianwert), die seit rund 15 Tagen auf der Intensivstation waren und nicht primär wegen einer neurologischen Erkrankung behandelt wurden. 18 von ihnen waren bei dem Test mit einem Bettfahrradergometer noch beatmet. 28 Patienten machten den aktiven Belastungstest, neun den passiven, je nach zuvor ermittelter Muskelkraft. Folgende Parameter wurden gemessen: Veränderungen der Atemfrequenz, Sauerstoffaufnahme, Abgabe von Kohlendioxid, respiratorischer Quotient und Laktatwert im Blut. Während des aktiven Belastungstests erhöhten sich Atemfrequenz, Sauerstoffaufnahme, Abgabe von Kohlenstoffdioxid und Laktatwert. Bei der passiven Testung gab es keine Veränderungen. Bei einem Patienten trat eine unerwünschte Nebenwirkung auf (Herzfrequenz nach Testende bei 44). Die Forscher schlussfolgern, dass eine Ermittlung der Übungskapazität auf einem Bettfahrradergometer auf der Intensivstation sicher und praktikabel ist.

Quelle: Sommers J, et al. 2018. Feasibility of exercise testing in patients who are critically ill: a prospective, observational multicenter study. Arch. Phys. Med. Rehabil. Aug 21. [Epub ahead of print]

Link zum Abstract: www.ncbi.nlm.nih.gov/pubmed/30142315

Bauchdeckenstraffung: Sollte bereits präoperativ eine Atemtherapie erfolgen?

Nach der Bauchdeckenstraffung weisen viele Patienten eine eingeschränkte Atemfunktion und erhöhten intraabdominalen Druck auf. Prä- und postoperativ werden Atemübungen bei verschiedenen chirurgischen Eingriffen am Bauch durchgeführt. Brasilianische Forscher untersuchten nun, ob die präoperative Atemtherapie auch im Zusammenhang mit einer Bauchdeckenstraffung wirksam ist. Die Interventionsgruppe mit 15 Patienten führte eine Woche vor der Operation täglich verschiedene Maßnahmen durch: Übungen mit dem Atemtrainer (Incentive-Spirometer), Zwerchfellatmung sowie Techniken zur Verbesserung von Aus- und Einatmung (gebremste Ausatmung und lange, maximale Einatmung). Dreimal leitete ein Physiotherapeut die Übungen an, die restlichen Male erfolgten als Selbstübungen in drei Serien mit jeweils 20 Wiederholungen. Die 18 Probanden der Kontrollgruppe erhielten keine präoperative Atemtherapie. Die Messwerte von Spirometrie und intraabdominellem Druck wurden zwischen den Gruppen verglichen. Bezüglich der Spirometrie unterschieden sich die beiden Gruppen nicht signifikant. Allerdings hatten die Patienten der Interventionsgruppe bei Operationsbeginn und zu allen weiteren Messzeitpunkten deutlich geringere intraabdominelle Druckwerte.

Quelle: Rodrigues MA, et al. 2018. Preoperative respiratory physiotherapy in abdominoplasty patients. Aesthet. Surg. J. 38, 3:291–9

Link zum Abstract: www.ncbi.nlm.nih.gov/pubmed/29040352

Chronische Erkrankungen: Ist eine Kombination aus kognitiver Verhaltenstherapie und Übungen effektiv?

Dieser Frage gingen Forscher aus Kanada im Rahmen einer Meta-Analyse nach. Ziel war die Beurteilung der Effekte von kognitiver Verhaltenstherapie in Kombination mit Übungen sowie der Wirkungen von beiden Interventionen alleine.

Die Forscher recherchierten bis Juli 2017 in den bekannten wissenschaftlichen Datenbanken nach Studien und konnten 30 Publikationen in die Analyse einschließen. Die kognitive Verhaltenstherapie in Kombination mit Übungen hat einen positiven Effekt auf Depressionen, Angst und Fatigue – nicht jedoch auf die Schmerzsymptomatik. Die Kombinationstherapie war allerdings nicht effektiver als die jeweiligen Interventionen alleine. Zudem konnten die Forscher zeigen, dass die Dauer der Intervention im Zusammenhang mit den Effektgrößen für die Verbesserung von Depression und Angst steht: Je länger die Maßnahme dauerte, desto größer waren die Effekte.

Quelle: Bernard P, et al. 2018. Cognitive behavior therapy combined with exercise for adults with chronic diseases: systematic review and meta-analysis. Health Psychol. 37, 5:433–50

Link zum Abstract: www.ncbi.nlm.nih.gov/pubmed/29698018

Hilft ein physiotherapeutisch angeleitetes Training, um das Risiko chronischer Krankheiten zu senken?

Körperliche Aktivität ist ein wichtiger Bestandteil in der Prävention von chronischen, nicht ansteckenden Krankheiten, wie zum Beispiel Herz-Kreislauf-Erkrankungen oder Krebs. Australische Forscher wollten nun wissen, wie effektiv die Anleitung durch Physiotherapeuten in diesem Zusammenhang ist, und inkludierten in ihrem systematischen Literaturreview acht Studien aus zwölf elektronischen Datenbanken; das Verzerrungsrisiko war niedrig bis hoch. Die Wissenschaftler untersuchten, ob die Studienteilnehmer (Personen mit einem erhöhten Erkrankungsrisiko) im empfohlenen Maße körperlich aktiv waren, wie hoch diese Aktivität in der kurz- beziehungsweise langfristigen Nachuntersuchung nach Studienende war und ob es einen Unterschied in der Wirksamkeit zwischen kürzeren und längeren Interventionen gab. Die Wahrscheinlichkeit, dass die Teilnehmer das Minimum der empfohlenen Aktivität erreichten, war doppelt so groß für diejenigen Probanden, die von Therapeuten angeleitet worden waren. Die körperliche Aktivität erhöhte sich kurzfristig, aber nicht langfristig; längere Interventionen waren nicht wirksamer als kurze.

Quelle: Kunstler BE, et al. 2017. Physiotherapist-led physical activity interventions are efficacious at increasing physical activity levels: a systematic review and meta-analysis. Clin. J. Sport Med. Oct 20. [Epub ahead of print]

Link zum Abstract: www.ncbi.nlm.nih.gov/pubmed/29064864

Ist Übungstherapie bei Burn-out wirklich effektiv?

Deutsche Forscher aus Erlangen und Nürnberg erstellten eine systematische Literaturübersichtsarbeit und inkludierten bis Januar 2018 randomisierte kontrollierte Studien mit Burn-out-Patienten, die Übungsinterventionen oder Kontrollinterventionen erhalten hatten. Die Suche in den bekannten elektronischen Datenbanken ergab sechs relevante Studien, vier davon konnten für die Meta-Analyse zusammengeführt werden. Die primäre klinische Zielgröße waren die Ergebnisse in den Burn-out-Scores. Aufgrund eines großen Konfidenzintervalls ist bei der Interpretation der kombinierten Effektgröße Vorsicht geboten. Diese Übersichtsarbeit erbrachte keine Evidenz dafür, dass eine Übungsintervention einer Kontrollintervention bei Burn-out überlegen ist und Symptome lindert. Ein Grund dafür könnte sein, dass die Übungsinterventionen in den Studien sehr unterschiedlich waren und somit eine klare Aussage erschweren.

Quelle: Ochentel O, et al. 2018. Efficacy of exercise therapy in persons with burnout. a systematic review and meta-analysis. J. Sports Sci. Med. 17, 3:475 – 84 Volltext frei

Link zum Abstract: www.ncbi.nlm.nih.gov/pubmed/30116121

Wie wirken sich Kraftübungen auf die Mortalität aus?

Ein Forscherteam wertete Daten von insgesamt 80.306 Personen aus England und Schottland aus, die im Rahmen von Gesundheitsbefragungen zwischen 1994 und 2008 erhoben worden waren. Sie interessierten sich für die Zusammenhänge zwischen Krafttraining (hoch- oder niedrigintensiv, mit eigenem Körpergewicht oder Gerätetraining) und der Mortalität infolge kardiovaskulärer Erkrankungen und Krebs. Auch die Gesamtmortalität wurde untersucht. Die Teilnahme an jedweder Kräftigungstherapie war sowohl mit der Gesamtmortalität als auch mit den Todesfällen infolge von Krebserkrankungen günstig assoziiert. Die Einhaltung der Leitlinien für Krafttraining (zwei oder mehr Trainingseinheiten pro Woche) stand im Zusammenhang mit der Gesamt- und Krebssterblichkeit, während die Umsetzung der Richtlinien für aerobes Training (150 Minuten moderate Belastung pro Woche) mit der Mortalität infolge kardiovaskulärer Erkrankungen und der Gesamtsterblichkeit verbunden war. Eine an beide Leitlinien angelehnte Therapie war assoziiert mit der Gesamtsterblichkeit und der Krebsmortalität. Die Autoren empfehlen daher die leitliniengerechte Trainingstherapie.

Quelle: Stamatakis E, et al. 2017. Does strength promoting exercise confer unique health benefits? A pooled analysis of eleven population cohorts with all-cause, cancer, and cardiovascular mortality endpoints. Am. J. Epidemiol. Oct 31. [Epub ahead of print]

Link zum Abstract: www.ncbi.nlm.nih.gov/pubmed/29099919

9

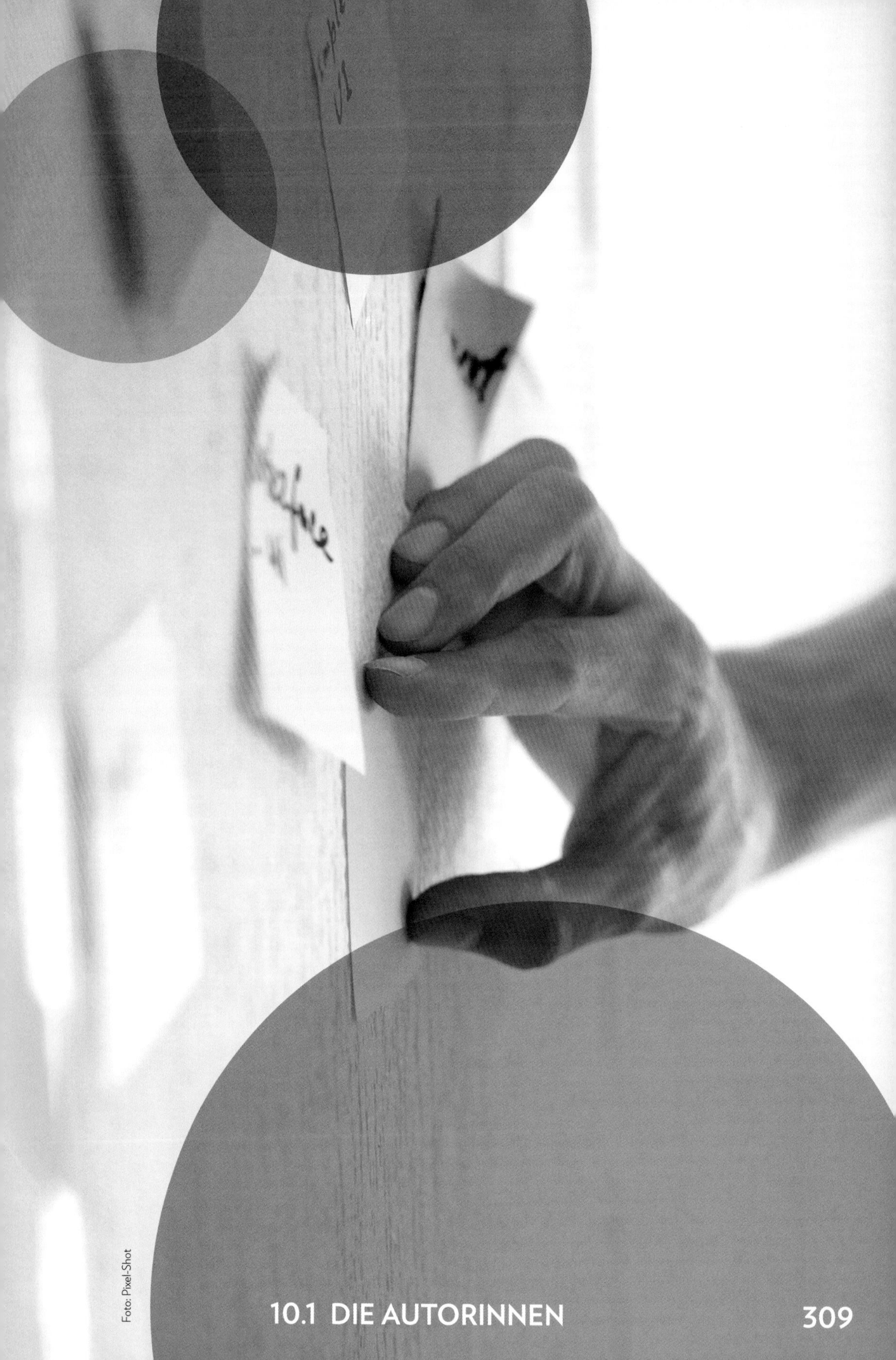

Foto: Pixel-Shot

10.1 DIE AUTORINNEN

Anhang

10.1 DIE AUTORINNEN

Foto: conn… shutterstock.com

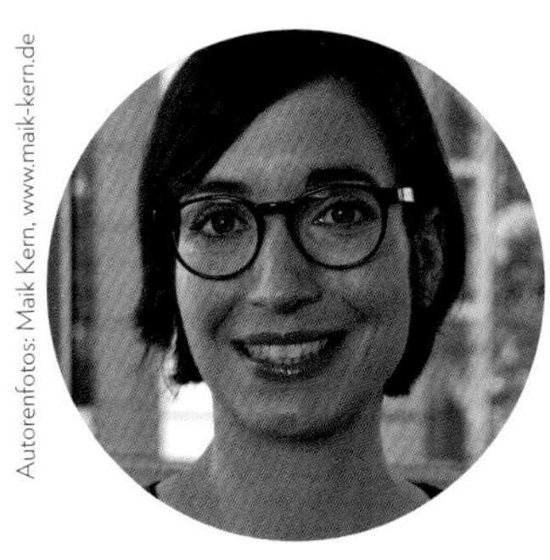

Autorenfotos: Maik Kern, www.maik-kern.de

Anna Palisi

Physiotherapeutin seit 2007; 2015 B. Sc. Physiotherapie – angewandte Therapiewissenschaft an der Hochschule Fresenius in München; Weiterbildung in Manueller Therapie nach Maitland und Mulligan; seit 2017 im Rückenzentrum am Michel in Hamburg tätig. pt-Redakteurin. Kontakt: anna.palisi@pflaum.de

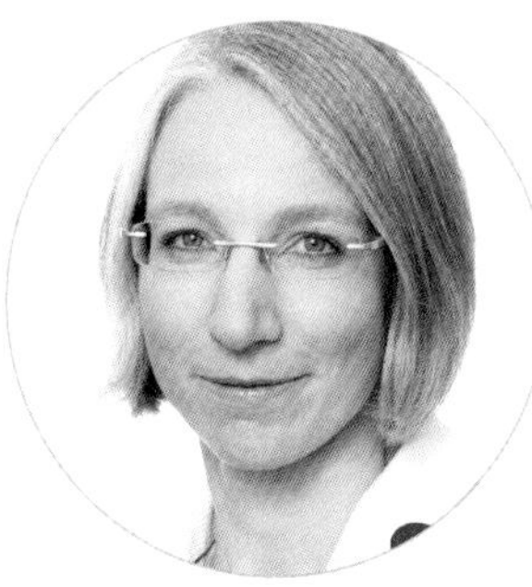

Doreen Richter

Physiotherapeutin, B. Sc., M. Sc. Philipps-Universität Marburg, Hochschule Fulda; diverse physiotherapeutische Fortbildungen; mehrjährige Tätigkeit als Fachliche Leiterin eines Therapiezentrums; Referentin der FOMT, Honorarlehrkraft an der BFS in Bad Gögging; pt-Redakteurin.
Kontakt: doreen.richter@pflaum.de

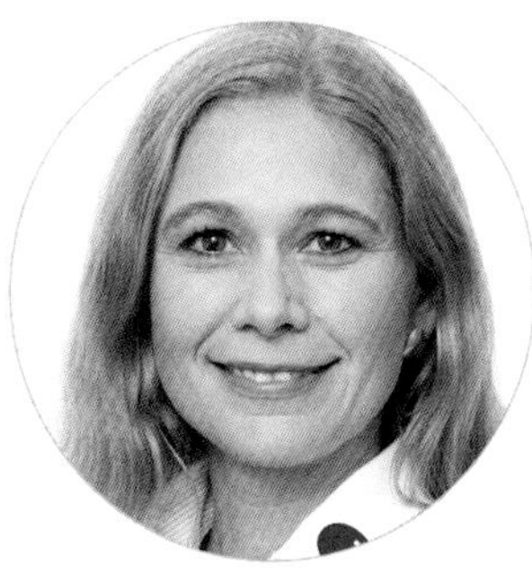

Dr. Tanja Boßmann

Physiotherapeutin; 2007 Abschluss des Masterstudiums an der Philipps-Universität Marburg; Chefredakteurin pt Zeitschrift für Physiotherapeuten; von 2012 bis 2018 Promotionsstudium (PhD) an der Fakultät für Sport- und Gesundheitswissenschaften an der Technischen Universität München.
Kontakt: tanja.bossmann@pflaum.de